瑜伽之心

THE HEART OF YOGA

一切改变皆是瑜伽

[印]德斯卡查尔——著 / 陈丽舟　朱怡康——译

湖南人民出版社

图书在版编目（CIP）数据

瑜伽之心 /（印）德斯卡查尔（T.K.V.Desikachar）著；陈丽舟，朱怡康译. —长沙：湖南人民出版社，2018. 12（2022.5）
ISBN 978-7-5561-2066-6

I. ①瑜… II. ①德… ②陈… ③朱… III. ①瑜伽—基本知识 IV. ①R793.51

中国版本图书馆CIP数据核字（2018）第243652号

YUJIA ZHI XIN
瑜伽之心

著　　者　［印］德斯卡查尔
译　　者　陈丽舟　朱怡康
出版统筹　陈　实
监　　制　傅钦伟
产品经理　张玉洁
责任编辑　杨　帆
责任校对　曾诗玉
封面设计　刘　哲

出版发行　湖南人民出版社［http://www.hnppp.com］
地　　址　长沙市营盘东路3号，410005
电　　话　0731-82683311

印　　刷　长沙市雅高彩印有限公司
版　　次　2018年12月第1版
　　　　　2022年5月第9次印刷
开　　本　640 mm × 960 mm　1/16
印　　张　21.25
字　　数　270千字
书　　号　ISBN 978-7-5561-2066-6
定　　价　58.00元

营销电话：0731-82221529　（如发现印装质量问题请与出版社调换）

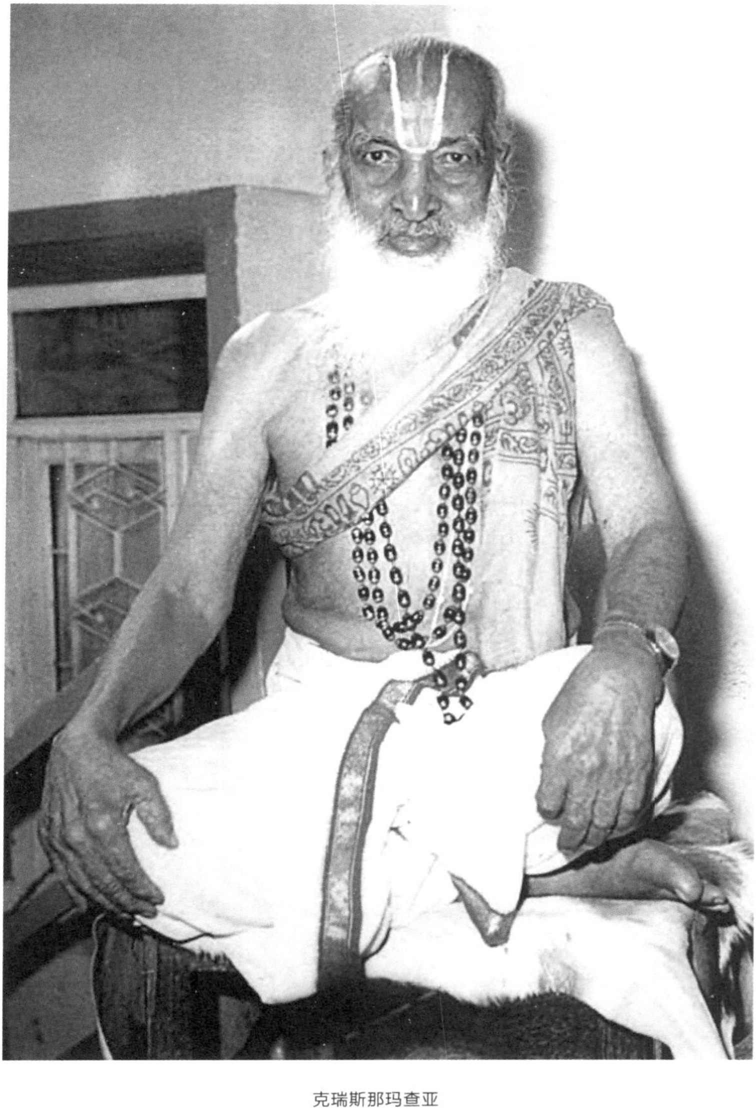

克瑞斯那玛查亚

我将此《瑜伽之心》献给克里希那穆提（J. Krishnamurti）[①]，
是他教我如何成为一位好的瑜伽弟子。

① 全名为基督·克里希那穆提（Jiddu Krishnamurti），和本书的罗马拼音略有不同，但皆可。1895年生于印度婆罗门家庭，是20世纪闻名西方的精神导师。其年十四，神智学会（Theosophical Society）即奉之为“世师”（World teacher），著作等身，中文译本众多。Krishnamurti这个复合词可解析成Krishna-murti，murti是梵文的mūrti，有“形体”“化身”之义，此名意为其为奎师那神的化身。本书注释中若未加“原书注”，即表“译注”。

目录

祝福

本书由德斯卡查尔先生所著，是一本关于瑜伽理论和修练的资料，价值不可言喻。瑜伽学生和老师都应该人手一本。德斯卡查尔本身就是一位出类拔萃的老师，遵循着他的父亲克瑞斯那玛查亚的传承。克瑞斯那玛查亚是他那个时代最卓越的老师，我很幸运被他收为入门弟子，虽然我不是他门下唯一的外国人，却是唯一的女性。

愿这本书成为世世代代热爱瑜伽者的指导与灵感。

——来自英蒂拉·德菲（Indra Devi）衷心的祝福，愿光和爱常伴

克瑞斯那玛查亚和英蒂拉·德菲，摄于克瑞斯那玛查亚的百岁大寿庆典

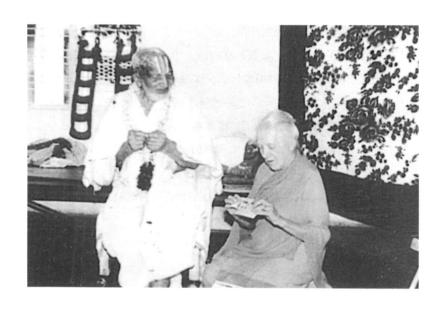

序言

我很高兴有这个机会提笔介绍这位非凡的老师德斯卡查尔，也很乐意花一点篇幅来彰显德斯卡查尔教导的重要性。

德斯卡查尔是一位多么高尚的人啊！人们总是被他吸引，和他相处充满愉悦。纯真简朴是他非凡的人格特质之一，他从不矫揉造作。在当今世界，能遇见这样一位知识广博又虚怀若谷的人，真是令人精神为之一振。谦逊，是一种非常珍贵的特质，纯真简朴即来自于此。只有少数人能真实体现这种特质，而德斯卡查尔正是其中一位。

德斯卡查尔在大学攻读工程学位的时光并不形成一种障碍。相反，我曾问过他什么对他现在所从事的助益最大，他回答说：“我的工程学。”感觉就像是工程学的训练激发出他才智的火光，稍后给予他在传授教义上精准确实的能力。当德斯卡查尔说话时，他的表达方式自然平易，他的语言风格我们每一个人都能理解，也跟得上。他步履轻盈地走向你，他那灿烂的笑容映入你的眼帘，你即刻明白：他的心是开放的。

有一天，他为我和我的朋友吟诵祈祷文时，我收到一份珍贵的礼物。他嘹亮的声音带有一种细腻且具穿透力的律动，那是充满慈爱的音色。那种共鸣满室缭绕，创造出一种迷人的氛围，即使在他离去后，仍不绝于耳。

德斯卡查尔帮助我们了解修练瑜伽时基本且重要的就是呼吸，因为每一个姿势、每一个动作都源于此。平衡的结合会带给身心和谐与秩序。

他传达瑜伽教义的方式是独特的：他极尊重他所传达的知识课题和他所交流的对象，不会强人所难，而是温和地引导你来到那扇门，最终，无预期地，那扇门也许会打开让你进入。

——瑜伽大师芳达·史卡拉维利（Vanda Scaravelli）于意大利佛罗伦萨

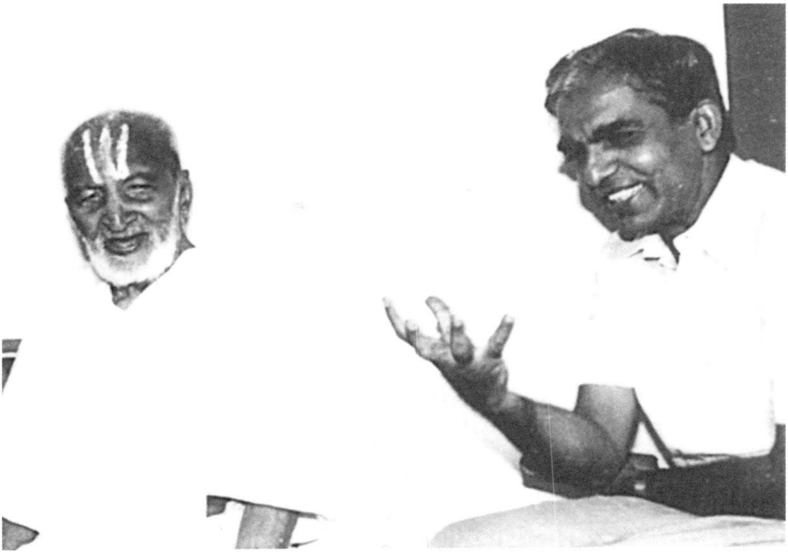

克瑞斯那玛查亚百岁时与其子德斯卡查尔

承先启后的瑜伽大师传奇

克瑞斯那玛查亚

不论师承世界知名瑜伽大师帕塔比·乔伊斯（Pattabhi Jois）的阿斯汤加瑜伽（Ashtanga Yoga）、艾扬格（B.K.S. Iyengar）的正位法、英蒂拉·德菲的经典体位，或维尼瑜伽（Viniyoga）体系的串联体位，你修习的瑜伽全源自一位百年前诞生于南印度小村庄，身高仅五尺二寸[①]的婆罗门教徒——克瑞斯那玛查亚（Tirumalai Krishnam-acharya）。

克瑞斯那玛查亚一生从未飘洋过海，他的瑜伽却传遍欧洲、亚洲和美洲，如今已找不到未曾受到他影响的瑜伽体位法。你的瑜伽老师或许不遵循克瑞斯那玛查亚的传承，却仍可能接受过艾扬格、阿斯汤加瑜伽或维尼瑜伽的训练。

事实上，在今日瑜伽重视体位练习的特色这一点上，即可清楚看见克瑞斯那玛查亚的足迹。在他之前，恐怕没有其他瑜伽修行者曾如此蓄意发展肢体修行，他将原本晦涩冷僻的哈达瑜伽改造成今日的主流瑜伽。瑜伽能在印度复苏，必须归功于他在20世纪30年代数不尽的演讲和示范之旅，而他的四位著名门徒乔伊斯、艾扬格、德菲和他的儿子德斯卡查尔，则扮演了使瑜伽普及西方世界的重要角色。

统合各派传承，普及瑜伽不遗余力

克瑞斯那玛查亚诞生于1888年，当时的瑜伽与今日所知的瑜伽迥然不同。印度在大不列颠殖民统治的压力下，哈达瑜伽几乎消失殆尽，只剩一小群瑜伽士仍坚持修习。但19世纪中期至20世纪初期，印度信仰复兴运动为印度的传承带来了新气息。年轻的克瑞斯那玛查亚在此时学习诸多印度经典学科，包括梵文、逻辑、仪式、法律和印度医药入

① 五尺二寸：三尺为一米，五尺二寸大概为1米73左右。

门。之后，他将广泛的学习背景注入瑜伽研究，从传统学科中锻炼出智慧。

根据克瑞斯那玛查亚晚年写下的传记笔记，他五岁时父亲引他入瑜伽之门，开始教导他帕坦伽利（Patañjali）的《瑜伽经》（Yaga Sūtra）。

尽管父亲在克瑞斯那玛查亚青春期前即过世，却在他心中植下了渴求知识的种子，尤其是对研习瑜伽的渴望，因此孩童时期，他便已学会二十四式的体位法。克瑞斯那玛查亚十六岁前往位于阿尔法尔堤鲁纳加里（Alvar Tirunagari）的纳特穆尼神庙朝拜，并在一场灵视中，遇见了传说中的祖先那塔牟尼。那塔牟尼为他唱颂失传千年的《瑜伽密义》[1]，他将之背诵在心，并于之后书写下来。克瑞斯那玛查亚创新教学法中的许多元素，都可在此经中找到根源。克瑞斯那玛查亚有个重要的性格特质，那就是他从未宣称自己是原创者。在他眼中，瑜伽属于神界。他将所有的想法，原创与否，都归功于古老典籍或其导师。

他曾经师事精炼三千种体式的哈达瑜伽大师阿闍梨[2]——师利·罗摩默罕（Śrī Ramamohan Brahmachari），学成后，罗摩默罕要求这位忠诚的学生回到家乡教导瑜伽并结婚成家，作为教学的报酬。古代的瑜伽士是不婚主义者，生活在森林中，既无家人也无归所。但导师期望他能学习家庭生活，教导能使现代家庭受惠的瑜伽。

克瑞斯那玛查亚取得哲学、逻辑学、神学和音乐等学位，学养丰富，足以任教于许多有名望的学校，但他选择实践导师在饯别前的请求，回到家乡。20世纪20年代，教瑜伽无法牟利，克瑞斯那玛查亚生活困顿，

① Yoga Rahasya：梵文rahasya，有“秘密、秘密教义”之意。

② 阿闍梨：源自ācārya，本书的拼音已英文化，阿闍梨为梵语的音译，意译为轨范师，意即教授弟子，使之行为端正合宜，而自身又堪为弟子楷模之师，故又称导师。原为古印度教中婆罗门教授弟子有关吠陀祭典规矩、行仪之师，指能教授弟子法式，纠正弟子行为，并为其模范的人。

不得不到咖啡园担任工头谋生，休假时则到各地旅行，演说并示范教导瑜伽。他想借由示范瑜伽士超自然的身体能力，包括停止心跳、徒手挡车、以牙齿吊重物等困难体式，推广瑜伽，因为他认为要教导瑜伽，必须先引起人们的注意与兴趣。

因材施教，当今世界级瑜伽大师之宗师

克瑞斯那玛查亚的运气在1931年获得改善，他受邀至位于迈索尔（Mysore）的梵文学院（Sanskrit College）教学。这份教职不仅提供丰厚的薪资，也使他得以全心投入瑜伽教学。然而学生受不了他的严格纪律，没多久他便想要离开。但是迈索尔王公不希望失去克瑞斯那玛查亚的友谊与忠告，于是提供宫殿的体育馆作为他的瑜伽学校。克瑞斯那玛查亚从此展开最多产富饶的时期，并在这段期间发展出今日所知的阿斯汤加瑜伽，这种瑜伽要求每一动作搭配特定的呼吸法与“凝视点”（gaze points），让人逐渐进入静心冥想的专注状态。

如今，阿斯汤加瑜伽已成为最普遍的瑜伽风格，而一切归功于克瑞斯那玛查亚最忠诚也最有名的学生，帕塔比・乔伊斯。阿斯汤加瑜伽是克瑞斯那玛查亚的遗产中，影响最深的一支。或许这种原为青少年设计的方法，为我们这个高能量、专注于外在世界的文化，带来走向深度灵性的可行之道。

克瑞斯那玛查亚在迈索尔宫殿只教授年轻男孩，但他的瑜伽公开示范活动却吸引了各阶层群众。他在文化、宗教与阶级差异之间搭起桥梁的同时，面对女性，仍维持一贯的父权思想。然而第一位将他的瑜伽带到世界舞台的学生，不仅是位穿着纱丽的女性，还是一个西方人——英蒂拉・德菲。最初，克瑞斯那玛查亚拒绝德菲的求教，但德菲并不放弃，说服了迈索尔王公进行劝说，克瑞斯那玛查亚勉强教授她瑜伽课程，刚开始制定了严格的饮食规定和高强度的瑜伽练习，想打消她的念

头。德菲成功完成克瑞斯那玛查亚的每项挑战，最终更成为他的好友与模范学徒，还因此写下第一本关于哈达瑜伽的畅销书《永恒的青春》（Forever Young）。在跟随克瑞斯那玛查亚多年后，德菲在中国上海成立了第一所瑜伽学校，宋美龄曾经是她的学生；她还说服了苏联领袖，为瑜伽打开了苏联大门；并于1947年移居美国，居住在好莱坞，成为知名的“瑜伽第一女士”，吸引了玛丽莲·梦露等人。因为德菲，克瑞斯那玛查亚的瑜伽开始享誉全球。

虽然都是师承克瑞斯那玛查亚，但德菲的瑜伽与乔伊斯的阿斯汤加瑜伽不太一样，德菲修习的是较为温和的形式，用以适应同时挑战她的生理限制。不过她仍运用克瑞斯那玛查亚的次第进程原则，配合呼吸控制法，从立式体位开始，逐渐进入中心体位，接着是辅助姿势，最后以休息画下结尾。

克瑞斯那玛查亚在教导德菲与乔伊斯的期间，也曾短暂教导过一位名为艾扬格的男孩，他日后成为把哈达瑜伽带到西方世界最重要的角色。

若无艾扬格的贡献，尤其是他对每一体位精准的系统化表现，对瑜伽治疗运用的研究，以及在他严苛的多层次训练系统下造就的许多具影响力的老师，很难想象今日的瑜伽会是什么模样。

艾扬格也如其导师，从不踌躇于革新，随着学生的增加而调整各种体式，以适应学生的需求。他大幅抛弃了导师的串联式学习，转而研究内在调和的本质，在发展每一体式时，都详加考虑对身体每一部位乃至皮肤的影响。由于他的学生在体能上不如克瑞斯那玛查亚的年轻学生，所以他学会使用道具协助学生。也因为许多学生带有疾病，他开始将体位法发展为疗愈法，创造出特定的治疗课程。艾扬格身为老师与疗愈者的声誉持续在20世纪30年代至50年代不断扩张，学生包括了知名的哲人基督·克里希那穆提（Jiddhu Krishnamurti）和小提琴家曼纽因（Yehudi Menuhin）。后者为他吸引来大批西方学生。到了20世纪60

年代，瑜伽已成为世界文化的一部分，而艾扬格则是公认的主要传播大使。

一个呼吸，永续传承

由于学生个人健康状态各异，克瑞斯那玛查亚根据学生的能力变化体位法的时间长度、频率与顺序，帮助他们达到特定短期目标，如从某一疾病中复原，同时也变化呼吸法来适应学生的需求。

根据德斯卡查尔的说法，克瑞斯那玛查亚认为呼吸的循环是一种降服：“吸气，神走向你；屏气，神在你身边；吐气，你走向神；止气，降服于神。”克瑞斯那玛查亚晚年开始在瑜伽练习中引入《吠陀经》的颂念，这个技术协助学生维持专注，帮助他们进一步进入静心冥想之中。

克瑞斯那玛查亚对过往有无限的尊重，对于实验与创新却也从不迟疑。通过发展与修改各种不同方法，他使数百万人得以接触瑜伽。而这正是他最伟大的遗产。尽管克瑞斯那玛查亚的传承非常多元，但每一传承都有一共通承袭，也就是对于瑜伽的热情与信念。在他的教导中隐含着一个讯息，瑜伽不是一项固滞的传承，而是一项活生生的呼吸艺术，会随着每位修行者的经验持续成长。

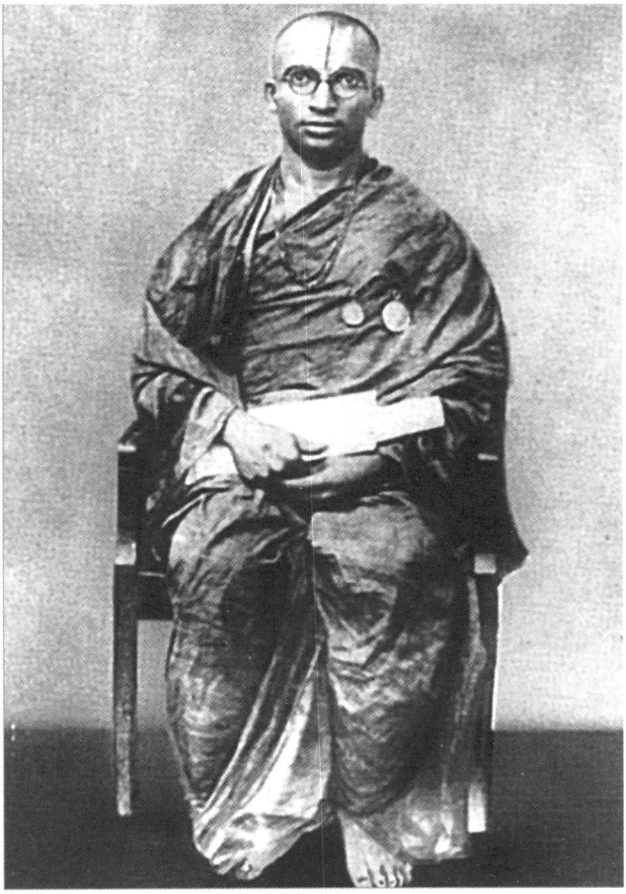

克瑞斯那玛查亚于1925年完成他的大学学业

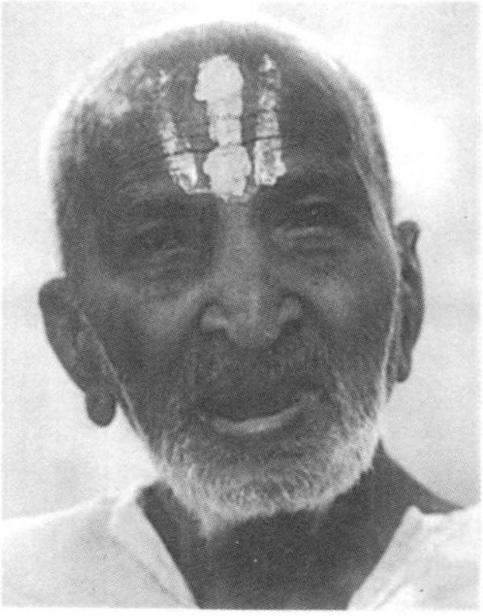

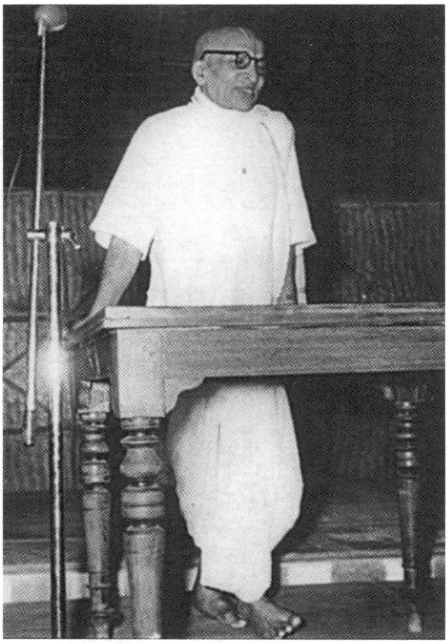

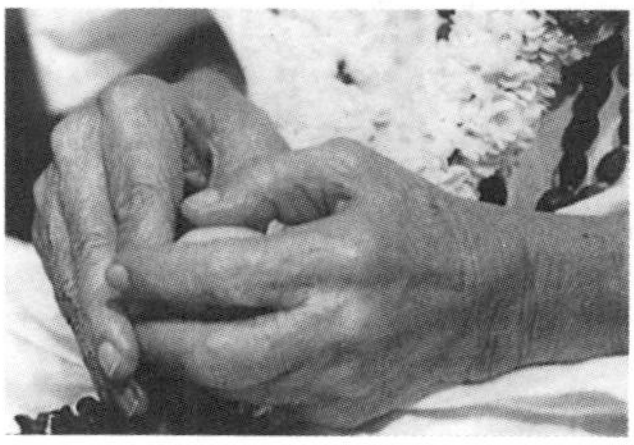

（左上）克瑞斯那玛查亚百岁时

（下）克瑞斯那玛查亚深具疗愈力的双手

（右）克瑞斯那玛查亚在马德拉斯[①]演讲

① Madras：即今之金奈（Chennai），是泰米尔纳德邦（Tamil Nadu）首府，也是南印度的主要门户之一，马德拉斯为旧称，马德拉斯这个旧名仍沿用，甚至比金奈更为响亮，目前为印度第四大城市。

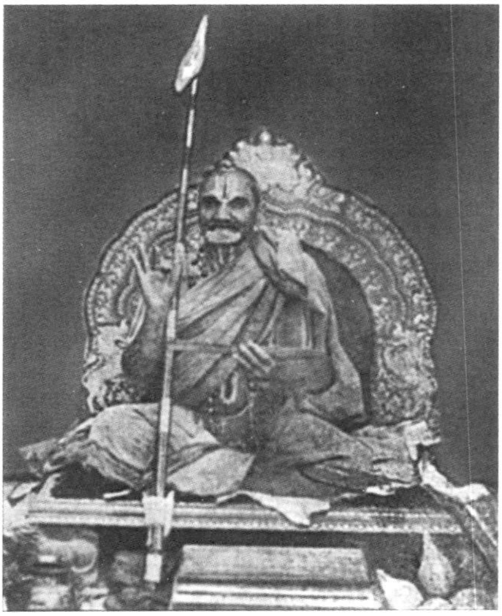 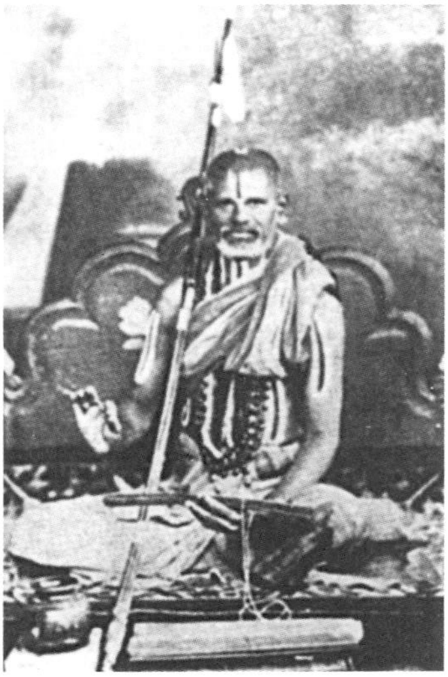

（左）帕罗卡拉婆罗门传承的瑜伽师——师利·阀及沙（Śrī Vageesa Brahmatantra Parakala Swami[①]），克瑞斯那玛查亚的老师之一

（右）婆罗门传承的瑜伽师——师利·奎师那，克瑞斯那玛查亚的老师之一

① 师利（śrī）：在印度文化中，是置于诸神、大王、英雄人物、人名和典籍名称之前的尊称，表示极高的评价。Brahmatantra 为复合词 brahma-tantra，指婆罗门的重要教义或不间断的传承，swami，是置于名字之后的尊称，源自梵文 svāmin，意谓此人 "知道是自己的主人"，是对印度教博学的宗教师如婆罗门的尊称，或指专精瑜珈的修行者。

克瑞斯那玛查亚的一生与瑜伽

访谈德斯卡查尔

克瑞斯那玛查亚于1888年11月18日，诞生于南印度的迈索尔，家族渊源可追溯至19世纪那位知名的圣者那塔牟尼[①]，他是《瑜伽密义》的作者，也是毗湿奴教派[②]上师传承的第一位祖师。

克瑞斯那玛查亚在成为迈索尔帕罗卡拉婆罗门学院（Brahmatantra Parakala Mutt）这个最知名和备受尊崇的婆罗门学校的学徒之前，已经从他父亲之处接受梵文和瑜伽的指导。他十二岁进入学校，学习吠陀经典和吠陀仪式，同时也在迈索尔皇家学院就读；十八岁时前往巴纳拉斯（Banaras），在大学里学习梵文、逻辑[③]和文法。回到迈索尔后，他从帕罗卡拉婆罗门学院的院长师利・奎师那（Śrī Krishna Brahmatantra Swami）处接受吠檀多哲学[④]全面的基本训练。之后，他再次北行学习数论派[⑤]学说，这是印度最古老的哲学系统之一，也是瑜伽主要的依据。他于1916年来到喜马拉雅山冈仁波齐山峰（Mount Kailash）的山脚下，遇见他的老师，婆罗门的阿闍梨——师利・罗摩默罕，他是一位博学的瑜伽士，和家人住在中国西藏玛旁雍错湖（Lake Manasarovar）邻近之处。

克瑞斯那玛查亚跟随这位老师超过七年，老师对他后来的生命方向有可观的影响，给了他传布瑜伽中心思想这份深具重要意义的工作，并

---

① Nathamuni：牟尼（muni）的意思就是圣者。

② Vaishnava：信奉护持神毗湿奴（Vishnu）的印度教派或教徒。

③ 英文使用“逻辑”（logic）一词，但应该是指“因明学”，内容除了逻辑学之外，还包括了认识论的范畴。

④ Vedānta：由婆罗门圣经《吠陀》（Veda）和“末端”（anta）两个词组合而成，意为吠陀的终极，是古印度六大哲学流派之一，也是影响最大的一派。吠檀多的根本经典是《奥义书》《梵经》和《薄伽梵歌》。吠檀多哲学则是在近代印度教改革运动中逐渐产生的一种新兴哲学思潮，发端于19世纪初，兴起于19世纪下半叶，昌盛于20世纪上半叶，持续不断发展至今。

⑤ Sāṃkhya：也译为僧佉或删闍夜学派，印度哲学六个正统体系之一。此派专重知识的研究，以因中有果论为其学说之根本；以观察世界之苦，进而寻求灭苦之法，证得解脱为实践目标。数论派持一种“纯粹意识”（puruṣa）和“物质现象”（prakṛti）的二元论，而苦的原因即来自纯粹意识与物质现象的结合，唯有纯粹意识脱离物质现象而独存时，始能获得解脱。

让他运用治疗师的能力帮助病患。因此，克瑞斯那玛查亚并未走上学术领域，而是返回南方，学习印度传统的治疗体系阿育吠陀[①]和正理派[②]哲学，这个吠陀的逻辑学派以其审查知识的工具和重视由有效知识所做的辨别而得名。他于1924年返回迈索尔，邦主是一位先进派的统治者，给了他创立一所瑜伽学校的机会。邦主本身就是克瑞斯那玛查亚最狂热的学生。从1933年至1955年，克瑞斯那玛查亚在这所学校教授瑜伽，并写下他的第一本书《瑜伽之密》(*Yoga Makarandam*)。

至此，他的声名已传遍全南亚，甚至更为远播。克瑞斯那玛查亚的第一批西方学生于1937年开始跟他学习瑜伽，英蒂拉·德菲[③]正是其中一位。艾杨格成为克瑞斯那玛查亚的小舅子，追随这位载誉满身的老师上了第一堂瑜伽课。1939年到1940年间，法国医疗团队来访，想证实有经验的瑜伽士能刻意让心跳停止。对克瑞斯那玛查亚来说，这个奇迹试验实在是个无聊透顶的示范，仅是出于责任感，他才在科学世界的怀疑之眼前从事证实瑜伽的任务。

不久，克瑞斯那玛查亚的兴趣转向治疗病人，也就是运用阿育吠陀和瑜伽做为治疗手段。1952年，他被召到马德拉斯替某位罹患心脏病的知名政治人物治疗，声名因此乘时崛起。最终，克瑞斯那玛查亚和家

① Ayurveda：梵语 āyur 是生命、生命力，veda 是知识，āyurveda 意思是生命的科学。其原理是从平衡中获得健康。治病方法是消除病因，而非治愈疾病本身，因此医药和治疗并非阿育吠陀的焦点，关键在于如何通过行为、饮食和日常起居获得健康，并维持健康。

② Nyāya，音译“尼夜耶派”，意译为“法”（普遍的规则）、“规则”，古印度六派哲学之一，由足目（Akshapāda Gautama）于公元1世纪所创立，其所著的《正理经》（Nyāya-sūtra），确立了印度的逻辑系统化，包括获取知识方法（感知、推理、类比与可信的证据），以及五支推理论式（论题、理由、范例、推理、结论）。其逻辑辩证法不仅是获取真实知识的工具，也是从轮回中解脱出来的力量源泉。正理派既承认物质世界的真实，也承认神和灵魂。

③ Indra Devi，意译为“因陀罗女神”，indra，佛教古籍译为“帝释天”，意思为“征服、最胜、最优越”。在吠陀经典中，此神好战，是诸神之首、雷神和战神，空界的主宰，但对他的信仰在后吠陀时期逐渐地弱化，其地位不如梵天、毗湿奴和湿婆三尊。Indra Devi 在印度神话中则是因陀罗的妻子。Indra的另一个意思则是人类的灵魂。

人定居在马德拉斯。

不仅是印度学生，有更多的西方人来到马德拉斯学习。将这些教导带到欧洲的格拉德·伯利兹（Gerard Blitz），与教授“不二论”[①]的老师简·克莱恩（Jean Klein），都是第一批追寻克瑞斯那玛查亚的西方学生。德斯卡查尔是克瑞斯那玛查亚的儿子，也是他很亲近的弟子之一，他创立了克瑞斯那玛查亚瑜伽之家（Krishnamacharya Yoga Mandiram），这是一所运用瑜伽治疗病患的机构，兼收印度和外国学生。克瑞斯那玛查亚在这儿教育和激励学生，直到1989年过世前六个星期。

问：身兼克瑞斯那玛查亚的儿子和学生，你一定是他最亲近，也是最了解他的人之一，能请你谈谈克瑞斯那玛查亚这位梵文学者、治疗师和瑜伽士吗？

答：我的父亲成为梵文学者最重要的原因是因为家族传统。在过去的时代，像我父亲的先祖们，都是以顾问闻名，甚至以国师享誉。换成如今这个时代，大概会称我父亲的祖父为总理之类。不过，在那个时代，总理并不像我们现在所熟知的政治人物，不如说他是一个告诉统治者何者为是，何者为非的一国之师。出于这个目的，他们理当要学习古老的经典，而这些经典全都由梵文写成。因此，对于成长在那个时代背景的父亲来说，精通梵文是再自然不过的事了。梵文是那些圈子的通用语，就如在当代，英语是科技行业的共通语言。

在他的正规教育中，他必须精熟梵文，以便能够阅读和研究描述吠陀分支的经典原文。瑜伽正是其中一支。我父亲之所以对瑜伽情有独钟，是因为家族在历史上和瑜伽密切相关，他的一位先祖就是有名的瑜

① Advaita：印度哲学中吠陀思想的主要流派之一。Advaita，字面解为“非二元”，是一种一元的思想体系。Advaita主要指阿特曼（Atman）和梵（Brahman）的不二。第一个系统整理不二论的哲学家是商羯罗。

伽士那塔牟尼。

这种对瑜伽的钟情就像那条贯穿他家族史的圣线[①]，我的父亲仅是戴上它而已。他的第一位老师就是他的父亲。

他在北印度跟随大师学习时，进一步追求这个兴趣，在喜马拉雅山玛旁雍错湖地区找到了自己的专业老师婆罗门阿阇梨·罗摩默罕，跟随他将近八年。婆罗门阿阇梨·罗摩默罕教授他《瑜伽经》，也教导他如何借助瑜伽帮助病患。众所认为我父亲的独特成就，大多继承自这位老师。

有这样的家庭传统，成为一位了不起的梵文学者、精通吠陀文学和宗教本非意外。不过，他的老师告诉他："你必须传播瑜伽的中心思想。"因此，克瑞斯那玛查亚决心成为一位瑜伽老师。他拒绝了许多教授职位，包括梵文、因明、吠檀多和其他科目。他全心投入他被教导的每一件事，终于成了一位瑜伽上师。这并不是一件容易的事，事实上，他的内心挣扎不断，不过最终还是圆满完成了。

另一个重要的因素是，由于他对宗教，尤其是对他自身毗湿奴派的传统的关注，而接触了南印度一些大瑜伽师的教法。这些人被称为阿阏尔[②]，意思是"现身在我们面前的统治者"。阿阏尔指引众人的心，被视为神的化身。他们还是婴儿时便已卓绝群伦，当中许多人并非婆罗门出身，有些仅仅只是农家子弟。他们出世即为非凡之人。克瑞斯那玛查亚研读这些大师以泰米尔语[③]写成的作品，因而以南印所理解的方式学会了瑜伽的含意。这就是为何他能集印度北部和南部瑜伽之大成，也就是从喜马拉雅地区老师和泰米尔大师阿阏尔北南两处所习得的瑜伽之大

---

① Thread，英文只是"线"的意思，但从前后文脉络来看，应置于印度婆罗门种姓的背景来解读这条线，也就是"圣线"。于成年礼上由老师系上这条圣线，才正式被承认进入家族传统。

② Alvar，应作alvars，泰米尔语作azhwars，指全心全意虔信、奉爱神（毗湿奴）的人。

③ Tamil：超过两千年历史的语言，属于达罗毗荼语系，通行于印度南部、斯里兰卡东北部，至今仍被使用。

成。

问：若有人想走这条路，非得前往喜马拉雅山跟随一位大师生活吗?

答：并非如此，这是克瑞斯那玛查亚个人的决定。他决心学习吠陀各个学派，也就是印度思想各种不同的体系，这是因为他的某些见解不为他老师所认可。当他在迈索尔听数论派和弥曼沙派[1]的讲座时，他发愿定要前往印度最顶尖的大学，学习不同学派的印度思想。在当时，学习这些科目最好的地方就是迦尸[2]，今名为瓦拉那西（Varanasi）或巴纳拉斯。有机会前往那儿是他的幸运，因为那儿的老师发现了他的独特能力。就在巴纳拉斯，克瑞斯那玛查亚遇见刚噶那佳（Ganga-nath-Jha），刚噶那佳建议他前往北部找一位大瑜伽师，他因此去了中国西藏。这绝非必要条件，相反地，几乎可说是个偶然。

问：谈谈身为治疗师的克瑞斯那玛查亚好吗?

答：对大多数的人来说，瑜伽纯是一种精神修练，但是对我父亲来说，瑜伽还包括其他的面向，而这是再清楚不过的了。有一本关于他的传记写道，他关心病患就如关心学生一样。我父亲也亲口告诉我，他曾经被召唤到罹患糖尿病的大英帝国殖民地总督那儿。我父亲帮助他之后，再回到北边的岗仁波齐山峰继续他的研究。

这种治疗的能力一定源自于他的背景，也许是来自他的父亲，第一位指点他如何治疗糖尿病和其他疾病的人。因为我们发现那塔牟尼的《瑜伽密义》中，有不少关于使用瑜伽治疗病患的说法。

在精神修练之道上，疾病是一种障碍，因此你必须处理它。运用

---

① Mīmāṃsā，或译为“弥曼差”，是一门进行吠陀圣典的解释学及体系研究的学问，以讨论“祭祀仪式、法制、颂祷”为主，是婆罗门教之嫡裔，以“祭祀”来消灭“业力”是此派的重要论点。其祖师为耆米尼（Jaimini）。

② Kashi：是《阿含经》提到的古代印度十六大国之一，史诗《摩诃婆罗多》也多次提到。位于恒河流域，首都婆罗斯。迦尸的意思是“光明之城”。又称巴纳拉斯国、婆罗斯国。

瑜伽来治疗病患有很多方式：有时需用到梵咒[①]，有时得改变饮食，有时则是练习某种体位法，另一些时候则是练习呼吸控制法（prāṇāyāma）。也许克瑞斯那玛查亚早年就听过这些，因此想要学习更多相关知识。很清楚的是，他如果想学习治疗，就得学习阿育吠陀。因此，他前去孟加拉寻访名师奎师那·库玛（Krishna Kumar），并待下来，跟随他学习阿育吠陀。实际上，我的父亲不仅知道如何运用瑜伽促进健康，所有关于阿育吠陀的知识都在他的指尖上。他知道脉搏的重要性，因为那可以提供病人状况的讯息。他从老师和关于这个科目的古老经典那儿，学习到医疗知识。克瑞斯那玛查亚总是帮每个来见他的人把脉，他教给我的第一堂课，其中之一就是如何把脉。他通过把脉对病况做出诊断，并使用阿育吠陀和那塔牟尼的瑜伽健康体系，来做出身心灵健康方面的建议。因此他偶尔表演出真实的奇迹，着实不太令人讶异。

问：克瑞斯那玛查亚的瑜伽如此独特的原因是什么？

答：我父亲的瑜伽教导之如此独特，是因为他坚持倾听每个人说的话和注重其独特性。如果我们尊敬每个人，这自然意味着我们永远从个人的现况切入。起始点从不是老师的需要，而是学生。这需要很多不同的法门，不会只有一种。当今的瑜伽教法，常让人觉得是一种方式解决所有人的问题，一种治疗方式治百病。尽管瑜伽主要是影响心，但是每个人的心都是不同的。每个人的文化和背景的确也不同。每个案例，我的父亲都会选择最必要和最有用的方式：有时可能是某个体位法，有时是一篇祈请文，有时他甚至告诉人们要停止某个瑜伽的练习，治疗就会有效果。我可以举的故事太多了，各个故事都显示出每一个人进入瑜伽，自有其需要的独特方法。不过，这并不是说我只能当私人教授，而是我必须在课堂上创造出一种氛围，让每个学生能在其中找到他们自身

① Mantra：又名真言，有“神圣的声音或语言”“特定神祇的咒语”“颂歌”，或特指“吠陀经典的赞歌”等诸多涵义，来自梵文动词字根man，意为“思维”“冥想”或“深思熟虑”等。

进入瑜伽的道路。我得了解的是，虽然问题或许差不多，但今天的学生和昨天的他们并不是同一个人，也和上星期的他们无丝毫相同之处。这是我父亲传承给我的最重要观念了，基本上，这和当今大多数的瑜伽教导完全不同。

我父亲教导的精髓在于：并不是人需要去适应瑜伽，而是需要调整瑜伽修习，以适用于每个人。我甚至敢说，这就是我父亲的方法之所以异于当今其他教导之处，他们将一切巨细靡遗地系统化，你得设法让自己嵌入某种结构才行。但在克瑞斯那玛查亚的瑜伽中，没有组织系统这回事，每个人都得发现他们自身的系统结构。

这意味瑜伽之道的进展，对不同的人来说，不是同一回事。我们不可以刻意立下某种目标去妨碍这种进展。瑜伽是借由使人转化而非给予信息来服务个人。这是两码子的事，例如，本书对不同主题提供了一些信息，不过为了引致转化，我将会针对每一个人，以不同的方式解释这个主题。关于如何在瑜伽中接近人这件事，没有人比父亲教导我的方法更多。谁应该教谁？何时教？以及教什么内容？在开始修习瑜伽时，这些都是非问不可的重要问题。但是，比这些问题更基础的也是最重要的问题是：如何运用呼吸的力量？这是非常独特的，没有任何瑜伽中心如此看重呼吸。

如果我借用药物这个词的话，我们的任务就是证明：呼吸是一种神奇的药物。

问：你和你的父亲一样，除了使用呼吸法外，也运用了很多声音和梵咒。梵咒属于印度传统，西方人能和克瑞斯那玛查亚的瑜伽在这个面向产生共鸣吗？

答：你得正确理解“梵咒”这个词。这不仅是印度教的象征，而且更具有普遍性，可以引领人们的心到更高的境界。声音具有很大的力量，人声则有巨大的影响力。只要想想演说家如何以说话掳获观众即可明白。在印度传统中，我们充分运用声音的特性。我们使用的是梵语，你们的语言也是由声音所构成。在印度，我们之所以使用梵咒，是因为梵咒的宗教传统的效力，对许多人来说有其深意。不过，我不会任意使用梵咒。声音对我们有巨大的影响力，这一点是普遍的真理。我们所从事的工作，一次又一次证明这个看法。

问：你能从理智的角度谈谈你的瑜伽修习体系的概念，也就是次第进程（viṅyāsa krama）的概念吗？

答：首先，我必须问你所谓“理智的角度”意味着什么？你可能熟悉倒立可以将更多的血液带到头部这个论调，有人觉得血液不够供给头部，然后下结论说倒立对他们来说，应是最好的体位法。但是，我们应该彻底想想这件事。我们都有头部血液供应不足的问题，难道仅仅是因为站着和直立行走吗？假定某个人满脑子都是这种想法，因此开始每天练习倒立，如果可能的话，早晨起床第一件事就是练习倒立，也许是当作第一个或唯一的体位法练习。我们处理各式各样的人的经验告诉我们，真的如此练习的人，都有严重的颈部问题，那个部位异常紧绷和僵硬，输送到颈部肌肉群的血液因此减少，反而和他们所期望达到的结果正好相反。

一个修练瑜伽的理智进程，是在开始锻炼之前，先弄清楚你打算练习的体位法的不同面向，以及如何暖身以减低或排除任何与愿相违的结果。例如，关于倒立，问题在于：我的颈部准备好做这个动作了吗？做这个体位时，我的呼吸平顺吗？我的背部够强，足以撑起双腿的重量吗？修练瑜伽的理智进程，意味着你要知道所有你想要从事的锻炼所涉及的动作，不管是体位法或呼吸控制法都是，以及做好所有的准备和调整。如果你想要碰到天空，光是往上跳是不够的。采取理智的进程代表你得努力一步一步往目标迈进。假如你想要出国旅游，你需要的第一个东西就是护照，然后还需要打算前往的那个国家的签证，等等。这个简单的事实是，你只是“想要”去那里，并无法让旅程成真。所有的学习都遵循这个模式。

问：在瑜伽修习中，克瑞斯那玛查亚是如何看待体位法的重要性？

答：我的父亲从不认为瑜伽仅仅是锻炼身体。瑜伽更多是关于达到至高，对他来说，也就是神。因此对克瑞斯那玛查亚而言，瑜伽意味跨步朝向神，以求与神合一。循着这条道路前进的人得要有坚强的意志、信念，以及保持持续精进的能耐。在这条修道上，疾病绝对不是一个好伴侣，因为疾病会分散我们的专注力，使我们不但不能专心敬奉神，反而只能想到自身生理上的病痛。瑜伽锻炼中关于身体面向的行动步骤，是为了让我们能走完全程，而非反向而行。这个考量并非出于使身体成为所有活动的中心，也不是完全地拒绝身体。对某些人来说，瑜伽等同于经由体位法练习再次恢复健康；对另一些人来说，则意味着找到为死亡做好准备的帮助，这当然不是通过练习体位法，而是找到达至心灵平静的方法，没有罪恶感，也没有谴责。在这样的情境下，我也许会教导那个人祈祷。对小孩来说，从事大量的身体运动是充满乐趣和有意义的。那么，为什么我要教一个八岁小孩倒立或莲花坐呢？

瑜伽主要的意图是要让人更有智慧，比以前具备领会事物的能力。如果体位法能帮上一把，妙哉！如果使不上力，就宁可寻找其他的方法。目标总是虔爱（bhakti），或者以我父亲的话语来说，也就是趋近至高之智——神。

问：克瑞斯那玛查亚教授的时候，他的解释总是扣紧古老的经典，几乎没有一个解释不是确切地援用古代圣者的作品。哪一个作品对他的教导来说，是最核心的一部？

答：就我父亲而言，最重要的一部瑜伽经典不外是帕坦伽利的《瑜伽经》。其他的经典当然有其功用，但在他心中，无疑最关注《瑜伽经》的适用性。对他来说，另一部重要经典则是那塔牟尼的《瑜伽密义》。在这部经典中，有实修次第的提示，书中极为关心瑜伽如何适用于个人。例如，经中有很多关于修练体位时该如何注意呼吸的内容细节。《瑜伽密义》包含《瑜伽经》并未着墨的丰富资料。除此之外，那塔牟尼最看重的是虔爱，也就是献身于神。《薄伽梵歌》也是一本重要的瑜伽经典，重视的思想在于：在通往至高力量的路上，并不意味我们非得忽视或者拒绝履行生活中的义务。就是此种观点让《薄伽梵歌》独树一帜，它告诉我们，追寻不该是一种对生活的逃离。对任何视吠陀经典为紧要的人来说，《薄伽梵歌》都是一部首要的经典。此经在某种程度上提及许多和奥义书相关的内容，这是容易理解的，但令人深感意外的是，此经也含括呼吸技巧和营养学等方面重要的提示。虽然在这方面的细节，《薄伽梵歌》远较《瑜伽经》清晰明确，而像《哈达瑜伽之光》①，也包含很多合宜的信息，但是必不可缺的经典依旧是《瑜伽经》。读懂《瑜伽经》，是一辈子的任务。每读一次，你就能多了解一些和上次不同的东西。我跟随我父亲整整读了八遍，我想他终其一生都在研读这部经典。

每次他和我一起研读《瑜伽经》，总能点出一些新意。他对这部经的最后一次注释，于1984到1986年写成，含括了他以前从未表达过的思想。1961年，我曾跟随他一起研读关于脐轮（nābhicakra）的偈颂②，虽然是同样的偈颂，但在后来的注释中，关于人类身体方面，他加入了何等丰富的资料啊。不管是在身体、呼吸或心灵各方面，《瑜伽经》对任何修习层次来说，都是一部富于启发性的经典。

对克瑞斯那玛查亚来说，除了有更多的内容细节和重视虔爱的那塔牟尼的《瑜伽密义》之外，《瑜伽经》就是根本经典了。

问：克瑞斯那玛查亚是位有六个小孩的在家人士，你能谈一点他的家庭生活吗？

答：我父亲是个顾虑周全的人。他希望我们兄弟姐妹都练习瑜伽，懂得他所知道的每件事。同时，他也会找出时间照料我们的需求，我记

① Haṭha Yoga Pradīpikā：Pradīpikā，字义为灯炬、光，指的是能照亮真我自性的慧炬。
② 原注：见《瑜伽经》3.29。

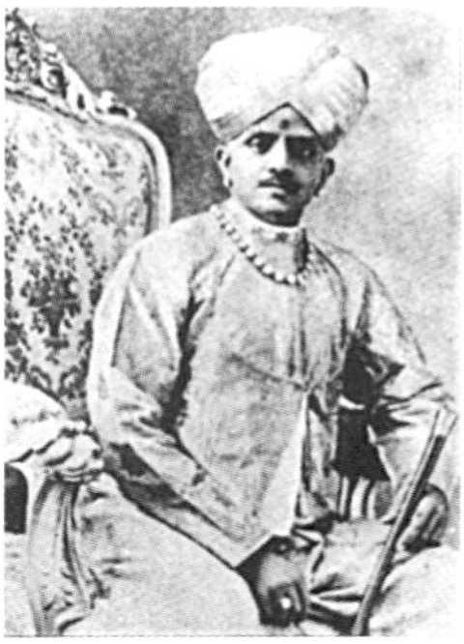

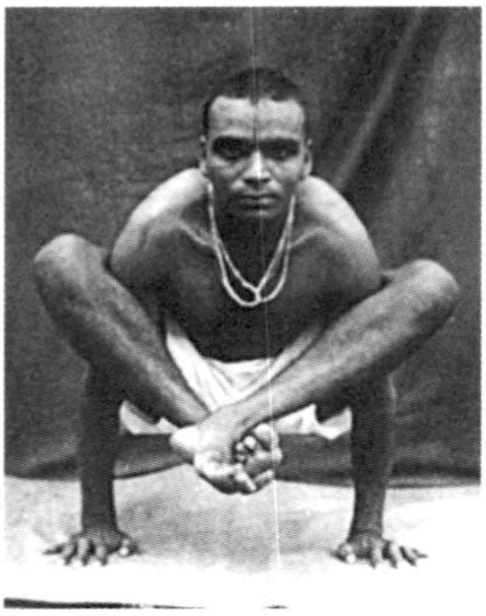

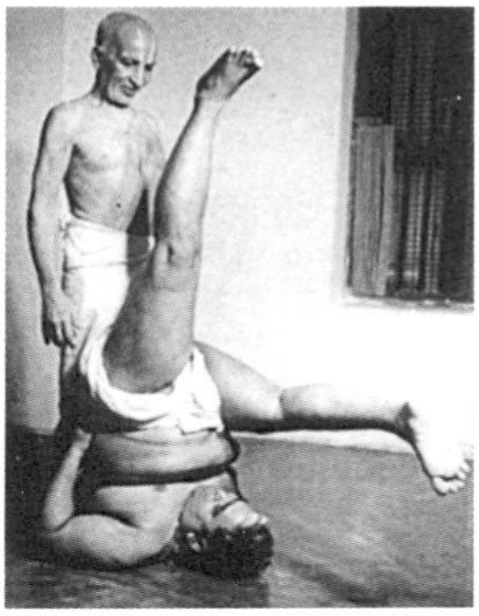

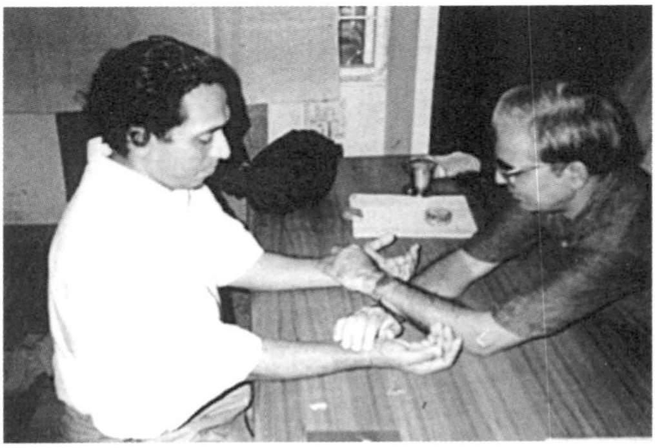

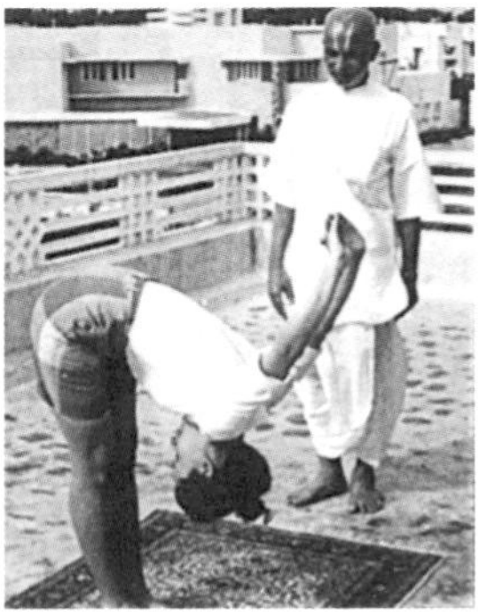

（左上） 克瑞斯那玛查亚的赞助人和学生——迈索尔的大君奎师那自在王・沃窦亚尔四世（Krishnarajendra Wodoyar IV）

（左中） 艾扬格24岁时示范臂膀施压式

（右上） 克瑞斯那玛查亚先生和学生表演单脚肩倒立式

（左下） 德斯卡查尔帮人把脉做诊断

（右下） 克瑞斯那玛查亚教导西方学生，1954年

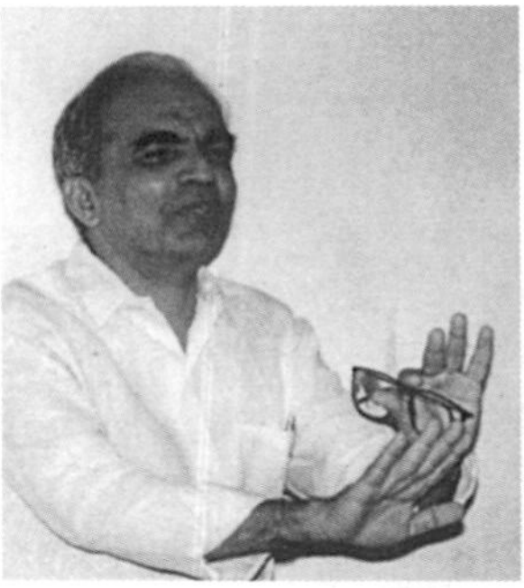

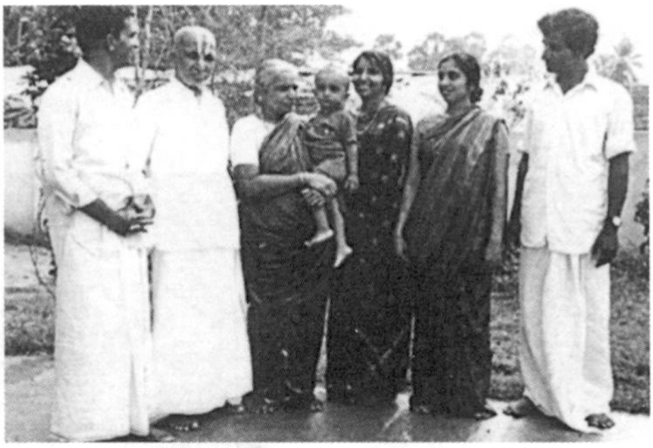

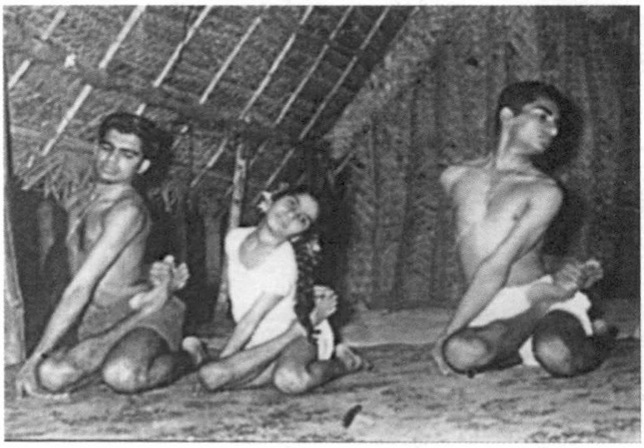

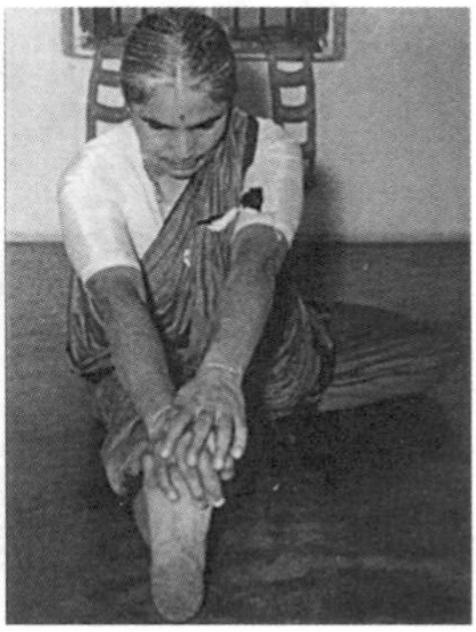

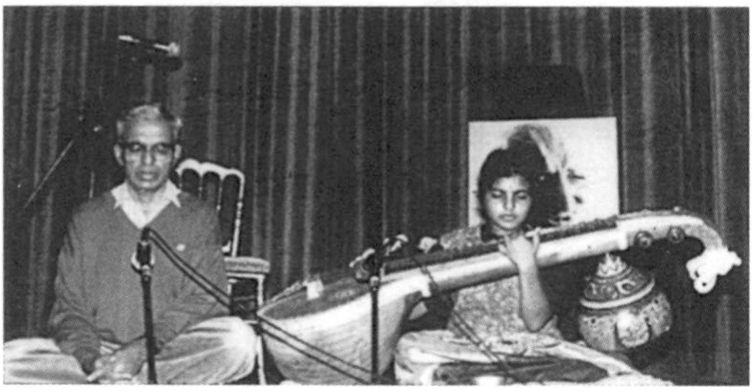

（左上） 德斯卡查尔在教授中

（右上） 克瑞斯那玛查亚和他的家人

（左中） 在克瑞斯那玛查亚瑜伽之家，孩童表演体位法

（左下 ） 德斯卡查尔吟诵，十岁女儿麦哈纳伴以七弦琴，1992年于德国

（右中 ）克瑞斯那玛查亚的妻子娜玛琪拉玛，示范大手印式

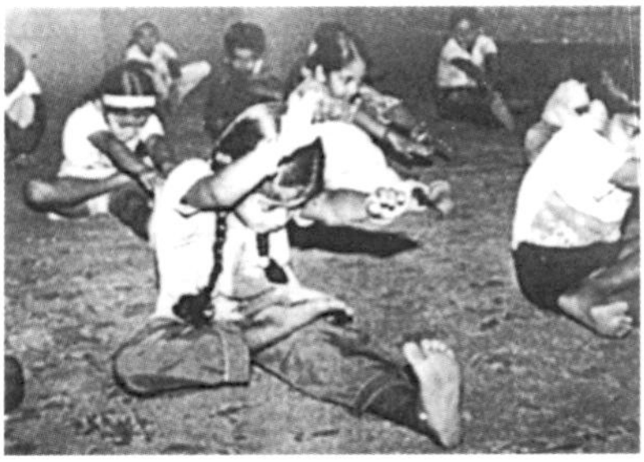

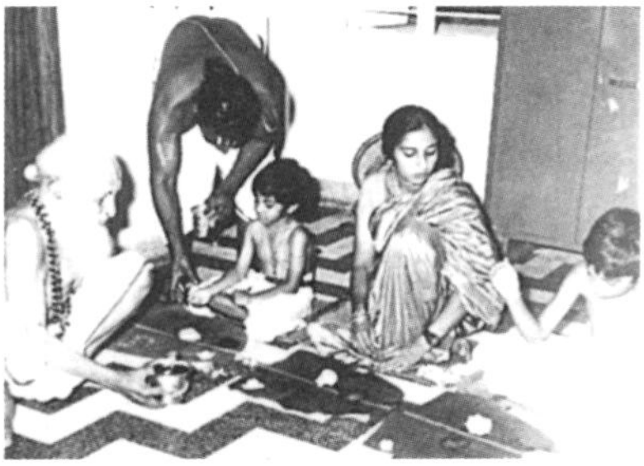

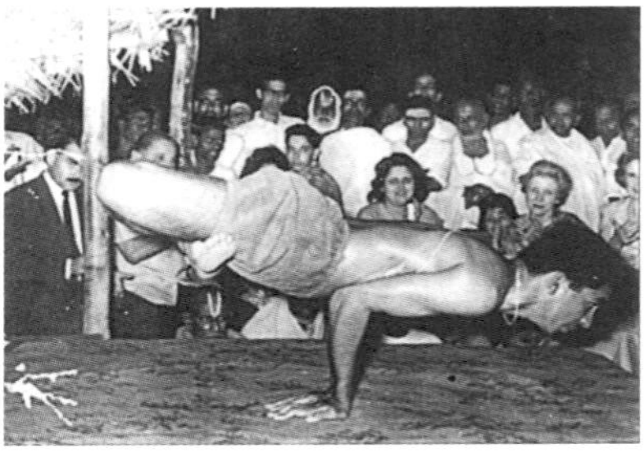

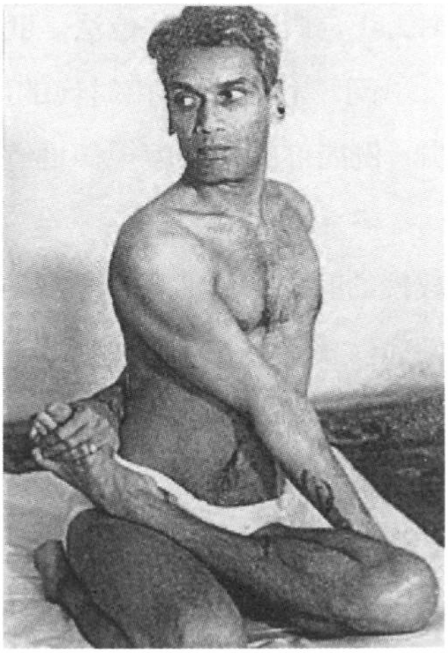

（左上）在克瑞斯那玛查亚瑜伽之家，孩童表演体位法

（右上）1983年，在婆罗门入会礼[1]，也就是圣线仪式上，克瑞斯那玛查亚和他的孙子布桑（Bhushan）、考斯图布（Kausthub），以及他们的母亲梅娜卡 · 德斯卡查尔（Menaka Desikachar）

（左中） 年轻的德斯卡查尔在公开演讲中示范莲花孔雀式

（右下）克瑞斯那玛查亚的学生寇拉城（Kolhapur）的大王，示范巴拉瓦伽式，1940年

① Brahmopadeśam：这是梵文的复合词，brahma 是婆罗门，upadeśa 是教导、启蒙，或入会仪式，婆罗门种姓家的小孩，得经过这个披戴圣线的仪式成为“再生人”，才真正成为婆罗门种姓。印度四大种姓中的婆罗门、刹帝利和吠舍各有其种姓传承的圣线仪式。

得八岁时，他曾带我们去看电影。但不知怎么回事，我们小孩子还是和母亲比较亲近，我们有所需求时，通常是去找她。

问：瑜伽在你们家中占有怎样的位置？

答：不管是否喜欢，我们都练习瑜伽。每一个人，包括我的母亲和我的三个姐妹，都练习体位法。我记得看过我母亲在怀我小妹时，练习体位法、呼吸控制法和静坐。我得承认我对此不太感兴趣，父亲在身边时，我会假装练习体位法。我的兄长则是这方面的能手。

问：你的父亲和时代的潮流相违，费了不少心力倡导女性练习瑜伽，例如你的母亲就规律地练习瑜伽。

答：没错。她怎么学会这么多，我不知道。她应该是我父亲在家里教授的时候，从他那儿学到的。虽然我从未真的看过我父亲教她，但是她能够正确地纠正我们所有的练习。她记得所有的经典内容，即使她没受过多少学校教育。她的姐妹对瑜伽也在行。我母亲会陪伴我父亲巡回演讲。我的妹妹在课堂上协助我父亲；最小的妹妹目前在教授瑜伽。我们中心的女老师是父亲之前的学生，我妻子也是。知名的美国瑜伽老师英蒂拉·德菲于1937年也跟随我父亲学习瑜伽。

问：你父亲选择在家而非游方托钵僧（sannyāsin）的生活，这一点很有趣，能否谈谈你父亲对托钵僧的态度？

答：成为一位游方的托钵僧表示你得完完全全献身给至高的力量，也就是神。我想我的父亲是一个典范。无疑地，他感觉不是自己在做工，他认为自己是无能的，是他的上师和神通过他来做工。他宣称他所言所为的每一件事，皆是来自他的上师和神。他从不主张他发现了任何事，而是说："没有任何东西是我的，一切皆来自我的上师和神。"对我来说，这就是游方的托钵僧。你不可能是个托钵僧，同时又宣称自己发现什么。身为托钵僧，就是将你所做的一切置于你的上师和神的脚下，我的父亲就是一个典范。见过他的人都看过他曾经将他老师的凉鞋顶在头上，表示他自己是渺小的，比他上师的脚还微不足道。我认为我的父亲是一位出类拔萃的托钵僧，但也是一位在家人，他从未在家庭生活和活出托钵僧的精神之间面临冲突。

依据我父亲的观点，托钵僧身穿橘色僧服，从他们不久驻一个地方，而是四处游方乞食的意义上说，已经不适合我们这个时代。我们的大学者摩奴（Manu）曾说过在这个罪恶末世（kaliyuga），要当个托钵僧已经不可能。我父亲的老师告诉他，他必须过家庭生活。那塔牟尼也说，家庭生活是一个人存在最重要的部分，之所以这样说，并不仅是意味着有小孩，而是要像其他人一样过活，负家庭责任。甚至奥义书也不坚持以传统的意义解释托钵僧。《薄伽梵歌》对托钵僧也未给很高的评价。在那本书中，阿周那（Arjuna）了解到他应该投入生活，而非从职责中逃离。也许对那些已履行他们在世间所有任务而选择托钵僧生活方式的人来说是适当的，但是没有多少人能做到。传统所理解的"托钵僧"这个词，今天已不再适用。

问：你跟随你的父亲学习25年，你是怎么成为你父亲的学生的？

答：首先，说我和他学习25年，并不很正确，这会给人一种印象，好像我在大学当学生一样似的整天念书。但并非如此，我是成年后和他一起生活了25年，在这段期间我跟随他学习。以这种方式跟随我父亲学习，就像出国一样，慢慢地熟悉那个国家的语言、那个地方的风俗和人的习惯。这就是我跟他学习的方式。他教我如何理解奥义书之类的重要经典，我学到如何吟诵和诠释这些经典。他告诉我必须学习什么和决定我应该教授什么。例如，当我对是否接受欧洲瑜伽联盟的邀约感到无所适从时，他说："去瑞士参加瑜伽会议吧！"因此我动身前去。他告诉我去教授克里希那穆提时，我也照做了；他也对我说明应该如此做的原因。

和他生活在一起，和他相处，看着他，一起用餐，等等，是我生活中最重要的面向。我也跟着他学习，这就是我现在能够引用《瑜伽经》解释这个或那个的原因。不过，我的解释包含了更多我跟他在一起的经验。我和他一起分享的生活，胜于他所说的话语。一切对我来说都是绝佳的赠予：包括他对人的治疗、他的教导、我们的家庭生活等等的每一件事。这就是我跟随他“学习”的最重要的部分了。

问：他的教导像什么？他如何教导你？你学了什么呢？

答：我学了体位法，不过我只花了六个月的时间就学会了。当时我才25岁，身体还很柔软。他经常带我随他一起去演讲，当他讲述特别的细节时，我便得给听众示范体位法。他告诉我如何示范，我就照着做。

我并不认为体位法难度高。不过，体位法的修习在他对我的指导中，并未占有重要的位置，更多的时间是花在研读经典、学习把脉、治疗病人和学习教授瑜伽重要的原则上。我得先教授，然后才能提问题。例如，我不知道如何教授孕妇瑜伽，因此我请教他，他就给我建议。他密切观察我的学生，也观察我和学生的互动。即使在1989年他过世那年，我仍毫不犹豫地征询他的意见，他也如往常一样给我一个答案。

在我开始跟随他学习时，他有时会说：“你此刻所教导的东西是错的。”他就当着学生的面如此说，我一点也不觉得尴尬。相反地，我对能因此避免掉错误，感到欣慰。我的学生们也不为此生起丝毫的反感，反而将老师给予建议视为幸运。学生的福祉是我们教育的核心，我不介意告诉他们我得接受我父亲的劝告，因为我自身的理解有限。而我的父亲总是非常和蔼地告诉我怎么做。这样的教育方式需要老师宅心仁慈，更需要学生恭谨谦和。和他一起生活，有机会观察和体验他生病时如何面对和治疗自己、为他准备餐饭、执行其他仪式等等，所有的点点滴滴，我得说都是从他身上学习到的真正的瑜伽指导。

当然研读经典也是必要的，比起体位法，这得投注更多的时间。一旦你了解经典所言，就没有费唇舌增一字一词的必要。经典提供你修习的内容，使你明了所修习之物。在学习经典时，师生之间的关系也是不容置疑的。首先，我得背诵他所选的经文，而且得以特殊的方式吟诵出来。在你要背诵这些经文时，有特定的律则，以及聆听和复诵的技巧。等背诵下来后，老师才会阐释经文给你听，而且以他认为最适合学生的方式讲解经文。像这样的教导，唯有与老师生活在一起才有可能。早先，这的的确确是老师传授古老经典的唯一方式。

问：现在，要如此亲密地和老师相处在一起并不容易，那么我们能怎么做呢？

答：在我父亲为坚持他的瑜伽之道而奋斗不已和我惬意地学习瑜伽之间，我看到了巨大的差异之处。他离家北行到中国西藏，远离故土斯民和他的文化，待在那儿八年。而我几乎不须跨出几步，就可以接受教导，因为我们就住在同一屋檐下。我将时间分配成工作和学习，也许会失去一些东西，然而父亲却希望我这样做。

我认为现在不必非得和老师生活在一起不可。相反地，我们应该在自身的环境中工作，偶尔才去拜访老师以寻求参照点，参照点是绝对不可少的。我们需要有人举明鉴照吾人，否则没一会儿工夫，就会开始想象自己是完人，无所不知。这种人与人的关系是不能被书本或影带给取代的。一定得有某种关系，一种以信赖为基础的真实关系。

问：你能谈谈你和你父亲的关系吗？

答：我的父亲即我的老师，他是一位充满爱心的人。我们相差50岁，因此彼此的差异如天壤之别。他所受的教育和成长背景大异于我的，然而我印象最深刻的是他教导我时，总是配合我的程度。我是受西方教育长大的，他则是老一派的老师。他看到我和他的差异，会调整他的教导来迁就我。我将此视为身为人师者所能为他人做点什么的典范。

事实上我是他的儿子这件事，从未干扰这个师生关系，即使父子关系和师生关系不可相提并论。我们和所有的家庭成员，以及其他人都住在同一个屋子，我既学得慢，又会做出蠢事，但是他从来不曾说我资质不足，而是用“你没有我所具有的阅历”这样的言词鼓励我，对我总是诲而不倦，永不放弃。

问：这之中也带有父子关系吧？

答：他是老师时，就是老师的态度。他会期许我准时；若要我坐下，我不敢不坐，这是印度的传统。他有本事不混淆为人师和为人父的关系。我有不少时间是当他的儿子，做一般父子天经地义会一起做的事。

问：最近，大家对理解非二元论有极大的兴趣，有些老师认为非如此不可。你父亲所教导的方式和不二吠檀多之间的差别为何？

答：我就引用我父亲所谈的不二：“‘不二’（advaita）这个语词是由两个部分组成，‘非’（a-）和‘二’（dvaita）”。因此要理解“不二”，非得先了解“二”不可。这是个有趣的观点。要了解“不二”，换个词，也就是“非二元论”，我们首先得理解“二”，也就是“二元论”。在能够合“一”，能够了解“非二元”之前，我们必须先接受“二元”，始于“二元”。想象一下，如果只有“一”，就不会有“不二”这个语词和概念。“不二”这个概念就暗示着“二”。瑜伽将“二”做联结，经由这个联结，而成为“一”，这即是“不二”。因此，瑜伽是迈向“不二”的阶梯。“二”必须被辨识出来，然后结合在一起；否则，即使是“不二”这个概念，也会成为一个认知对象。在我宣称我是不二论者的那一刻，我就将“不二”这个词变成一个认知对象，我在我自身造成了区分。瑜伽是使得这样的大证悟成为真实的方法与进程，这就是为何不二吠檀多最伟大的老师会对《瑜伽经》做评注，阐述瑜伽的重要性，以及强调声音（nāda）[①]和收束（bandha）的重要性。他说瑜伽是达到所谓的“不二”这个目标的重要媒介。

问：当今，许多灵性组织都教导瑜伽的某些形式，然而这些瑜伽的

① 不是普通的声音，而是内在神秘的声音。

修习当中，有不少似乎与你父亲所建议的修习迥异，也就是说他们似乎特别强调某些面向。

答：最终要紧的是一个人理解了什么。如果某人对这些大组织所提供的东西感到愉悦，那么身为这个组织的成员对这个人来说，就是正确的。我也有好朋友因归属于这样的组织而获益匪浅的。他们虽然不是我的学生，却以我父亲的方式练习瑜伽。由于修习瑜伽，他们在这些组织的生活变得更加丰富和欢愉。

问：有形形色色的瑜伽修习被教导，林林总总的瑜伽被谈论，为何会如此呢？

答：这是因为瑜伽并非一成不变的。瑜伽即是创造。我明白你所教导的方式一定不同于我所指导的方式。我们大家都有不同的经验、不同的背景，对瑜伽也抱持不同的看法，当然，瑜伽对我们的重要性也各不相同。因此，通过相同的瑜伽教导，不同的人会发现不同的东西，这一点丝毫不出人意料。即使在你自己的瑜伽机构中，不同的老师也会依据他们自身的展望和优先排序，以及对瑜伽的关注，予以不同的方式教导。《瑜伽经》就说，每一个人都立足于自身的观点，而从相同的教导中得到不同的东西。因此，五花八门并不是问题，本应如此。

问：可是似乎还是有一点不寻常，毕竟许多老师都是你父亲克瑞斯那玛查亚的学生，教导的方式却相距悬殊。

答：这个嘛，可以分两个问题点来谈：他们和我父亲相系在一起的时间有多久？以及当他们被要求教瑜伽时，按照自己的意思去教的程度有多少？我和父亲相系的时间甚久，我从1960年到几乎他生命落幕的不同阶段，都在观察他的教导。他予以不同人不同的方式，根据他们的需要、年龄和健康情形等等因材施教。此点诲我良多。除此之外，我有将近30年的时光都沐浴在他教诲的许多面向之中。我日复一日亲尝原汁原味的真货，因此，我能吸收他大部分的教导；在此同时，我也总是能回头询问他，与他研讨案例。以这种方式，他能在我教导他人时协助我。拿你做为例子来说，如果你有一些健康上的问题，我轻易就能寻求我父亲的帮助。因此，我蒙受目前正在教授瑜伽的其他人所未能亲炙的耳濡目染。当需要执掌教鞭时，他们找到其他的教授方式，这没问题。

问：可以用课堂的形式来教授瑜伽吗？或是非得以师生一对一的方式传授？

答：很多东西可以在课堂上教授。对于共享相似关注议题或困境的人们来说，群体的支持或许大有助益，就如在我们瑜伽之家，就有导管手术病患的团体。如我父亲所言，我们无论如何都不是术士，同一时间要处理很多人并不容易。瑜伽的目的就是要带来转变，而老师就是那个参照点。你总是会记得老师所说的，这可不是你在书中读到，或课堂上他所讲的，而是他告诉“你”的那些话。你需要老师，你需要这种师生的亲密联系。瑜伽即是亲密联系。在一和一百万之间没有瑜伽可言；瑜伽是两者之间——老师和学生之间。这一点在奥义书中，宣说得很美：教育之先决条件乃人师也；其次，则为弟子也。发生在这两者之间的即是学习。这是怎么发生的呢？经由不间断地教导，老师即成为学生的参照点。这即教育。

问：有时候，瑜伽被描述成迈向目标的路程中漫长又艰巨的苦差事。你怎么看待这回事呢？

答：这得视目标是什么而定。最常见的是，人们为了某些简单的理由练习瑜伽，然后就逐渐进步到更深入、更具次第的修习。每一个阶段都可以兴味盎然，符合每个人当下的实况。就如我父亲所言，如果你按部就班、循序渐进，就不会有任何问题。享受每一个阶段。试图立即跳好几阶，问题可能就来了。

问：任何人都可以练习瑜伽吗？

答：想要练习瑜伽的人，就能练习。任何人只要会呼吸，就可以练习瑜伽。不过，练习瑜伽这件事，没有人可以来者不拒，大小通吃。一定得练对瑜伽。学生和老师必须互相讨论，决定出可接受也适合个人的学习计划。

问：世界各地有许多以“上师”（guru）闻名的老师，其中许多位来自印度，但也有的不是。当今对上师这个词有某种通俗的认知，从瑜伽传统来看，上师意味着什么呢？

答：上师不是有一大群崇拜者的人，而是能为我指出道路的人。假设我在森林里迷了路，然后向某一个人询问：“这是回家的路吗？”那个人或许会回答：“你走这条路就对了。”我说：“谢谢。”然后走上我的路。这即是上师。

当今世界有一种设想，即上师有一群拥护他的门徒，追随他就像跟随花衣魔笛手[①]一样。这并不是一件好事。真正的上师会为你指出道路。你走上你的路，依照自己的方式去实践，你知道如何安身立命，而且对他心怀感激。我总是自然而然地感谢我的上师，也乐于处在这样的关系中。不过我不需要老是当个跟屁虫，若是如此，我就不在我的所在。仿效上师的目的地，只是另一种的迷失自我。瑜伽的“自法”（svadharma）概念，意味着“你自身的法”和“你自己的道路”。如果你试图实践他人的法，麻烦就来了。上师即是帮助你找到自己的法。

问：你的父亲是一位上师吗？

答：他从未如此说过，但是很多人这么认为。

问：为什么他从没有这样说过自己？

答：这是一个微妙的问题，不过因为他是我的父亲，我可以告诉你。上师绝不会是那个宣称“我是上师”的人。奥义书中为数众多的故事都记载着，上师拒绝的正是教授这个概念。澄明和睿智的人，其人格特质之一即不须说“我是明净的，我是睿智的”。毋须如此说。那个人知道方向，指出那条道路，就是如此简单。谦虚是明净之人的特质之

① Pied Piper：此人用美妙的笛声把哈默尔镇（Hameln）的大群老鼠诱入水中淹死，但因村民未履约付其报酬，而把当地的孩童全部诱拐走，藏匿于山中。

一，毋须向任何人证明什么，我的父亲正是如此。

问：克瑞斯那玛查亚的瑜伽之家1976年在马德拉斯建立，在那里，都做些什么样的事?

答：我们基本上做三种事：第一，对寻求协助的人伸出援手。来找我们的都是有难解的问题或生病的人。这是遵循我父亲的传统，他身为老师，终其一生总是一而再、再而三被期待给予建议，以及被罹患各式各样病症的人请求帮助。专注在治疗病患成为瑜伽之家最大宗的活动，原非我们的意图，但是现在我们却成为卫生署所认可的机构。

第二，对提出请求的人，提供指导课程。如果有人想要认识瑜伽，他们可以来到瑜伽之家学习。所谓的指导课程，不仅是指讲授体位法。在瑜伽之家的瑜伽指导课程，还包括学习整个印度的精神与文化遗产，我们有开设吟诵吠陀经典的课程，以及关于重要的古老经典如奥义书、《瑜伽经》《瑜伽密义》的课程。

第三个领域是研究和学习计划。这一方面可说纯属偶然，我们问自己，如何才能更仔细探究清楚瑜伽各个不同的面向。我们之所以如此做，是为了使我们的所作所为多多少少和其他系统兼容。例如，已经完成的研究是关于背痛的治疗和如何协助心理有残疾的人。我们正在进行的另一个计划是将我父亲的教导介绍给大众。

瑜伽修习

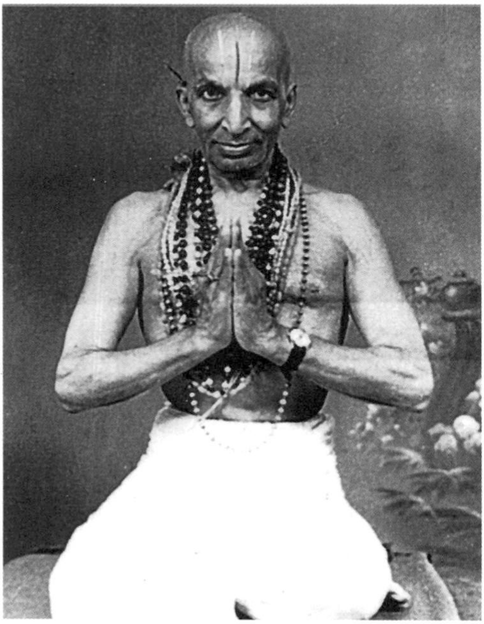

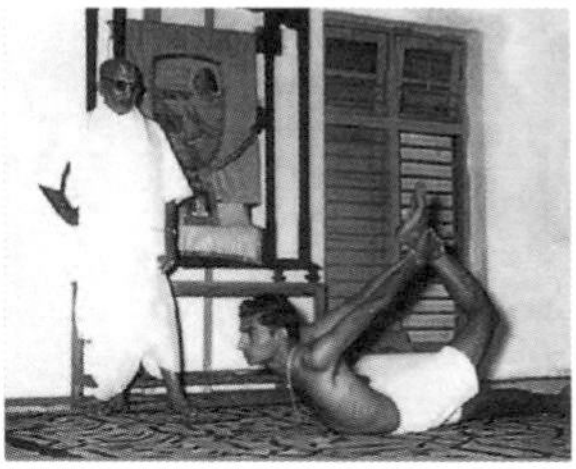

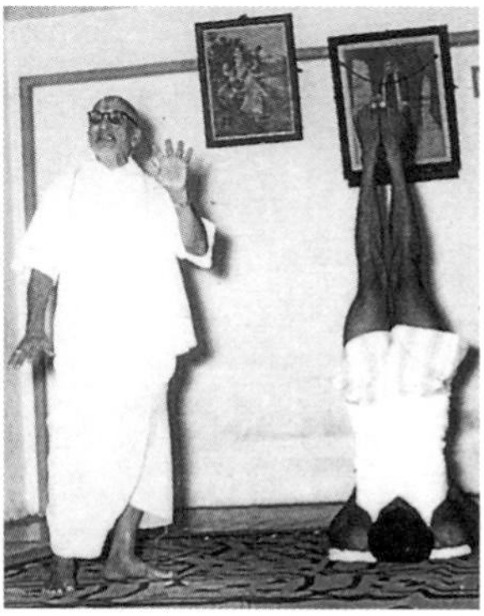

第一卷

（左）克瑞斯那玛查亚摄于1966年

（右上）克瑞斯那玛查亚和做半弓式的儿子师利巴夏姆（Shribhasyam）

（右下）克瑞斯那玛查亚在演讲时，学生示范肩倒立式

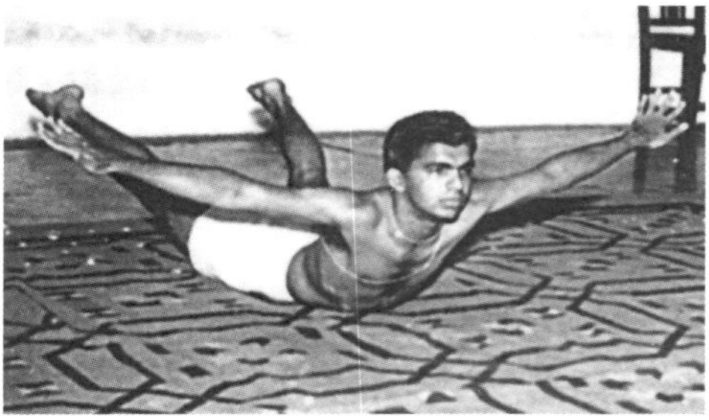

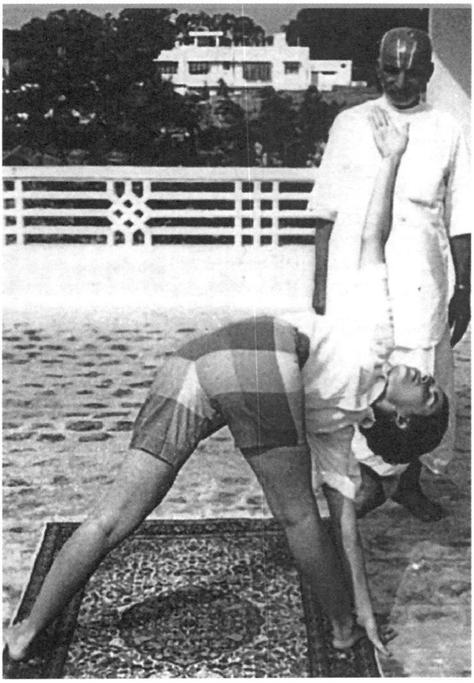

（上）年轻时的德斯卡查尔示范飞船式

（下）克瑞斯那玛查亚和练习三角扭转伸展式[①]的学生

① trikoṅāsana：三角式有不同变化，此图所示范的是三角扭转伸展式（parivrtta trikoṅāsana）。

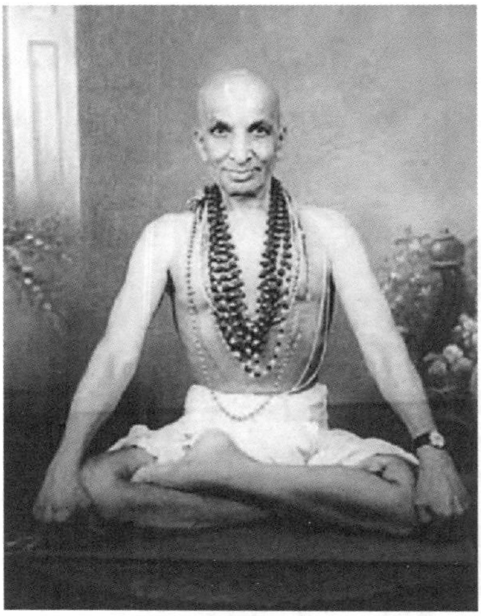

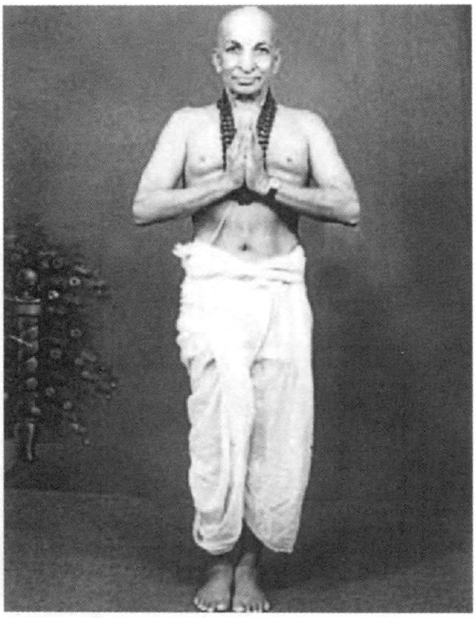

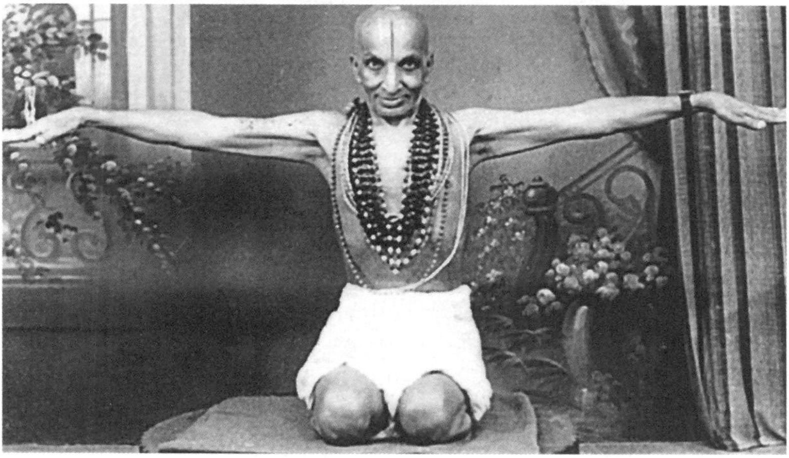

（上左）克瑞斯那玛查亚结跏趺坐

（上右）克瑞斯那玛查亚山立式

（下）克瑞斯那玛查亚示范金刚式的变体

1.
瑜伽：概念和意义

一开始，我就想要分享一些想法，也许可以帮助大家了解“瑜伽”这个词的许多不同的含意。瑜伽是印度思想的六大基本系统之一，这些思想统称为“见”（darśana），其他五种分别是正理派、胜论派（vaiśeṣika）、数论派、弥曼沙派、吠檀多派[①]。darśana这个词是由梵文字根dṛś衍生而来，dṛś可译成“观看”。因此darśana的意思为“视野”“见解”“观点”，或是“特定的观看方式”。然而除此之外，尚有另一层意思。为了理解这个，我们内心必须浮现一个可以注视自身内在的镜像。事实上，所有伟大的经典，都引领我们进入不同的观看方式，为我们创造出更好地认识自己的契机。

我们一旦正确地面对并完全理解经典的教导，就越能深入观看自身的内在。作为六大见之一的瑜伽，起源于吠陀经典，也就是印度文化最古老的记录。瑜伽是由伟大的印度圣者帕坦伽利于《瑜伽经》中，将其系统化，使其成为特定的“见”的。虽然此后有很多重要的瑜伽经典出现，无庸置疑地，帕坦伽利的《瑜伽经》始终是最重要的一部。

① 原书注：梵文的发音指示请见216-217页。

瑜伽这个词的许多解释已流传好几个世纪，其中之一即是“合成一体”“联结”，还有一个意思则是“将千丝万缕的心念绑在一起”，这个定义乍看之下，似乎风马牛不相及，但其实说的是同样一件事。尽管“合成一体”这个解释赋予瑜伽一种身体上的诠释，然而将心流绑成束的这个解释，就是指在我们着手实际做瑜伽之前，专注于瑜伽修习。一旦千丝万缕的心念聚集成一束而形成意向，我们就准备好开始身体的动作。

瑜伽这个词更进一步的意义是“获得先前未获得的”。这个概念的始点是：有些事我们今天尚未有能力做到，但如果找到实践这个渴望的方法，那个踏脚石即是瑜伽。事实上，每一个改变皆是瑜伽。例如，在我们找到方法可以弯下身且碰触到脚趾头时，或者通过书本学到瑜伽这个词的意义，或者经由对话更了解自身或其他人时，我们就到达以前从未触及之处。这些活动的每一个发展和变化皆是瑜伽。

瑜伽的另一个面向和我们的行动有关。瑜伽因此也意味着将我们所有的注意力导向正在从事的活动。举个例子来说，当我正在写作时，心识的一部分正在思维我想说的东西，然而另一部分想的事，则和这个念头相差十万八千里。我越是专心写作，专注力就越是集中在此时此刻我的所作所为。我也许以极高的专注力开始动笔，然而继续写作下去后，专注力或许逐渐动摇不定。我可能想明天的计划，或者晚上要煮什么才好，然后就会出现这样的事：我明明是专注做着事，其实却几乎没有将心放在手边的工作上。我正在行使职责，但是我却不在场，不在当下。瑜伽试图创造一种我们在每一个行动、每一刻，总是在场、在当下的状态——真的在场，在当下。

专注的优点是我们可以将每件任务执行得更佳，同时对行动保持觉知。专注力越强大，犯错的可能性就会比较微小。一旦我们专注在行动，我们就不再是习性的囚徒，不需要因为昨天做了什么，今天就非得做什么不可。这样一来，我们便能以未曾经历过的眼光看待自己的行动，避免掉漫不经心的重复。

瑜伽另一个古典的定义是“与神合一”。这和我们使用什么名字——上帝、阿拉、自在天——来描述神圣无关，任何可以带领我们更靠近、更了解比我们更高、更强的事物的力量，即是瑜伽。当我们与更高的力量感觉一致，这也是瑜伽。

我们看到了许多了解瑜伽这个词的意义的可能方式。瑜伽虽扎根于印度思想，内容却具有普遍性，因为瑜伽是种方法，能让我们在生命中做到所期望的改变。实际修练瑜伽，会带领每个人达至不同的方向。而遵循瑜伽之道，并不需要认可特定的神的观念。修习瑜伽，要求我们得做到的，仅仅是行动，以及对我们的行动保持专注。人人都应审慎觉照自己所采取的方向，才能够知道将走向何方，以及如何走到那里。而如此谨慎细微的观察，将使我们发现崭新之物。这个发现是否能引领我们更理解神，获得更大的满足，或是达到新的目标，完全是个人的造化。当我们开始讨论体位法这个瑜伽的身体运动时，最好能把握瑜伽所涵摄的各式各样理念是如何镶嵌在我们的瑜伽修习之中的。

修习瑜伽从何处开始？如何开始？非得从身体的层次开始，毫无例外吗？我认为从何处开始，得视个人的关注之所在而定。修持瑜伽的法门千百种，随着修习的进展，在某种进程上的关注将会引导我们至另一条道路。因此，我们可以从研读《瑜伽经》或冥想着手。或者不行此道，也可以从练习体位法入手，通过身体的经验，开启瑜伽的体会。也可以由感觉我们内在存有（inner being）的运动——呼吸入门。总之，该从哪里切入、如何开始我们的修持，并无成规可循。

书本或瑜伽课程常常给人这样的印象：学习瑜伽有先决条件。我们可能被要求不准做烟民，或是得当个素食者，或者非得放弃所有的世俗财物不可。如果是出自内心的自愿自发，这样的举动就值得赞赏，因为很可能是修持瑜伽的结果；然而若是由外在强加于自己的，那就毫无令人钦佩之处。例如很多老烟枪练习瑜伽后就再也没有烟瘾，修习瑜伽的结果就是不再想抽烟，而不是因为他们想练习瑜伽才戒烟的。我们从自己的所在之处、是怎样的人开始，无论会发生什么，就是会这样发生。

当我们开始学习瑜伽，不管是体位法、呼吸控制法、冥想，或是研读《瑜伽经》，学习的方式都是相同的。我们进展越多，越能觉知我们存在的整体性（holistic nature），了解我们是由身体、呼吸、心灵和其他等等所构成。很多人由练习体位法入手学习瑜伽，继而学习更多的体式，一直练到对他们来说，瑜伽的唯一意义只在于身体操练。这样的状况就好比仅作单臂训练，而任另一只手臂羸弱不振一样。相同地，有人将瑜伽的要旨知识化，为此写了精彩万分的著作，对于复杂的概念如普克地（prakṛti）和阿特曼（Atman）[①] 等，也讲解得十分精彩出色，然而在他们写作或演说时，连将身体挺直坐个几分钟都办不到。因此，千万不要忘记，我们可以从任何面向着手修习瑜伽，但是如果想成为完整的人，就得统合自身所有的面向，一步接着一步地修习。在《瑜伽经》中，帕坦伽利重视生命中的所有面向，包括我们和他人的关系、我们的习性、我们的健康、我们的呼吸，和我们的冥想之道。

① 这两个词在不同的经典和学派中，有诠释上的差异，因此中译在此采用简单音译，不涉入复杂概念的解释。

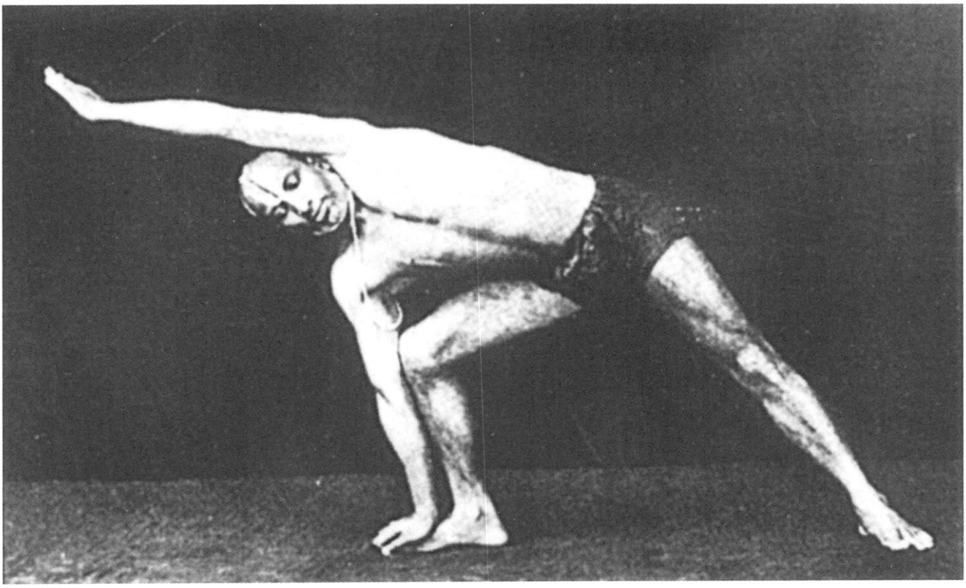

克瑞斯那玛查亚示范伸展侧角式，时年46岁

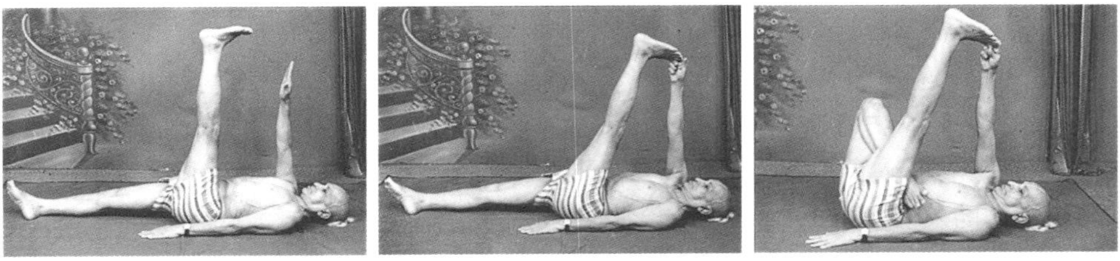

克瑞斯那玛查亚示范单脚向上伸展式

2.
瑜伽修习的基础

要解释瑜伽，就得提及帕坦伽利的《瑜伽经》，我偏好这本瑜伽书的指导，胜于其他谈论瑜伽的经典。以某种方式来看，《瑜伽经》相较于其他经典，更具普遍性，因为它聚焦于心识，谈论心识的特性为何，以及我们能如何影响心识。就如在《瑜伽经》中的定义，瑜伽是毫不偏离或间断地引导心识的能力。无人能够否认，在这样的过程中，对所有想要拥有生活重心，而且生活富于建设性的人来说，是有助的。其他的瑜伽经典则谈论神、意识，以及其他未必被接受或不见容于不同哲学和宗教的概念。如果我将瑜伽理解成一条任何人都可以亲近的道路，那么我的讨论以《瑜伽经》做为依据，似乎是再自然不过了，因为心识特性的问题是普遍共通的。以神或超越的存在来谈论瑜伽，常常会妨碍人们的领会，不管他们是否接受或拒绝这样的观念。帕坦伽利的《瑜伽经》与众不同之处，就在于这种没有局限的开放性，某种程度上，也是使得这部经典如此深奥的原因。神的观念既不被否认，也不被强加于任何人身上。因为这个理由，我认为比起其他的瑜伽经典，《瑜伽经》使得瑜伽更易于明白。

感知和行动

帕坦伽利《瑜伽经》中一个重要的概念，就是必须处理我们感知事物的方式。这个概念解释了为何我们总是在生活中陷入泥淖。如果我们知道难题是如何被创造出来的，就能学会远离他们。

我们的认知怎样运作？我们经常认定自己“正确地”看到某个情况，也根据这样的感知去行动。然而事实上，我们欺骗了自己，我们的行动也因此可能带给自己和他人不幸。不过，同样惨烈的是，在确实如我们所料时，我们却会怀疑自己对情势的掌握，所以按下不动，即使出手将会利多。

《瑜伽经》使用“无明”（avidyā）这个词来描述经验光谱里的两端。无明，字面上的意义是“不正确的理解”，描述一种错误的感知或误解。无明混淆了粗略和微妙事物之别。无明的相反是“明”（vidyā），即“正确的理解”[①]。

在我们身上如此根深蒂固的无明究竟是什么？无明，可以理解为许多无意识行动积聚的结果，这样的行动和感知的方式，我们已机械性地行之多年。无意识反应的结果，就是心识变得越来越倚赖习惯，一直到我们理所当然接受昨日的行动就是今日的模范。在我们行动和感知中的习性，称为“行”[②]，这些习性以无明遮蔽了我们的心，就好像以薄膜将意识的清明弄得模糊了。

如果我们确定不清楚眼前的状况，一般来说，就不会笃定地行动；但若对自己的洞察很有把握，就会行动，一切也会顺利。这样的行动根

---

① 原书注：见《瑜伽经》2.3-5。

② saṃskāra：此处采佛教经典的传统翻译“行”。依梵文字源学来看，此字是由 sam-√kṛ 派生而成，动词字根 k. 意思为“做”，因此，saṃskāra 有“共同造作”“集起造作”之义。由此可知，“行”并非单独存在的，而是过去身、语、意的造作活动共同留下的心理记录，形成了我们的习气，成为现在和未来造作的潜在力量和作用。

植于感知的深刻层次。相反地，无明以肤浅的认知闻名。我认为我看事物看得很正确，因此采取某一个行动，然而后来，却不得不承认犯了错误，我的行动并未利人利己。因此，我们有两个层次的感知：一层在深处，免于无明这层薄翳，另一层则是位于表面，被无明所障蔽。就如我们的眼睛，若要将颜色看得正确，就得是清澈透明，不应染上任何色彩。因此，我们的感知应该要像一面无杂质的水晶明镜。

瑜伽的目标，就是要减少无明的遮蔽，以达至正确的行动。

无明的分支

我们难得会有立即且直接的感知，所以我们的感知是错误的，或有所遮蔽的。无明，甚少以无明本身表现出来。事实上，无明的特性之一，即对我们保持隐匿。容易被辨别出来的，是无明那些分支的特性。如果能察觉到这些分支，就能辨识出无明的存在。

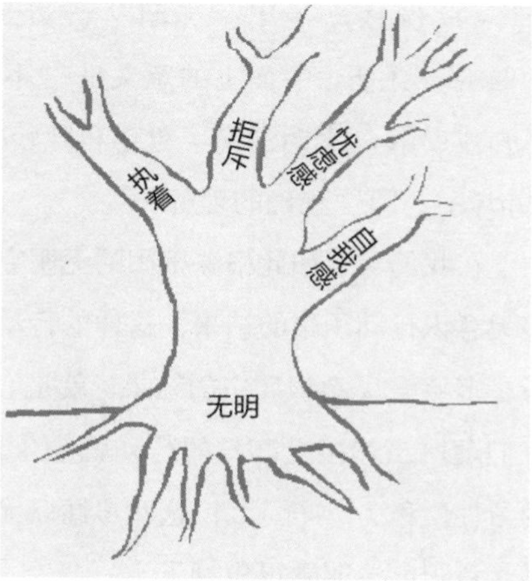

无明的分支：无明，是阻挠我们辨认出事物如其所是的障碍之根本原因。这些障碍是自我感、执着、拒斥和忧虑感

无明的第一分支，我们通常称为“自我意识”。自我意识迫使我们抱持着这样的想法：“我必须比别人更好。”“我是最顶尖的。”“我确信我是对的。”在《瑜伽经》中，这个分支称为“自我感”（asmitā）。

无明的第二分支，是以迫切需求的样态表现出来。这个分支称为

“执着”（rāga）[①]。我们今天想要某个事物，是因为昨天它很讨喜，而不是因为今天真的需要。我昨天喝了一杯果汁，尝起来可口极了，带给我所需的能量，今天我内心深处就会有声音说：“我想要再来一杯这样美味的果汁。”即使我未必真的需要，甚至于喝这样的果汁对我来说并不合适。我们想要自己没有的东西，不满足已有的事物，还想要更多。我们想要占有那些我们被要求放手的东西。这就是执着。

“拒斥”（dveṣa）[②]，无明的第三分支，在某些方面来看是执着的对立端。拒斥，以拒绝事物的样态表现出来。我们有一段难熬的经历，担忧再尝一次苦头，因此拒斥与那种苦味有关的人、想法和环境背景，认定这些人、事、物会让我们再满嘴苦涩。拒斥也使我们排拒不熟悉的人、事、物，即使我们和这些人、事、物之间，根本没有任何负面的或正面的过往。这类拒绝形态，即拒斥的表现。

最后是“忧虑感”（abhiniveśa）[③]，这也许是无明最隐密、最内在的表现，在日常生活中的许多层面都可以看到。我们感到不确定；对于自己人生中所处的位置抱持着问号；担心他人对自己有负面的评断；在生活模式乱成一团时，感到无所适从；或者，不想变老。所有的这些感觉，都是无明的第四分支忧虑感的表现。

四个无明的分支，个别或共同遮蔽我们的感知。通过这些分支，无明在我们的潜意识中持续作用，而其活动的结果，就是我们会感到不满。例如，在课堂上练习体位法时，我们容易倾向和他人较量高下。我们发现有人比我们更弯曲自如，而这样的比较只会带来不满足。然而，瑜伽并非体育竞赛，比其他人更能够向前弯曲，并不必然意味在修习瑜

① 梵文 rāga 有“激情”“渴欲”之义，本书作者使用英文 attachment（依恋、爱慕或执着）来翻译这个词。

② 梵文dveṣa有“反感”“憎恶”和“仇恨”之义，本书作者采用refusal（拒斥）来翻译此词。

③ 梵文abhiniveśa有“爱着”“迷执”和“恐惧死亡”之义，在瑜伽哲学中意指迷恋世俗生活和物质享乐，而恐惧死亡将夺走这一切。

伽上就更上一层楼。这样的较量若非带来高人一等的满足感，就是会导致你心有不甘，因为你觉得自己矮人一截。这样的不满，经常让我们负荷过重，而且萦绕心头，挥之不去，绝不善罢甘休。而我们对心满意足或心有不甘这类感觉的起源，依然不清不楚。

让我再举另一个例子来展现无明的顽强。假设我在讨论《瑜伽经》时犯了一个错误，正常情况下我会坦承错误且道歉。但此时，我的朋友若说我对这本伟大经典的看法是错的，我的内心就会感到一阵纠结刺痛，浑身不舒服。也许，在自我感的作祟下，我会试图证明我的朋友是错的，我才是对的；或者忧虑感可能驱使我从那个局面整个退缩出来。不管是哪一种方式，我都拒斥挑战我的东西，而非接受批评，以及从那样的处境中学习。

只要在无明的分支扩展中，我们就很有可能踏错一步，因为我们无法谨慎地评估，也无法做出健全的判断。若察觉到问题以某种方式生起，想当然耳，无明就是制造问题的器具。瑜伽降低无明的作用力，真实的理解才可能因此发生。

我们大多是由于无明的不在场而注意到无明，而非因其存在而察觉。当我们正确地看待事物，内在即产生深刻的安详，不会感到紧张，不会心烦意乱，也没有焦虑、激动。例如，当我说话有意识慢条斯理，我感觉到一池源泉，宁静就从那儿汩汩流出；而当我澄明地理解时（vidyā），内心就一片宁静。但是，如果我对自己所说的话没有把握，我就会放连珠炮，使用不必要的词语、句子，也可能断断续续不成章。因此，当我们的理解是清楚的，内心深处就会感到平静和宁谧。

持续和改变

如果我们赞成瑜伽的概念，那么我们所看到、所经验、所感受到的每一件事都不是假象，而是真实不虚，皆实际存在，包括梦境、想法和幻想，甚至无明本身也是真实的。这个概念称为“实在论”[①]。

虽然在瑜伽中，我们所见、所经历的每件事都是真实不虚，不过所有的形式和内容却是处于一种持续流动的状态，这样持续改变的概念，名为“转变论”[②]。今天看待事物的方式未必与昨日相同，是因为情境、我们和事物的关系，以及我们自己在时间过渡的间隔中皆已改变。这种持续改变的思想，暗示着我们不必因为无明的存在而感到泄气。即使事情变糟了，总是有转机再起的余地。当然，也可能每况愈下，一败涂地。我们从不知道人生将会发生什么，这也是保持专注之所以重要的原因。事情的好坏走向，相当程度取决于我们自身的行动。而规律修习瑜伽的可贵之处，是出于下面的原则：经由练习，我们能够学会每一刻保持在当下，因此能达到以前我们无法触及的目标。

瑜伽认同这样的观念：有个东西深植于我们的内心，非常真实，不容易改变，不像其他的事物。我们称这个泉源为纯粹意识或目证者，[③]意义是“观看者”或“能正确视物者”。在河中游泳，而且看不到河岸时，我们几乎看不出水在流动。如果我们走到河岸上，那儿有坚实的地面，就比较容易看到河水是如何地川流不息。

纯粹意识指出我们观看的所在位置，这是我们自身的能力，使我们能够正确无误地感知的能力。瑜伽的修习，可以促使无障碍地观看自然

① Satvāda：sat有“实存的”“真实的”“正确的”等义；vāda有“言语”“言论”“陈述”“命题”或“论题”等义，但此“实在论”和西方哲学所谈的实在论（realism：独立于精神之外有一实在）不同。可能是指胜论派的主张，即将一切与概念对应的存在，视为实在，且将其分为六个范畴，用以说明世界的现象。此说和吠檀多哲学所主张的“幻现论”形成强烈对比，“幻现论”主张唯有“梵”是真实的，作为结果的世界则是不真实的，只是一种“幻”（maya）。

② Pariṇamavāda：pari-ṇāma有“改变”“转化”“发展”“演化”等义。印度哲学原本的学说主张是指：原因中已经隐藏着结果（因中有果），原因与结果在本质上是同一的，结果是由原因开展转变而来，认为世间一切现象，皆出于宇宙最高实体“梵”，现象界都是从“梵”演变来的。“梵”是世界一切现象生起、持续和毁灭的根本原因。在此，作者做了不同层次的诠释。

③ 作者此处是依数论派的二元论主张来诠释，物质原素（prakṛti）是最初的创造势能（见《薄伽梵歌》），纯粹意识（puruṣa）则是被动的，是物质原素的旁观者、目证者（draṣṭṛ）。

顺势发生。只要心为无明所覆盖，感知就会有所遮蔽。而就在我们感到内在深处的平静时，便明白自己是真正地理解了；这样的理解，将引导我们正确行动，进而对我们的生命产生一股强而有力且正向的影响。这种真实的理解，是由于减少无明而产生，通常不会自动发生。

身体和心识一向习惯于特定的感知模式，经由瑜伽的修习，这样的模式会逐渐改变。《瑜伽经》有记载，在第一次瑜伽修习时，人会交替经历澄明和遮蔽的起起伏伏，也就是说，经历了一段澄明期后，接着就是一段心识和感知欠缺明晰的晦暗时期。① 随着时间过去，遮蔽会越来越少，明晰会越来越多，看出这样的转变，就是衡量我们进展程度的一种方式。

有人也许会问，当某人因为想要变得更好而开始练习瑜伽，这算是自我感的一种表现吗？这样的问题，可能引导我们对于无明的意义有重大的发现。我们易于受到无明的支配，而不管是直接还是间接，只要察觉到这一点，我们总得做一些事情，这毋庸置疑。有时候，我们的第一步是想要变得更好，或是感觉自己更加娴熟。这和有人说“我很穷，不过我想要变得富有”，或是“我想要成为医生”，并没有什么不同。我很怀疑有人真的不想要改善自己。即使我们的第一步是源于渴望变得更好，因此以自我为根本，这依旧是正确的一步，因为这一步，引领我们踏上瑜伽阶梯的第一阶。此外，我们不会永远只停留在致力于自我改善这个初始的目标。根据《瑜伽经》，认出无明和征服无明，以及随之形成的结果，是我们唯一向上攀爬的阶梯。想要做得更好这样的目标，可能就是第一层阶梯。借由修习瑜伽，我们逐步改进专注力和独立自主的能力，这也的的确确是真的，我们因此改善了健康、人际关系，以及所做的每一件事。如果能跳过第一层阶梯，也就是跳过渴望自

① 原书注：见《瑜伽经》3.9。

我改善，也许就不需要瑜伽了。要怎么爬上这个阶梯呢？在帕坦伽利的《瑜伽经》中，建议了三个方法来帮助我们攀爬。第一个是“修练”（tapas），tapas来自字根tap，“加热”和“洗净”的意思。修练是一种手段，借此，我们能保持健康和向内净化自己。修练经常被描述成赎罪的苦行、禁欲和严格的饮食控制。然而在《瑜伽经》中，它的意义是体位法和呼吸控制法的锻炼，也就是说，瑜伽的身体和呼吸的练习。这些锻炼可以帮助我们除去自身系统中的阻碍和瑕疵，同时也带给我们其他的益处。借由修习体位法和呼吸控制法，就能够影响我们的整个系统，这和将黄金加热以纯化它的原则是相同的。

第二个手段是“洞察自身”（svādhyāya），借此，我们能发现瑜伽的状态。svā的意义是“自身”，adhyāya则可译成“研究和调查”。借由洞察自身的协助，就能明白自己。我们是谁？我们是什么？和世界的关系又如何？光是保持自身的健康，是不够的。我们应该知道我们是谁，以及如何与其他人相互关联。这并不容易，因为我们没有如照鉴我们的身体那样的明镜，来照鉴我们的心。不过，当我们阅读和研究特定经典时，当我们讨论和反思这些经典时，可以看见心识反射的影像。特别是研读伟大的作品如《瑜伽经》《圣经》《摩诃婆罗多》和《古兰经》时，更是如此。通过研读这类经典，就能看透、认清我们自己。

《瑜伽经》所建议的第三条进入瑜伽状态的可能之道是“交付予神”（īśvarapraṇidhānā）[①]。这个词通常被解释为“对神之爱”，不过也意味着行动的某种特质。修习呼吸控制法和体位法，保持自我健康，以及反思自身，并未构成我们所有的行动，还必须追求事业、完备许多资格，以及从事一般日常生活会做的事。所有这一切应该尽量去完

① Iśvarapraṇidhānā：此复合词可解析为īśva-rapraṇidhānā。īśvara有“至高神”“至尊主”等义，传统中译为“自在天”；praṇidhānā有“虔敬”“冥想”“交托给”等义。因此，īśvarapraṇidhānā有“虔爱神”“冥想神”和“舍己从神”之义。

成。不过，我们无法确定行动的结果会如何。这就是最好不要太执着于自己的期盼，而要将注意力多放在行动本身的原因。

健康、探索、行动的质量，这三种存在的方式，共同涵盖了人类努力的整个光谱。如果我们是健康的，对自己多了解一点，以及改善行动的质量，就可能犯下较少的错误。建议在这三块区域多加努力，以减少无明。这三者合称“所作瑜伽”（kriyāyoga）。Kriyā来自这个字kṛ，意思为“去做”。瑜伽并不是被动的，我们必须参与生命。想做得漂亮、精彩，就要在自己身上下功夫。

我已经解释过，瑜伽是一种两件事物结合在一起的状态。我也说了，瑜伽意味着在行动中保持专注。如果想要达到先前无法触及的目标，或练会先前无法做出的体式，专注于行动是必要的。所作瑜伽，就是我们达到瑜伽这种存在状态的手段。尽管所作瑜伽仅是瑜伽的一部分，不过它是瑜伽实修的一个分支，能带来改变，让我们生命中所有的面向更好。

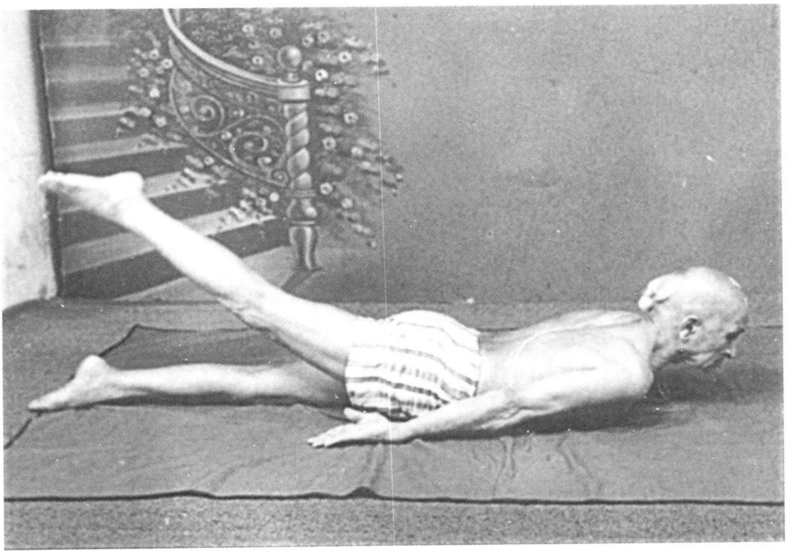

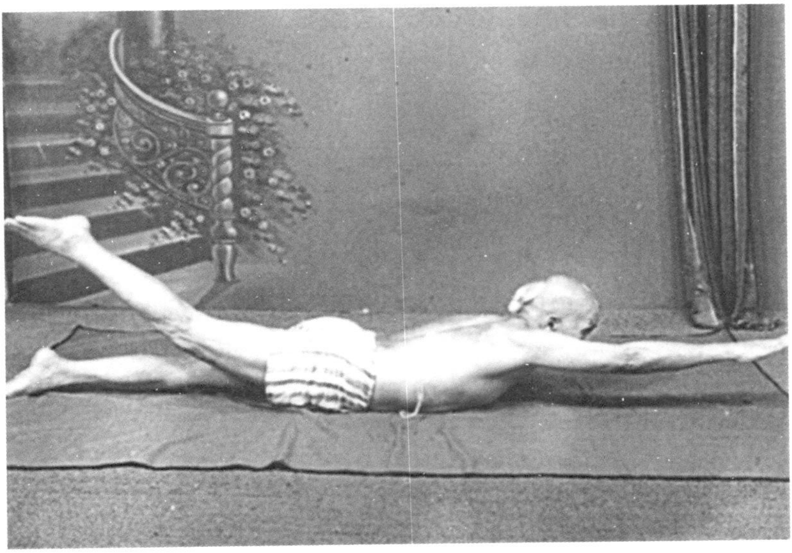

克瑞斯那玛查亚示范蝗虫式

3. 体位法原则

修习瑜伽，让我们有机会去体验“瑜伽”这个词的不同意义。我们已经提过，瑜伽可以让我们从现在的所在，迈向曾经无法企及之处。至于到底是通过什么方式来完成这样的提升，其实并不重要，因为无论这样的转变是通过练习体位法、研究与阅读，或是冥想来达成，都是瑜伽。

在练习的当下，要专注于身体、呼吸以及心识。感官也算是心识的一部分。虽然在理论上，身体、呼吸与心识似乎各行其是，瑜伽的目的却是将它们的行动加以统一。一般主要把修行的肉体层面视为瑜伽，而鲜少留意如何呼吸、如何调和呼吸及身体动作，只注意我们的弹性与柔软度。有些人则可能想知道我们到底精通几种体位法，或是究竟能静止不动几分钟。

然而，比上面这些外在表现更为重要的，却是我们“感受”姿势与呼吸的方式。以下介绍的种种原则，由许多世代的瑜伽大师们所发展出来，都已流传久远。这些原则详尽告诉我们体位法的内容、呼吸的方式，以及最重要的——体位法与呼吸之间的关系。在此同时，还提供了呼吸控制法的指引。但这个部分会留在后面的章节来讨论。

什么是体位法（āsana）？体位法的原意其实就是“姿势”。这个字的梵文字根是as，指的是“保持”“成为”“坐”，或是“做出某种特别的姿势”。帕坦伽利在《瑜伽经》中指出，体位法具有两个重要的特质：“住”（sthira）与“乐”（sukha）。“住”指的是稳定与警觉，“乐”指的是“在某种姿势里保持舒适的能力”。无论我们练习的是哪一种姿势，两种特质都不可偏废。当我们为了照相而盘坐，却因为腿痛而巴不得赶快松开的时候，就是既没有住也没有乐。即使已经做到了住的“稳定”与“警觉”，也还应达成乐的舒适与轻快，而且两者都要能持久。要是没有同时做到这两项特质，根本没有体位法可言。反过来说，也只有在我们能维持某种体位法一定的时间，而且同时感到警觉而无压力，才算是完成了瑜伽的原则。接下来所要谈到的方法，便是要确保我们能以“住”和“乐”来练习每一个体位法。

从所在之处开始

如果我们准备要做的，是一个会让自己感到紧张的姿势或动作，那么除了紧张之外，大概也很难再去留意到别的东西。盘坐之时，唯一想到的若只是绷紧、酸痛的脚踝，就没有真正做到我们努力想做到的体位法——我们显然还没准备好要做这样的姿势，因此，最好先去练习另一个容易一点的姿势。单纯的念头是整个瑜伽修习的基础，只要循序渐进，就能逐渐更稳定、更警觉，也更舒适。

若希望实现体位法原则，就必须接受自己现在的样子。如果背部太僵硬，就必须承认这个事实。我们可能身体非常柔软，但呼吸十分短促；或是呼吸没问题，身体却常常出毛病；或者在某种体位法中觉得舒适，心思却全然不在当下——这些都不算是体位法。只有承认自己现在的立足点，并学着接受它的时候，我们才有可能找到对体位法来说，最为重要的这两个特质。

结合呼吸与动作

在瑜伽的修习里，呼吸和身体的角色一样重要。因为呼吸表现了内在的感觉，所以质量极其重要。当我们感到痛苦，呼吸会变得困难；不专心时，也会无法控制好自己的呼吸。呼吸是内在与外在身体的联系。只有把身体、呼吸和心识合而为一时，才能领悟一个体位法的真正价值。

要承认我们个人的立足点，首先必须探索身体，而这也包括了探索呼吸。[①] 为了达到这个目的，我们现在要来做一些简单的呼吸练习，例如尽可能拉长吸气。通过这种方式，可以观察吸气时到底是胸部还是腹部会鼓起？背部会不会随着呼吸而被牵动？为了探索身体目前的状态，我们会运用手、脚和躯干的动态动作。举例来说，我们会引导瑜伽的初学者举起或放下他们的手臂，然后再问他们："手臂运动主要牵动了你们的背部吗？或者还牵动了身体的其他部位？" 有些人会认为手臂运动牵动了背部，而另一些人则注意到主要是肩膀在做伸展。

为什么大家对此会出现不一样的体验？那是因为不同的人对某些大动作的启动方式并不相同。背部较为僵硬的人，会觉得只要是做手臂动作，力量就全来自肩膀；身体较为柔软的人，则会觉得这个动作始于靠近脊椎的肩胛部位。

动作与姿势之中不舒服而无效率的习惯，不仅会造成身体僵硬，最后还会阻碍生命能量在体内流通，而通过这种方式来观察身体，则是改正坏习惯的第一步。这样的探索之旅需要老师带领，但如果一位老师没有能力引导学生进行此种探索，那么学生不仅会误解瑜伽，还有可能感

① 原书注：我们把这个过程称为"洞察自身"（svdāhyāya），它是kriyāyoga（所作瑜伽）的三大面向之一。Svādhyāya指的是有助于探索自我的一切事物。可参考第二章，以及《瑜伽经》2.1。

到挫折。

修习瑜伽的第一步，就是有意识地将呼吸与身体结合。练习体位法时，必须让呼吸来引领每个动作，才能达成两者的结合。呼吸与动作的正确结合，乃是整套体位法练习的基础。举起手臂时吸气、放下手臂时呼气，就是一个简单的练习，它有助于发现呼吸与运动结合的韵律。

我们通常不会意识到自己在呼吸，因为它是一个自动调节的过程，想都不用去想。然而，要是想让呼吸与运动相互配合，就得让心识专注于两者的结合。一旦开始专注于呼吸，呼气与吸气就不再是一个自动调节的过程，反而变成一个有意识的过程。发现呼吸和运动之间自然的结合方式，是体位法练习中最重要的面向。在做某一个动作的时候，我们必须判断到底是呼气还是吸气变得更深或更缓慢，才能确认这个呼吸是否和正在做的动作相结合。

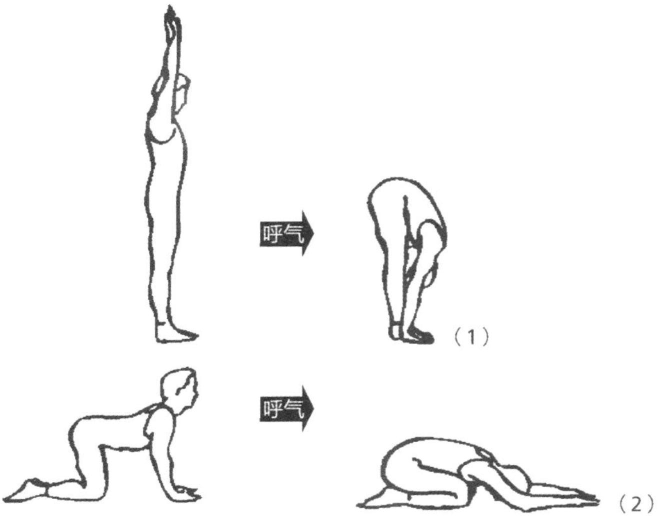

在前屈式中呼气会让肋骨下降、腹部移向脊椎，自然呼吸会更深：（1）站立前屈式；（2）猫式之变体

再来看看刚刚提到的手臂动作：当我们举起手臂时，自然呼吸的节奏是吸气，放下手臂时，则是呼气。同样地，吸气与呼气的长度，会决定我们多快举起或放下手臂。在练习这个简单的动作时，我们能学到瑜伽最基本的原则之一，即全然专注于我们的行动。

有意识地引导呼吸，可以支持、强化呼吸与动作之间的自然结合。举例来说，在自然地呼气的时候，肋骨会下降、横隔膜会上升，而腹部会向脊椎方向移动。这同样的动作，也会在练习任何一种前屈式时发生，即肋骨下降、腹部向脊椎移动。因此，为了让自然呼吸更深，我们会在每一个以前屈式为身体主要动作的练习中呼气。上图的例子显示，呼吸过程是与前屈式相关的。

在练习诸如桌式或眼镜蛇式的动作时，肋骨的动作抬起胸部，并让脊椎后弯。要是我们刻意将后屈式与吸气结合（如下图所示），就能让这个动作变得更缓慢也更有效（相对于只会在呼气时进行的前屈式，在某些后屈式中，可以自由地呼气或吸气，这一点我们之后还会加以讨论）。

扭转的动作，也与一种特别的呼吸模式密切相关。当脊椎或是肋骨开始扭转，它们之间的空间会减少，腹部被轻微地压缩，而横隔膜也同

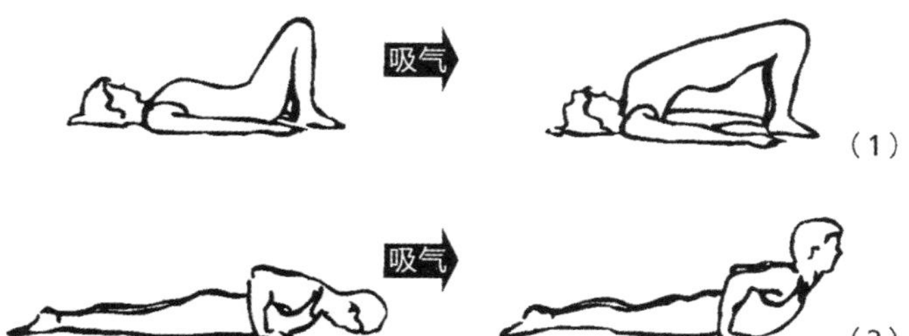

后屈式中的自然呼吸顺序：（1）桌式；（2）眼镜蛇式

以呼气来开始后顾式（亦可称“鱼王式”），接着自然呼吸

时向上提高。所以，我们要是在开始扭转的时候呼气（如上图所示），便是在进行自然呼吸的模式。

基本上，结合呼吸与动作的规则是很简单的：收缩身体时呼气，伸展身体时吸气。只有在我们想对自然呼吸模式保持警觉，好在体位法中创造特别的效果时，才有例外产生。正如前面所提过的，我们不要只是漫不经心地吸气与呼气，而是要确知呼吸开启了动作，长此以往，呼吸与动作的结合终将成为自然之举。

有好几种方式可以帮助觉察呼吸与动作，并因此避免无意识的重复。其中一种不错的方式，是在每个动作结束之时暂停一小段时间。举例来说，在边吸气边举起手臂之后，先暂停一下；然后在边呼气边放下手臂之后，也再暂停一下。在每个动作之后暂停，有助于同时觉察动作与呼吸。要是不专注呼吸，练习就变成了机械式的动作，而不再算是瑜伽。

充足的呼吸

虽然专注呼吸的目的之一，是要在练习体位法时有意识地引导呼吸，但这样做的另一个目的，就是要让呼吸——无论是吸气或是呼气——变得比平常更深、更充足。

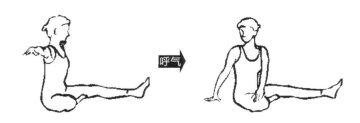

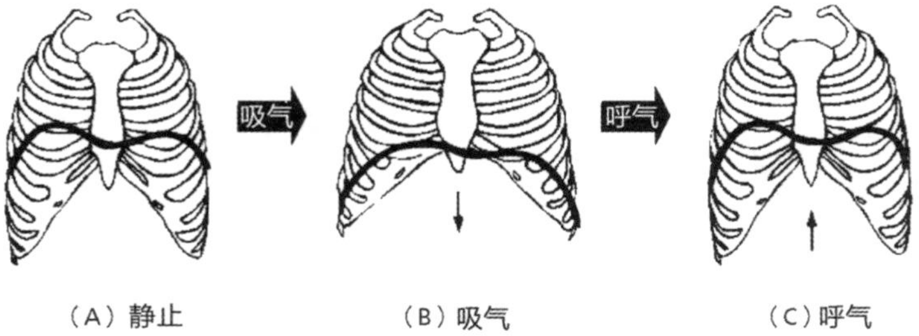

横膈膜与胸腔在呼吸过程中的活动

上图显示了呼吸过程中的横膈膜运动。从静止状态（A）开始，横隔膜先在吸气时向下降（B），而在肺部充满空气之后，横隔膜又重新与胸腔上升，回到原先静止的位置（C）。在这个过程中，深长的吸气让肋骨升起、舒张（B），使横隔膜下降，并微微地让这个部位的脊椎伸直；而深长的呼气则产生相反的效果：腹部往脊椎方向移动、横隔膜升起，脊椎也回到它原来的位置。

有一些人只用腹部呼吸，很少舒张他们的胸部；另一些人在呼吸时则几乎用不到横隔膜，只用上胸来呼吸；至于太过紧张的人和气喘患者，有时候甚至根本不会用到胸部或腹部。让呼吸更加充足的技巧中，包括了吸气时有意识地舒张胸部与腹部，以及呼气时有意识地收缩胸部与腹部。以下将要谈到的简单呼吸技巧，以及呼吸与动作的结合，能让瑜伽修习的质量更具深度。

我建议，在吸气的时候，先将气吸入胸部、再吸入腹部；而在呼气的时候，先排出腹部的空气，再让胸腔内上肺叶的空气最后排出。[①] 这种方式和许多瑜伽课程中所教授的方式是相反的，但我所建议的方式，

① 原书注：有趣的是，这种在瑜伽中有悠久传统，记录在古老文献中对于呼吸方向的理解，与呼吸之神经心理学及机械学基础的最新研究发现是相符的。见 John B. West, M.D., Ph.D. Respiratory Physiology: The Essentials (Baltimore: Williams & Wilkins, 1990.)

对于伸展脊椎和伸直背部大有助益。如果用另一种方式呼吸——即先将气吸入腹部、再吸入胸部——腹部会扩张得太过，反而有碍胸部的舒张，最后还会让脊椎无法充分伸展，且腹部的器官被向下压缩，而非让横隔膜通过胸部的上提而自由移动。由于我们所关注的，是让呼吸有助于身体的动作、无碍于脊椎的伸展，因此最好采用从胸部到腹部的呼吸方式。试着两种方式都做做看，你一定能发现差异所在。

呼吸是身体的智慧

现在，让我们进一步来探索感受呼吸之“出”与“入”的可能性。借着这样的探索，能改进练习体位法时的呼吸质量。

在练习体位法时，应该专注于呼吸动作的中心点，例如，在吸气时，主要动作会从上胸渐渐转移到鼻孔；在呼气时，动作则主要发生于腹腔，因此专注力就应该放在这些动作上。有意识地觉察呼吸，也是一种冥想的方式，我们试图借此与动作合一。这和前面提过专注于动作的道理是一样的。精通此道的人，就能专注于任何活动。

为了在呼吸时产生良好、平顺的感觉，可以让呼吸的气集中流过喉部，制造出轻柔的呼吸声，就好像我们微微地合上喉中的闸，控制呼吸一样。借着呼吸的声音，我们可以评估控制的情形，声音通常会变得越来越轻柔，到最后将不费一丝气力，也不造成任何的紧张感。在熟练这个技巧之后，无论是呼气或是吸气时都会有声音。这项技巧被称为“喉式呼吸”（ujjāyī），它让我们能在呼吸变得更加深长之后，听到、也感受到呼吸。

练习这项技巧具有两项好处。首先，能让我们更靠近呼吸的气息流动，进而在体位法练习中对呼吸更为警觉；第二，呼吸的声音能提醒我们什么时候该结束一个体位法，或变换另一个体位法。如果呼吸的声音变得不再轻柔、宁静，那就代表所做的练习已经超过了能力范围。因此，呼吸的质量，就是体位法练习质量最明确的指标。

另一个增进、强化练习的技巧，是延长呼气与吸气，以及吸气与呼气之间自然停顿的时间。在呼气之后，先停止呼吸与动作，而在吸气之后，也一样这样做。不过，该停顿多久必须好好拿捏，因为无论是吸气后停顿或是呼气后停顿，要是停顿的时间太长，身体会出现不良反应。

为了能安全地练习，必须确保停止呼吸不致于扰乱吸气与呼气。举例来说，以一般的方式练习某种体位法时，如果吸气五秒、呼气五秒对我们来说是舒适的，那么练习停止呼吸时，或许就能试试停止个五秒。这样做之后，若是发现自己接着必须用比平常更快的速度来吸气，就表示我们的能力还不足以练习这项停止呼吸的技巧。如果太勉强自己停止呼吸（无论是停止吸气、呼气，或停止两者），对自己有害无益。总之，开始练习这个技巧之前，请先确定自己的能力是否足以应付。请随时谨记：瑜伽是不带判断地观察自己的练习。

无论能把一个体位法做得多漂亮，无论身体可以多柔软，如果没办法让呼吸、动作与心识合而为一，就不能说自己所做的是瑜伽。那么，瑜伽到底是什么呢？它是我们于自身存在的内在深处所经历到的东西，而不是外在经验。在瑜伽里，我们试着在每一个行动中，尽可能专注于所做的每一件事。瑜伽不是舞蹈，也不是戏剧，在瑜伽里，我们并不是要表演什么给别人看。做出一个体位法时，不但在观察自己所做的是什么，也在观察自己如何做这个动作，我们是为了自己而做，同时身为观察者与被观察者。如果练习时不专注于自己，就不能说自己所修习的是瑜伽。

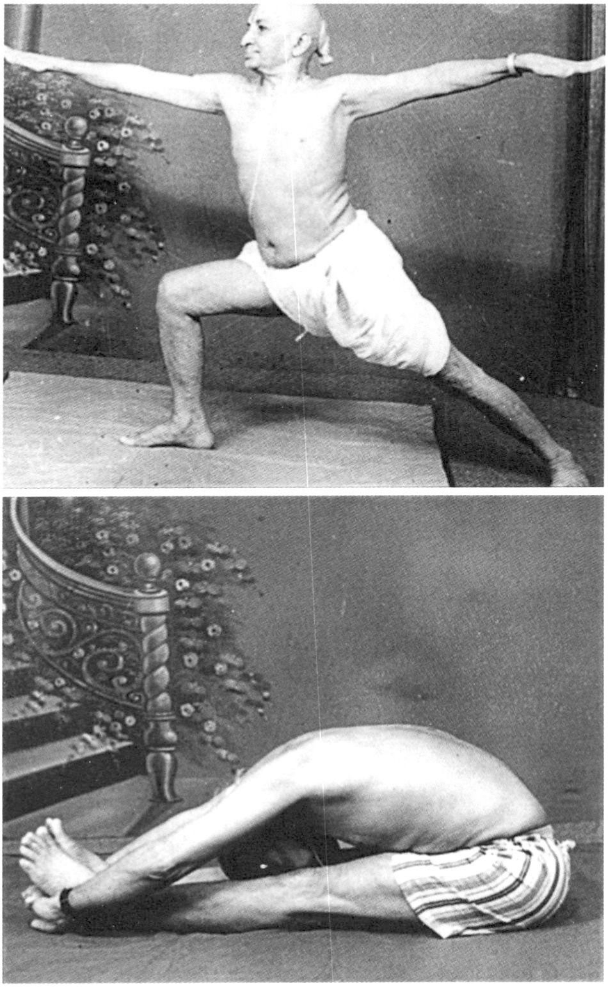

79岁的克瑞斯那玛查亚以勇士式（上）及背部前屈伸展坐式（下）示范鼓胀与凹陷原则[①]

① 在本书脉络中，“鼓胀”（bṛmhaṇa）指的是“延长吸气、或是在吸气之后停顿呼吸”，而“凹陷”（laṅghana）指的是“延长呼气、或是在呼气之后停顿呼吸”，在本章中，作者将做更详尽的介绍。

4.
审慎安排瑜伽练习

“住” 与 “乐”——稳定的警觉，以及轻柔、安适的状态——乃是良好的瑜伽修习所不可或缺的要件，对于这两者，我们该如何理解呢？《瑜伽经》从印度神话中选择了一个美丽的图像，来描述“住乐”（sthirasukha）的概念。故事是这样的：蛇王阿难陀（Ananta）在海中滑行，他长长的蛇身一层层地盘起，变成了创造神毗湿奴的床，他的一千个蛇头高高地扬起，像是毗湿奴的保护伞，而整个世界，就座落在这张伞上。

因为蛇王的身体够柔软（乐），才能成为神所坐卧的床；而在此同时，也因为他的身体够坚固而稳定（住），才能撑起整个世界。同样地，我们也应该在体位法练习中做到轻柔与坚定，同时也要确定自己能越来越不费力地完成这两点。

为了达成住与乐，瑜伽修习必须既敏感又稳固。就像生活中的任何事一样，在练习体位法时，一定会有一个开始的起点，这个起点就是我们整个身心在当下的状态。因此，越了解自己的整体状况越好，如此审慎安排瑜伽练习一来，就能一步一步依照自己的能力向前推进，让练习有所进展。

依照《瑜伽经》的看法，推进瑜伽修习乃是“次第进程”（viṅyāsakrama）。Krama 的意思是 “步骤”，nyāsa 指的是 “安置”，而 vi- 这个接头词则有 “以特别的方式” 的含意。次第进程的概念告诉我们：只是向前迈进还不够，我们所踏出的每一步，都应以正确的方式，带领我们通往正确的方向。

因此，次第进程要表达的是一种正确安排好的瑜伽修习过程。它在瑜伽里头是一个相当基本的概念，如果要安排一个有次第而精心设计的修习过程，一定少不了它。此外，无论我们所进行的是体位法练习、呼吸控制，或是瑜伽的其他面向，次第进程也是相当重要的。我们从自己当下的立足点开始练习，并期盼达到特定的目标，于是选择了能帮助自己达成目标、也能带领自己逐渐回到日常生活的步骤。不过，每天的练习其实并不会带我们回到起点，因为这些练习也会改变我们。

一位名叫瓦玛纳（Vamana）的古代瑜珈士曾说过，没有次第安排，一个人不可能精通体位法。次第进程是一个实用的指南，不仅能让我们的瑜伽修习上轨道，也有助于我们面对日常生活的种种挑战。

为能了解体位法中住与乐的质量，首先应该要了解的东西，就是那些能为体位法练习安顿好身体、呼吸以及专注力的必要步骤。在此同时，你也必须想想：在这个体位法练习里，是不是有立即或长期的危险或问题？如果有，你就得先确定能让呼吸与身体恢复平衡的必要姿势是什么。

反体位法

瑜伽教导我们，每一个行动都有两个效果，一个是正面的，另一个是负面的。这也是为什么得留意我们的一举一动的原因，我们必须认清哪些效果是好的，哪些又是坏的。为了在体位法练习中遵循这样的原则，我们会做一些动作，来平衡掉某些较费力的体位法所可能造成的反效果。这种用来中和的姿势就称为反体位法。[1]

以倒立为例。许多人说，他们无法忍受一天不做倒立式（śīrṣāsana），所以每天早上起床，还有晚上睡前，都会做个十分钟，他们觉得这样子很舒服。然而，他们通常没有先为这种体位法做预备，只是倒立，然后就结束练习，往往长期忽略这个姿势所可能带来的负面效果。虽然倒立式有倒转身体一般重力效果的好处，但在做倒立式的时候，全身的重量也会集中在颈部，于是原先只要支撑头部的细小颈部，现在反而要撑起全身的重量。所以在做完倒立式之后，相当重要的一点是，再做一个适当的平衡练习，好抵消掉倒立式所可能带来的负面效果。如果不做平衡练习，可能会感到晕眩，颈部也会长期僵硬，更严重的话，还可能让颈部脊椎受到伤害、变形，神经受到挤压，而这种种伤害，最后可能导致剧烈的疼痛。但很不幸的是，这种情况常常发生在那些对反体位法大而化之的人身上，他们常常不会运用反体位法，来平衡倒立式所可能带来的影响。

至于会造成多大的伤害，我有成打的例子。需要提醒大家的是：适当的体位法练习，并不只是向着特定的目标持续迈进，在此同时，我们也需要回到一种姿势，一种能让我们舒适地重返日常活动的体位法，而不受练习所引发的负面效果之害。

写下反体位法的重要性的同时，让我想起了一个有趣的故事。我有两个哥哥。在我们童年的家中，花园里有一棵很高的椰子树。大哥不断告诉我和二哥，他知道该怎么爬上这样的大树，于是我们两个起哄要他爬爬看。我到现在都还记得我们怎么激他、怎么不断地喊着“快爬！快爬！”最后，他真的爬上了那棵树。不过，虽然爬到树上并不难，他却不大知道该怎么从树上爬下来。在场没有一个人帮得了他，所以他就

①　原书注：反体位法的梵文为 pratikriyāsana，prati 指的是“倒”“反”；而 kṛ 这个字的意思是“做”。

那样僵在树上好久。

体位法练习也是同样道理：会爬树并不够，还必须知道该怎么爬下来；会做倒立式也还不够，我们应该要能回到日常状态，而不留下任何后遗症。当我们做完倒立式，很重要的是要去做反体位法（例如肩倒立式），好消除颈部的压力。

对于每一种体位法，都会有种种不同的反体位法可供选择，视哪里觉得紧绷而定。在体位法练习之后，只要身体的某个部位觉得紧绷，就必须用反体位法来舒缓，而且要用最简单的体位法。所以，一个有力的前屈式，必须伴之以简单的后屈式。因为练习反体位法的目的，是要让身体回到正常状态，并确保我们不会把压力带到下一个体位法或日常生活中。

观察正负双重效用，来决定后续的体位法练习，是将次第进程带进瑜伽修习里的方法。次第进程中的次第觉察，也应该成为个人体位法练习的一部分，同时随着时间推移，成为我们练习的进展。

设计顺序

接着来看看，该怎么设计体位法练习的顺序。我们所设计的顺序，取决于当下需求、长程目标，还有在练习之后要从事的是哪些活动。一套用来为身体做好打网球准备的体位法练习，和用来让人在紧张的环境中保持警觉的体位法练习，自然有所不同，而另一套用来让人在睡前放松、解决长期失眠的体位法练习，当然也会和前两者不一样。

似乎有数不清的体位法，以及一大堆关于体位法的书。然而，一个人该怎么开始选择体位法来练习呢？由于身体本身就是柔软的，存在着种种姿势的可能性，所以可能存在的体位法无穷无尽。那么，是该练习许多种体位法，还是少数几种体位法？哪些体位法是值得做的？这完全取决于学生的生活形态与目标。不同的人需要不同的体位法。举例来说，大多数人的腿都很僵硬，所以我们需要很多站姿的练习。而另一方面，舞者的腿已经够柔软和优美了，所以不再需要花太多精力在站姿的练习上。总之，体位法有很多种，我们不需要全部都练，更重要的，反而是为我们的练习找到方向，找到一套切合需要的体位法，而通过它们，我们会发现体位法练习的价值所在。至于该如何做选择，老师会是一个很重要的咨询对象。

每一天，我们练习的出发点其实都不大一样。在一开始时，要将这点付诸实践并不大容易，但越是深入真正的瑜伽修习，就越能了解该如何观察自己，找到每一次的起点。我们每天开始练习之时的情况，不断在改变。比方说我的膝盖昨天受了伤，早上就没办法盘腿，于是应做一些练习来放松膝盖。在练习开始之前以及整个练习过程中，不断地检验自己的状况是十分重要的。例如，从站姿做前屈式时，我们会感觉到自己的腿部或背部是否很僵硬，事实上，只要开始专注于身体，就不难发现这些状况。一旦开始用这种方式观察自己，并辨识出自己的立足点何在，就能让自己的练习发挥最大的可能效益。

决定开始一套体位法练习时，必须遵循某些特定的原则。在练习某

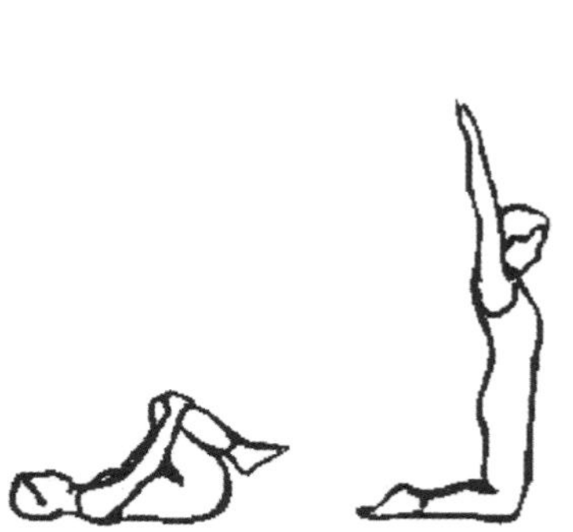

（1）（2）（3）（4）

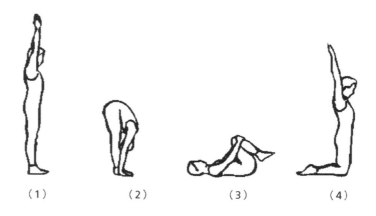

适合开始瑜伽练习的体位法：（1）山式；（2）站立前屈式；（3）排气式；（4）上举金刚坐

种体位法之前，我们应该先确定身体已经做好准备。举例来说，如果一早起来就想盘坐，而没有先好好观察自己的身体，适当地让腿部做好预备，那么很可能会伤到膝盖。温和的暖身运动有助于为身体做好准备，一开始就让背部弯曲或扭转，都不是什么好做法。我们应该用最简单的姿势来开始每套练习，例如将身体自然前弯或后弯的体位法，或是举起手或腿的体位法，都是不错的选择。从最简单的体位法开始，再循序渐进迈向较困难的体位法。

在上图中，有几个可以用来开始练习的体位法，包括了山式、站立前屈式、排气式以及上举金刚式。在下图中，则是不该用来做为开始练习的体位法，包括倒立式、三角式、弓式以及犁式。

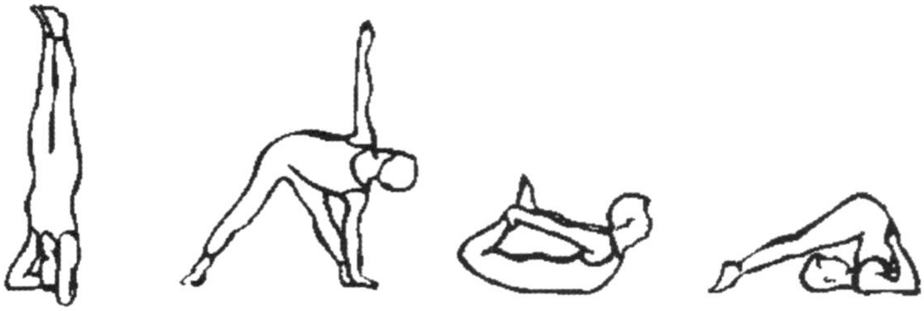
（1）　（2）　（3）　（4）

过于费力的体位法，不适合用来开始练习，这些体位法包括：（1）倒立式；（2）三角式；（3）弓式；（4）犁式

开始练习有两种方式。动态的练习是配合呼吸的节奏，重复开始、结束一个体位法；而静态的练习，和动态练习一样的部分，也是配合呼吸的节奏，来开始与结束一个体位法，但不同的是，静态练习不随着呼吸持续地做动作，反而是在好几个呼吸周期间维持着同一个体位法，至于要将注意力放在呼吸、身体的某一个部位，或是同时放在两者之上，

则视练习这个体位法的目标而定。由于动态练习能让身体温和而逐步地适应一个姿势，所以无论是哪种体位法，最好先做动态练习，再做静态练习。

做动态练习还有其他重要好处。举例而言，初学者若想做长时间的体位法暂停练习，有很多体位法会造成问题；同样地，有经验的瑜伽修习者，常习于专注静态练习中的固定动作，而忘掉了要持续去拓展与探索它的可能性。动态的练习，让我们更能将呼吸带往身体的特定部位，进而提高、增强练习的效果。因此体位法的动态练习，不仅有助于为困难的静态姿势做预备，也能强化特定的体位法练习，或给予特别的方向。由于种种理由，动态练习应该成为每一套瑜伽练习的重要部分，无论是初学者或进阶者皆然。

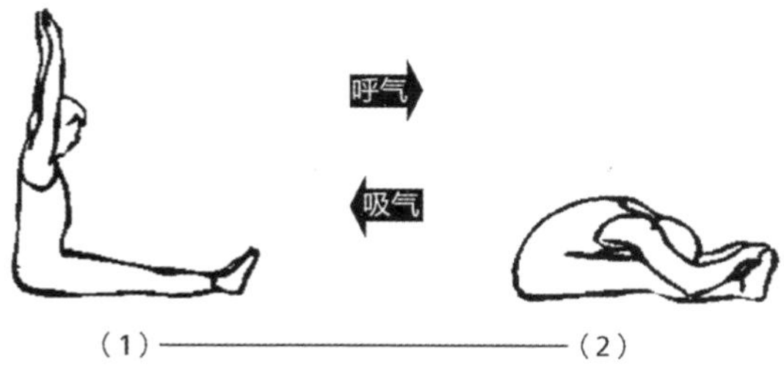

背部前屈伸展坐式之动态练习

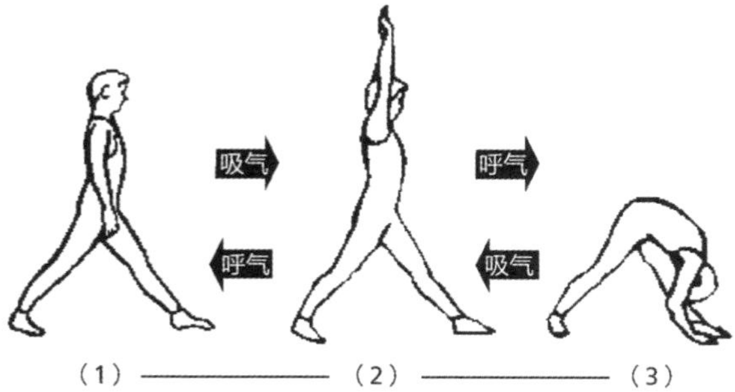

侧伸展式的动态练习

动态练习的过程如上面两图所示。第一个图是背部前屈伸展坐式（坐着向前屈身），从第一步做到第二步，再从第二步做回第一步，随着呼吸的节奏，重复好几次同样的过程。只有用这种方式为身体做好准备之后，我们才有办法坐着向前屈身，同时一面持续呼吸、一面维持住动作。长此以往，我们还能逐步增加动作暂停时的呼吸次数。

第二个图的练习则较为吃力。做侧伸展式（站立向前屈身）时，我们在第一步到第二步时吸气，第二步到第三步时呼气，然后吸气回到第二步，再呼气到第三步，重复这个循环（3，2，3，2）几次，最后再呼气回第一步。在每次循环中重复整个过程（1，2，3，2，1），可以让这个姿势的动态练习变得较不吃力。

动态练习的过程应该重复几次，取决于自己的需求。动态练习站立前屈式时，腿部可能会感到疲累，背部也有可能觉得紧绷。当某些症状产生时，代表我们已经超过了能力所及的范围。不过这些症状往往出现得太晚，无法在我们到达能力极限的时候，马上给予可靠的警告。能够及早警告我们已经做得太过火的，只有呼吸。而就像我在前面提过的，只要能静静地跟着自己的呼吸，就能保持在身体能力范围之内。一旦必须通过口或鼻急促地呼吸，无法维持喉部轻柔的声音，就表示应该停止练习了（在做不对称姿势的时候，每一边的呼吸次数应该要一样，所以在结束之前，还是得先把次数弄清楚）。耐力逐渐增加之后，就能增加体位法的重复次数。

如果想把某种体位法放进一整套体位法练习里，先动态地重复练习几次，会比较容易成功。若打算将某一种体位法当成长期目标，动态练习也十分有益于完成目标。在此同时，也应该要随时练习反体位法，好让身体不致于出现新的紧张部位。

几种恰当的反体位法

下面几张图示应该能让你了解，平衡效果的原则是如何借着选择适当的反体位法，而被运用于瑜伽修习的。

就如我先前提过，为了抵消倒立式带来的副作用，做一些反体位法是必要的。背部歪斜的人，或许会想在倒立式之后，做一个反体位法来放松背部，因为倒立式常常会为那里带来巨大压力。

在这个时候，排气式（1）会是不错的选择（下页左图）。练习倒立式时，也需要练习肩倒立式（2），以减轻颈部的压力。然而，因为肩倒立式本身也是一个较为费力的静态姿势，所以也需要反体位法加以平衡，如眼镜蛇式。在练习中，一个姿势接着一个反体位法的顺序，是相当重要的。

对于站立前屈式可以采取的反体位法，则如下面右图所示。如果在练习站立前屈式之后，感到腿部紧张，那么幻椅式（1）会是不错的选择。猫式（2）则有助于减缓站立前屈式所造成的背部酸痛，或者也可以直接以摊尸式（3）平躺在地。在第81页的图中，我们会以几种体位

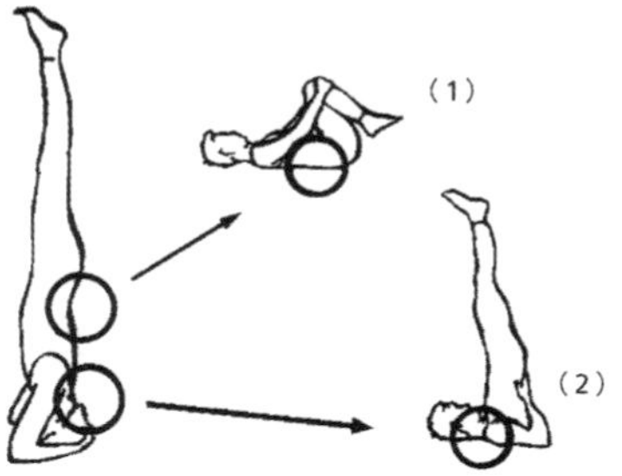

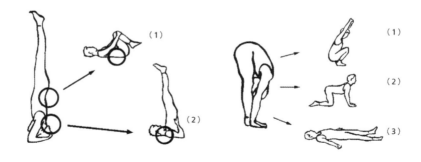

针对倒立式可以采取的反体位法：
(1) 排气式；(2) 肩倒立式

对于站立前屈式所采取的反体位法：
(1) 幻椅式；(2) 猫式；(3) 摊尸式

法为例，说明它们相应的反体位法。

从这一点来看，已经显而易见的是，好的瑜伽修习并不是恣意而为，而必须遵循某些特定原则，让修习过程具有明智的结构。原则如下：

- 从当下的立足点开始。
- 在开始整套练习前，先热身、放松身体。
- 练习任何一种体位法前，先确定你知道、也能够做出一个适合的反体位法。
- 在静态练习某种体位法前，先做动态练习。
- 在主要的体位法练习之后，马上做反体位法。
- 确定反体位法比主要体位法简单。

五种主要体位法（1）及其反体位法（2），两者轮流练习，可抵消身体的不适感，避免僵硬

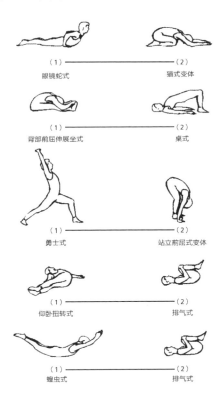

让我用两套简单的体位法顺序，来为你理清上述原则。以下所说的体位法顺序是否能对个人有益，取决于许多因素，包括脊椎的结构与柔软度、腿部和臀部的柔软度等等。请把这两套体位法顺序当成例子就好，因为你身体的独特结构，以及你自己的独特目标，在安排体位法顺序时，都必须纳入考量。

第81页的图，是一小套从热身到真正练习背部前屈伸展坐式的过程。

以山立式（1）起步，先调整身体与呼吸。接着以站立前屈式（2）动态热身，动作需重复几次，因为站立前屈式算是背部前屈伸展坐式的第一个预备动作。接着，练习侧伸展式（3），重复这个动作四次，并开始试着将动作停住一次呼吸循环的时间，而后暂停两次呼吸，接着三次，最后四次，然后换边练习。如此，便逐渐伸展了腿部，而对于腿部活动所采取的反体位法，可选择动态的猫式（4），这样一来，就不会将任何的紧绷带入下一个姿势。接着，以摊尸式（5）稍稍休息。

现在，我们已经准备好了，可以进行主要的体位法：背部前屈伸展坐式（6）。先动态地练习这个体位法，一方面为接下来的静态练习做预备，一方面也借此感受呼吸扮演的角色：在向上伸展时吸气，向前屈身时呼气。练习这个姿势的方式之一，是在伸直背部时，感受吸气的流动，并在呼气之时，感受腹部往脊椎的移动，向前屈身，但继续维持上半身的伸展。在动态地练习完背部前屈伸展坐式之后，停留在那个姿势，进行几次呼吸（7），同时专注于身体与呼吸。

桌式（8）可以作为背部前屈伸展坐式的反体位法，因为它能让臀部张开，抵消前屈时的强大压力。最后，这套体位法练习以一个长长的摊尸式（9）休息做结。

下一套体位法练习，则是以较温和的后屈式练习为例。不过，即使这个体位法较不费力，要是既不做预备动作，也不做反体位法，也还是会造成痉挛、疼痛以及其他问题。对于同样属于后屈体位法的蝗虫式来

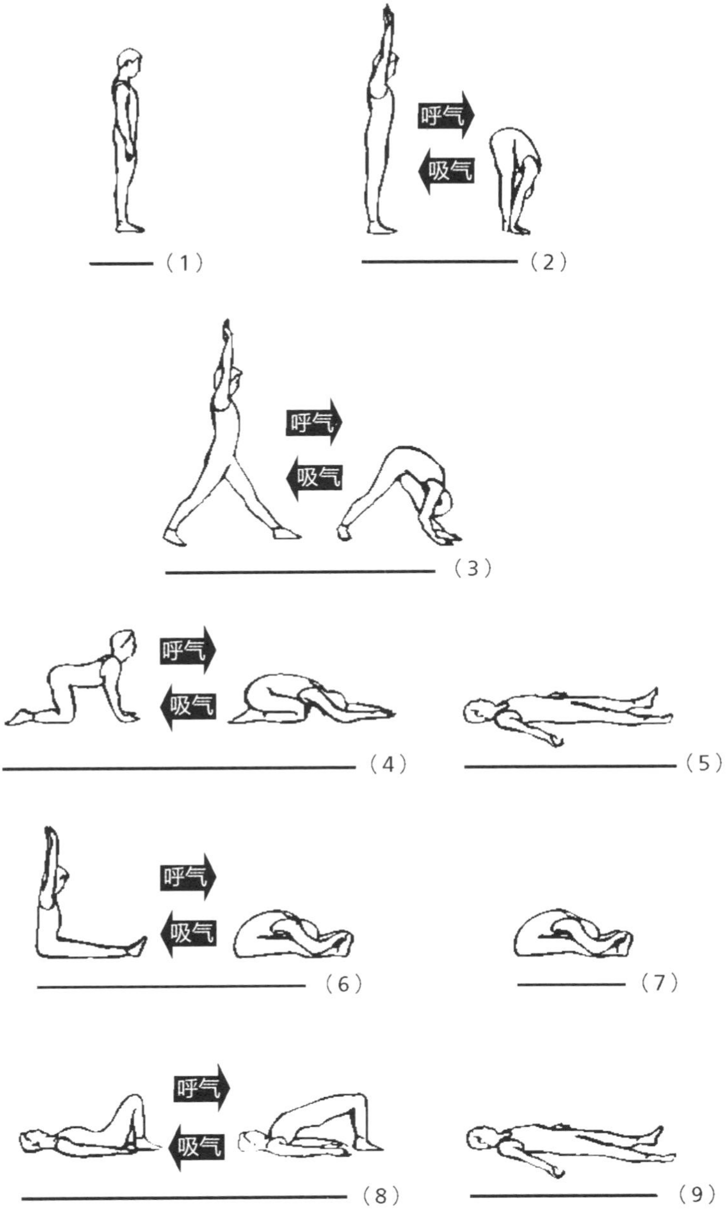

背部前屈伸展坐式之热身练习与其反体位法

说，第80、81页连续图中的体位法顺序，示范了十分良好的开始与结束练习。

在下面的这套顺序里，所有练习都是动态的。它的热身部分（1），是一个让呼吸与动作配合起来的简单练习。将手臂上举造成脊椎轻微移动时，背部其实已经轻轻在动作了。这个动作之后，紧接着的是排气式的变体（2），这个动作有助于放松下背部。接着，重复步骤（1）里的轻微背部动作，但在这时要将膝盖屈起（3），因此和步骤（1）还是稍有不同。

桌式（4）是较为费力的练习。在做这个体位法时，必须注意要在吸气时将身体抬高一点点。此时背部虽然还是被腿部支撑着，但显然仍会运动到。桌式之后是短暂的休息（5），然后再用猫式的变体（6）来减轻桌式可能造成的背部压力。

接下来，再用一个简单的眼镜蛇式变体（7），进一步做好背部的准备。最后，我们终于能练习简单的蝗虫式变体（8）。由于之前所做的练习已经为背部做好了准备，现在，我们可以用背部来撑起腿部和躯干。

做完蝗虫式之后，先稍事休息，让膝盖弯曲，双脚平贴于地（9），以放松背部。接着以排气式（10）来当蝗虫式的反体位法，好放松下背部。最后，再以休息（11）来为这套练习画下句点。

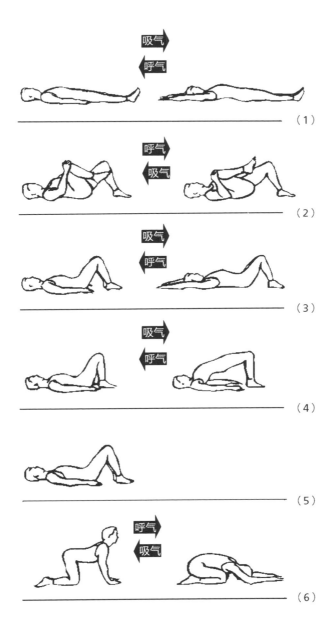

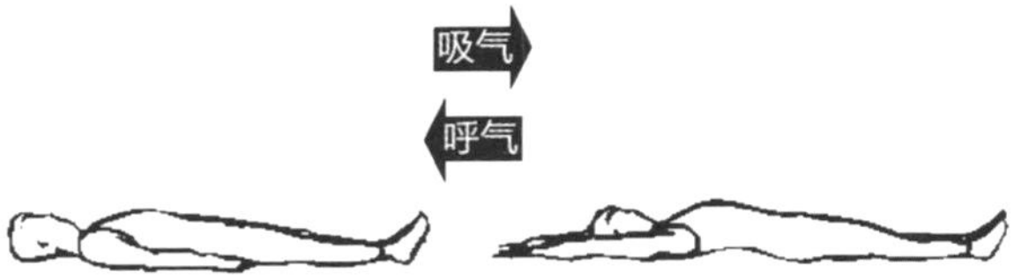

（1）

（2）

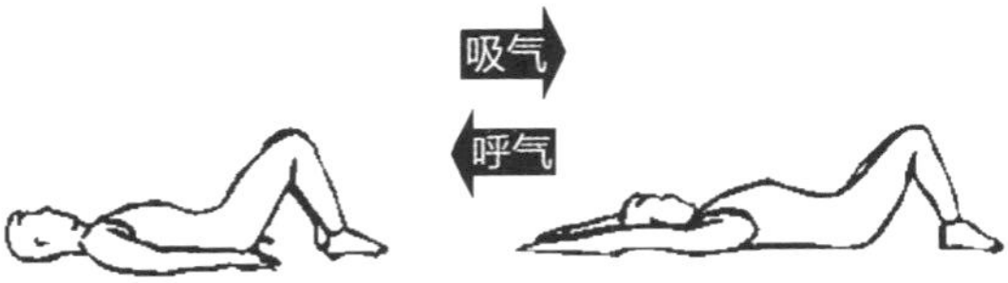

（3）

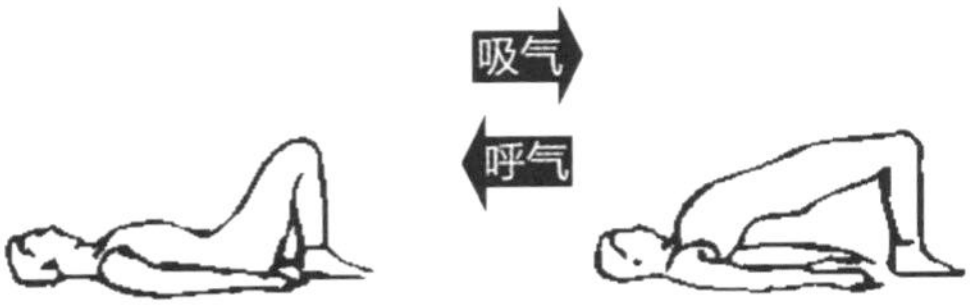

（4）

（5）

（6）

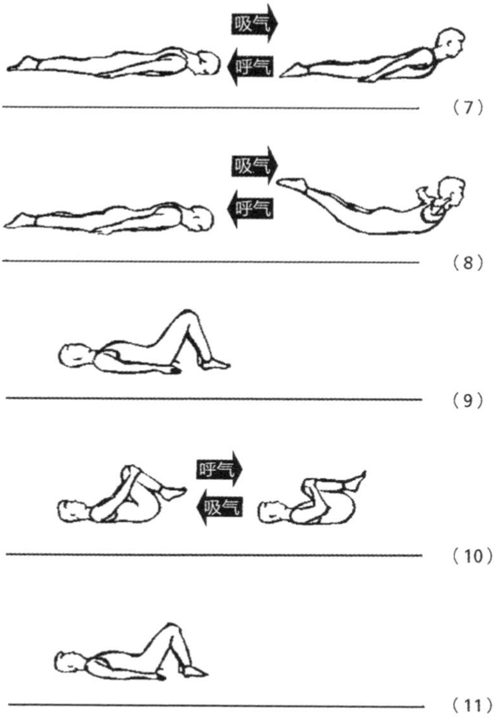

蝗虫式之热身练习与其反体位法

呼吸

在体位法练习里，可以用不同的方式来强调呼气与吸气。我们可以将呼吸分成四部分：

- 吸气
- 呼气
- 吸气后屏气
- 呼气后屏气

在体位法练习中，屏气常被用来强化姿势的效果。假设觉得腹部沉甸甸的，不大舒服，想做背部前屈伸展坐式来让腹部轻松一点，我们可以用它最简单的（动态）方式，伴之以缓慢的呼吸节奏，来练习这个体位法。或者采用另一种方式：像平常一样，在呼气时前屈、收缩腹部，不要马上起身，让动作和呼吸停顿几秒。呼气之后屏气，能强化这个体位法在腹部发挥的效果；相反地，在吸气之后屏气，则能强化在胸部的效果。以下几个原理，可作为一种操作规则，应用在我们的瑜伽修习上：

- 强调延长吸气以及吸气后屏气，能够强化体位法在胸部所发挥的效果。
- 强调延长呼气以及呼气后屏气，能够强化体位法在腹部所发挥的效果。
- 做前屈式时，屈身后在呼气之后屏气。

做后屈式时，屈身后在吸气后屏气延长呼气，或是在呼气之后屏气，在梵文里称之为laṅghana，意思是“斋戒”或“缩小”“凹陷”。凹陷，有助于消解，能通过活化器官（特别是腹部的器官），来发挥净化的作用。所以，若是你横隔膜下方的部位觉得不舒服，做凹陷的练习会很有帮助。

延长吸气，或是在吸气之后屏气，则称之为bṛmhaṇa，意思是“鼓胀”。鼓胀练习具有让身体暖化、给予身体能量的效果。要是有个学生缺乏能量，就该在他的练习里加入鼓胀的要素。不过，在引入鼓胀练习之前，练习者应该要先具备延长呼气的能力，因为要是缺乏相对应的能力，鼓胀练习将导致野火燎原，生成干扰能量。为了能接收新的能量，必须先释放旧的、已经无益的能量。

在下图中，示范了凹陷与鼓胀原则可以如何被应用在体位法里。勇士式（1）本身就是一种以鼓胀方式来做的体位法。在练习勇士式时要

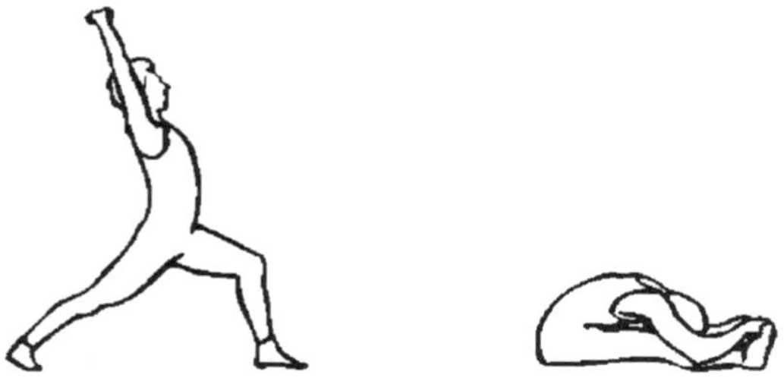

（1）　　　　　　　　　　（2）

（1）做勇士式时应用鼓胀原则，伸展时屏气；（2）做背部前屈伸展坐式时应用凹陷原则，缩起时屏气

长长地吸一口气，然后或许接着一个短暂的屏气，而在勇士式进行到伸展时，这个体位法的作用甚至会更为加深。背部前屈伸展坐式（2），则是能自然应用凹陷原则的体位法，通过从容而缓慢的呼气（或许在呼气之后还停顿呼吸），可以进一步强化这个体位法的效果。

我们应该遵循一个很重要的原则：如果屏气之后，会让你下一次吸气或呼气的时间变短，那么最好先停止屏气，因为这代表你还没准备好要做这样的练习，还需要再多做些准备。

对于身体的循环系统来说，脉搏一旦突然加快，就绝对不要再屏气。因为心跳与呼吸是相互依存的，一旦呼吸情况不佳，心跳就会加快。这个原则还有另一个心理上的原因：很多人相当在意自己的心跳，要是心跳突然加快，他们会觉得很焦虑。我们的指导原则是：停顿呼吸不应造成任何的不适，相对来说，反而应该能静静地观察到呼吸的质量。

只有在具备适当的知识与理解的情况下，凹陷与鼓胀原则才能为我们带来益处。应用这两个原则的时候，绝不能不考虑当时的情境。等到讨论呼吸控制法时，我会更详尽地说明这一点。

关于休息

现在，来谈一下另一个安排瑜伽修习时的重要项目：体位法与体位法之间的休息。当我们无法呼吸或是无法控制好呼吸时，当然应该要休息；不过，即使呼吸规律而平静，要是身体的某些部分感到疲累或酸痛，也应该要休息。同样地，如果我们决定要练习某种体位法十二遍，却在第六遍后感到精疲力尽，应该立刻停止练习，保持静止。关于休息，有一条规则需要遵守：如果我们需要休息，就去休息吧。

我们也可以运用呼吸，来作为不同体位法之间的转换过程。举例来说，在激烈的后屈动作（如弓式）和费力的前屈动作（如背部前屈伸展坐式）之间，休息就十分重要。即使我们觉得自己并不需要休息，还是应该要休息，这样我们才有机会感受姿势的效果，也能让肌肉恢复平衡状态。就以刚刚提过的情况作例子：如果做完弓式之后不休息，背部在后续的前屈式里，就可能过度操劳。所以，为了避免这种情况发生，我们必须休息，并观察肌肉和身体的反应。

再说一个例子。很多人觉得倒立很舒服，不过在他们做完之后躺下时，常常会觉得胸闷。在倒立的时候，腹部的重量是由胸部承受，并压缩肋骨，而我们可能要到休息的时候，才会发现这一点。所以，胸闷的感觉，其实只是肋骨的自然反应，只要在反体位法之前稍事休息，就可以抒解这种不适感。一般说来，在激烈的姿势与同样费力的反体位法之间，应该稍做休息。不过如果反体位法其实相当简单，你也可以直接去做，不必先做休息。

练习呼吸控制之前，也有必要先做休息。做体位法练习时，呼吸取决于身体的动作，但在呼吸控制法中，注意力则主要集中于呼吸。由于体位法需要我们专注于身体，所以在体位法练习后稍做休息，让心思转向呼吸控制，对我们较为有利。至于在呼吸控制练习之前该休息多久，则视之前练习过几种体位法而定。如果体位法练习做了十五分钟，那么就应该休息两到三分钟；要是已经练习了一个钟头或是更久，至少应该再休息十五分钟，才开始呼吸控制练习。

虽然我已经提了几套特定体位法练习的例子（其中包括热身与反体位法），我还是得承认：书本永远比不上一位好老师。通过瑜伽来探索自我、认识身心的最好方式，还是去寻求老师的建议。

瑜伽修习，基本上是自我检验的练习。然而，虽然借着体位法和呼吸控制法，我们能发现自己的一些东西，但不幸的是，我们无法永远信任自己的感知。我们看待事物的习惯，会让自己没办法好好看清事物之间的差异，且限制自我了解。由于老师的感知没有受到我们自身特殊处境的限制，所以常常能看出隐藏在我们之中的能力。

讲述瑜伽的书内容程度不一。没什么经验的瑜伽修习者，可能得花上好一段时间，才能找到适合自身状况的体位法。一个好老师之所以重要，就是因为他能找到最有帮助的体位法，并知道学生在遇到哪些姿势时会需要指导。老师能帮助我们了解自己，启发我们进行更深的自我探索；而书本，则能支持老师所给的鼓励。

为了让更多人认识克瑞斯那玛查亚的瑜伽，我选择了写作这本书。我所提到的几套体位法练习，自然无法符合每一个人的特殊需求。你必须将这几套练习再做调整，才能让它契合你的目标。

人们常常会问：有没有一套每一个人都通用的体位法练习？当然有，我们可以用最一般的情形来安排体位法顺序。虽然瑜伽修习本应契合个人及其特殊需求，而不大可能绝对遵循一套通用的练习计划，但为了简化问题，我们就先忽略这件事。此外，虽然对于某些人来说，有些体位法练习需要特别的准备与反体位法，而有些练习顺序也不时需要休息，但现在，也让我们暂时忽略这个事实。这几件事在前面已经全面讨论过了。现在，就让我们换个方向，来看看该如何依照身体在地板的位置以及脊椎的基本动作，来安排一套体位法练习。

体位法可区分为站姿练习、仰卧姿练习、颠倒姿练习、俯卧姿练习

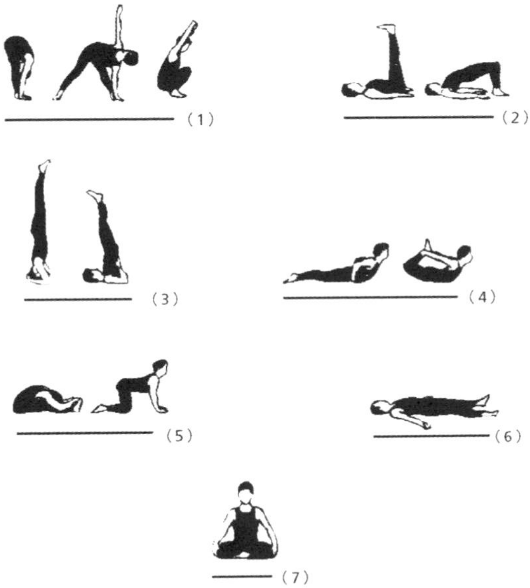

针对一般目的，可以用下列顺序进行体位法练习：(1) 以站姿练习暖身；(2) 仰卧姿练习；(3) 颠倒姿练习；(4) 俯卧姿练习；(5) 坐姿或跪姿练习；(6) 平躺休息；(7) 呼吸练习（通常以坐姿进行）。费力体位法所需的预备动作、反体位法以及休息，则未放入这个练习中

（后屈）以及坐姿和跪姿练习。那么，该选择哪些体位法来练习呢？哪种顺序又较为合理呢？

上图所示范的，是在通用的体位法练习中所建议使用的姿势。在练习开始时，需要先做一些能热身、柔软肢体，并运用到整个身体的练习。站姿体位法（1）能让脚踝、膝盖、髋部、脊椎、肩膀、颈部和手腕的关节放松到一定程度。有些人的髋部、膝盖或是脚踝可能有些问题，另一些人由于种种原因，可能也无法以站姿开始练习。不过，大多数人都应该花五到十分钟以站姿体位法热身。

在开始之时所做的练习，应该要有助于感受、观察身体与呼吸。好好设计开始练习的动作，以便我们能用简单而安全的方式，来探索自己的身心状态。而简单的站姿练习，提供了很好的机会。

做完站姿练习后，进行平躺姿势（2）的体位法练习会是不错的主意，因为它们有助于为接下来的颠倒姿练习（3）做准备。颠倒练习不但能抵消身体的重力效应，对于内部净化也很重要。此外，几个著名的颠倒体位法（如倒立式或肩倒立式），也能让我们处在和平常完全相反的姿势，这些姿势让我们有机会去探索自己前所未知的新面向。

颠倒姿练习之后是俯卧式的体位法（4）——都是后屈式体位法。这样的体位法里，有一些是针对颠倒姿的绝佳反体位法，例如眼镜蛇式能中和肩倒立式的效果，因此常常被用来当反体位法。

这一套通用的体位法练习，可以用坐姿或是跪姿体位法（5）结尾。在适度休息（6）之后，可以做呼吸控制或是其他以坐姿来进行的练习（7）。在书末附录二里，有四套通用的体位法练习，你可以自行调整，以契合自己的需求。

下图所示范的体位法练习，是用来为呼吸控制练习做最基础的预备的。在这之中，先用站立前屈式（1）来热身，接着再以桌式（2）来为背部和颈部做预备，并借此感受呼吸的状态。然后，用猫式（3）来舒

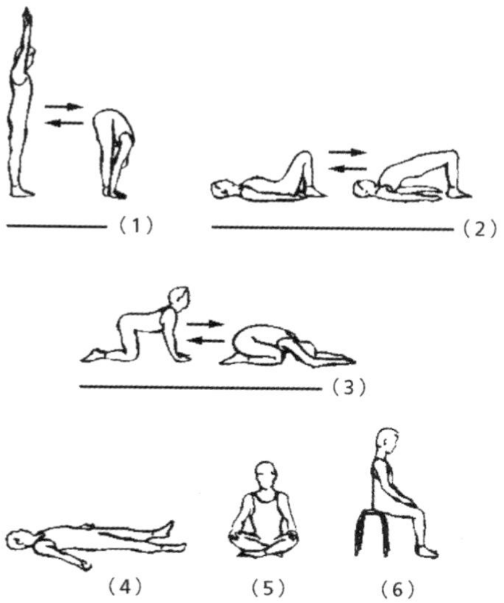

为呼吸控制法做预备的六种基础体位法练习

张胸部与背部，最后再以摊尸式（4）结束体位法练习。接着，有些人可能会以简单的盘腿坐（5）来进行呼吸控制练习；另一些人可能觉得盘腿坐不舒服，那坐在椅子上（6）也可以。坐在椅子上并不会让练习的效果打折扣，呼吸控制法里的呼吸质量，并不会受此影响。

要是我们准备练习特定的呼吸模式，例如事先决定好吸气、呼气或屏气的长度，那么这样的体位法练习，将在开始呼吸控制练习之前，让我们更加贴近自己的呼吸。

正如特定的体位法练习取决于学生的需要与目标一样，该在一天之中的哪个时段做练习，也取决于哪个时段较为方便。不过关于这点，倒是有一个原则需要遵守：吃完饭两三个钟头以后，才能做瑜伽练习。空腹练习是最好的。而要是你的时间可以自由掌控，那么最好的练习时间是在早餐之前。

将空闲、需要与目标都列入考量之后，瑜伽修习就应该日日推进。无论空闲时间是长是短，都必须把练习视为一个整体来规划，如此一来，整套体位法里才会有相互平衡的练习（要是练习有中断或逾时的风险，最好设计一套较短的练习）。借着遵循次第进程这个原则，一定能设计出一套合理、循序渐进，且能帮助自己达成目标的瑜伽修习。

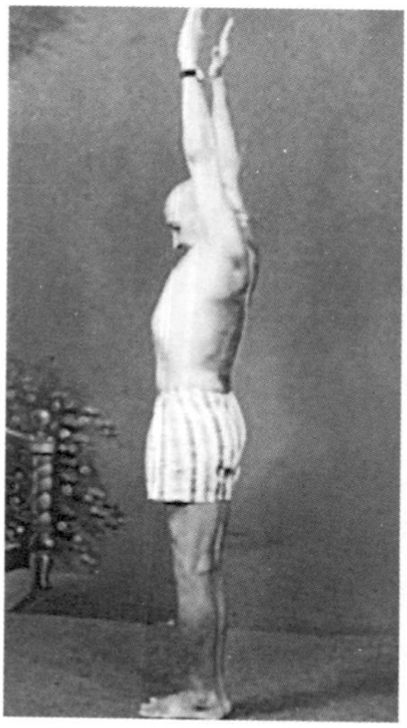

克瑞斯那玛查亚示范站立前屈式

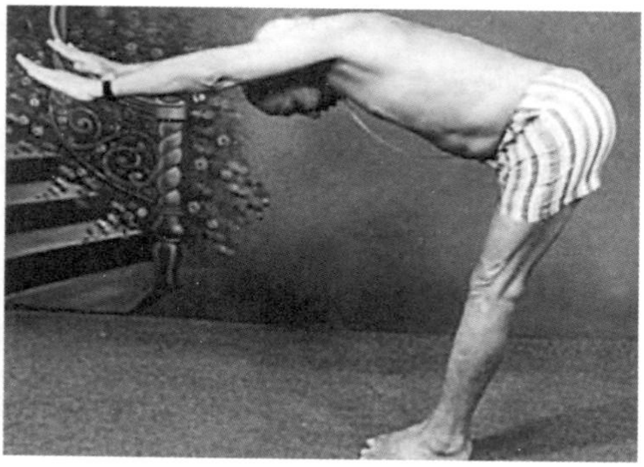

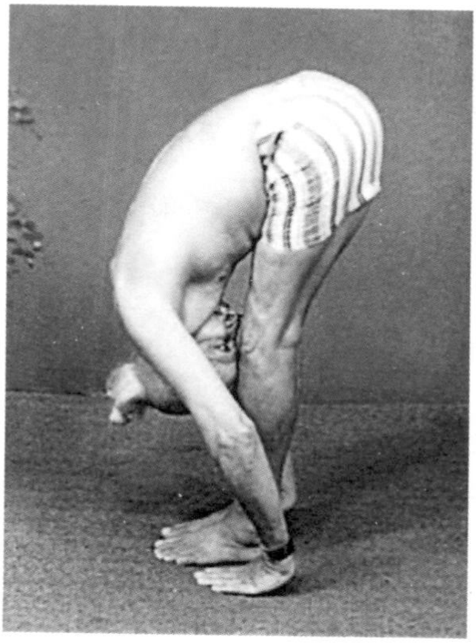

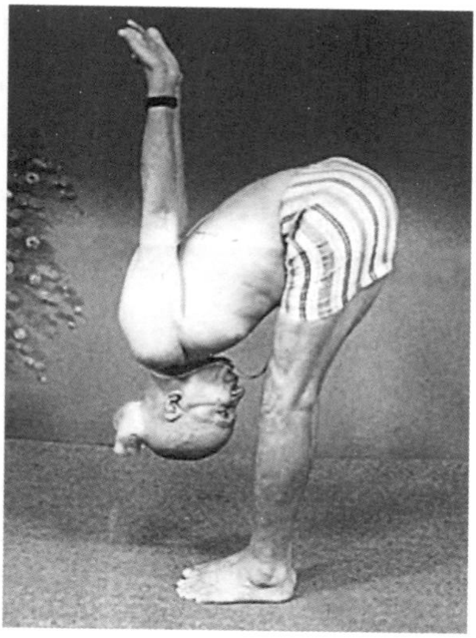

5.
体位法变体

我已经提过，体位法能用许多不同的方式练习。现在，我想讨论一下变化某些体位法的可能性，并告诉你为什么可以这样做。

练习体位法变体的理由之一，是要拓展身体的能力。大部分人在开始瑜伽修习时，都期待能达到特定的成果。你可能想要强化背部、治疗气喘、消除疼痛，或者只是想让自己更有活力。通过不同的方式练习体位法，这些特殊的目标都可以被达成。举例来说，肩膀僵硬的人可以练习某种特定的体位法，来对治这种活动力的缺乏。想要处理气喘毛病的人，也能练习某种体位法变体，以舒张胸部、延长呼吸周期。总之，体位法变体能明智地点出我们的身体需求，让我们用最少的代价，得到最大的收获。

练习体位法变体的另一个原因，是为了强化专注力。如果我们好一段时间总是练习同样的体位法，即使这些体位法和呼吸练习都经过精心设计，用来配合我们的情形与目标，还是很有可能变成一套例行公事。毫不中断的重复，可能会减少我们对动作的专注力，也很容易觉得无聊。将体位法加以变化，能使我们重新恢复专注，让感官向新的经历开启。所谓的专注力，是全然处在行动当下的状态，它能让我们感受到身体之中发生的一切。因此，处于专注的状态，我们将有机会经历之前未曾感受的事物。如果不变化体位法，只是不断重复同样的姿势，就没机会获得新的经验。保持警觉、不断产生新的觉察，是正确的体位法练习的关键要素。适当的体位法练习，需要我们的心识保持全神贯注，而借由新经验来激发兴趣与专注力，则能够自然协助我们做到这一点。

变化体位法的方法

· 改变形式 ·

最简单的变化体位法的方式，是改变体位法的形式。96页的图示范了几种站立前屈式的变体。

前屈之后，变化站立前屈式的一种可能方式，是在吸气时伸直腿部，并在呼气时让腿部微弯（1），让腿部有较多的动作。甚至还能在脚趾和跖骨球[①]下垫个东西，好进一步加强腿部拉筋的动作。用这种方式来练习站立前屈式，会使下背部承受许多压力，因此对某些人来说可能会有点危险。在选择这样的体位法变化时，请先认清自己的能力。

要是想用站立前屈式来强化背部，可以在呼气时向前完全屈身，并在吸气时半起身（2）。腿部保持微弯，以便使整个背部刚好能适度运动。

在第三种站立前屈式变体里，呼气时向前完全屈身，接着将双手于下背部交扣，并弯曲腿部（3）。这种变化让下背部有较多的动作，但因为腿部是弯曲的，所以能降低背部过度运动的风险。

95页图所示范的是蝗虫式的几种变体。对许多人来说，传统的蝗虫式（1）过于费力而难以操练，但蝗虫式实在是一种相当有效的体位法，所以大多数的瑜伽修习都会加入这一式。将经典的蝗虫式加以变

① 足前端蹠骨头部，将脚趾用力往上撑，可摸到如球状的轮廓，即蹠骨球所在。

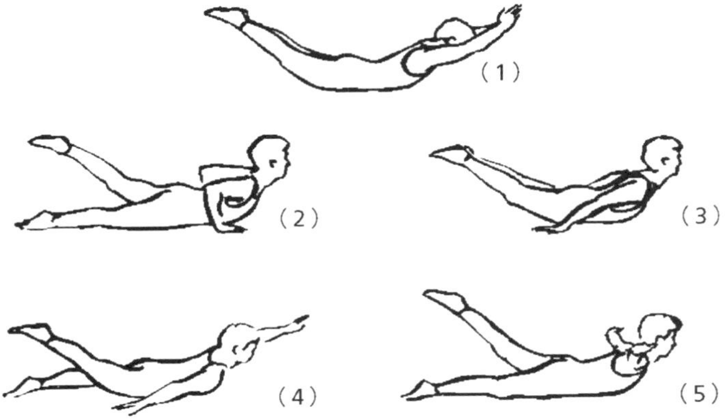

蝗虫式之五种变体

化，就能配合个人的需求与能力。在选择练习体位法变体时，很重要的一点是：在能力所及范围内练习，而且无论身体是动或是静，都要让呼吸与整个身体连结。

通过变化蝗虫式的手臂与腿部动作，可以增强或减少背部、腹部和胸部的活动。举例来说，将手放在肋骨底端（2），吸气时背部往后屈，腿部交替举起，虽然此时下背部、腹部和胸部会较不费力，却有助于上背明显弓起。要是在吸气时抬起双腿和胸部（3），则会强化下背部与腹部的作用，但上背部与胸部还是能明显弓起。若能举起不同侧的手臂与腿部（4），就能够让身体的两侧得到强化、平衡与整合。当我们变得更有力时，还可以运用手臂动作增强上、下背部。将手臂举到肩膀的高度（5），可以强化颈部及肩膀的肌肉，有助于这部位的肌肉与背部肌肉整合。不过，只有在上背部的弓起够明显时，才能练习这样的变体。

在蝗虫式中，吸气之后屏气能产生很大的强化作用。其实蝗虫式本身就十分有利于增长呼气以及呼气之后的屏气。每个呼吸或身体的变化，都能用特定的方式改变体位法的效果与功能。在这里所示范的变体

站立前屈式的三种变体

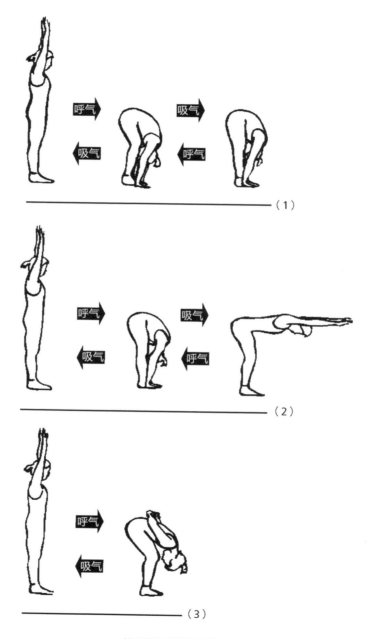

中，腿部、手臂和前额都可以在呼气时回到地板上，或者你也能选择在上弓姿势时呼气，这样可以强化腹部的动作。

下图的步骤（1）所示范的，是传统的背部前屈伸展坐式，但腿部僵硬的人，也并不是完全无法享受这种体位法所带来的好处。举例来说，在呼气时膝盖略弯（3），就可以强化前屈动作。英蒂拉·德菲是一位十分有成就的女瑜伽士，同时也是我父亲的第一位西方学生，她告诉过我，我父亲第一次教她背部前屈伸展坐式时，就采用了这个方式，他改变传统姿势来配合她的需要。另外，抬高座位（4）也有助于加强前屈。变化手臂的姿势［如步骤（2）、（5）所示］，不仅能够活动上背部与肩膀，也有助于强化这个体位法。不过，我们不应该用手臂肌肉去强化前屈动作，因为前屈动作应该要配合呼气，不可勉强进行。前屈式可在呼气时增强、吸气时放松，身体本身的柔软度，就能随着呼吸而得到提升。

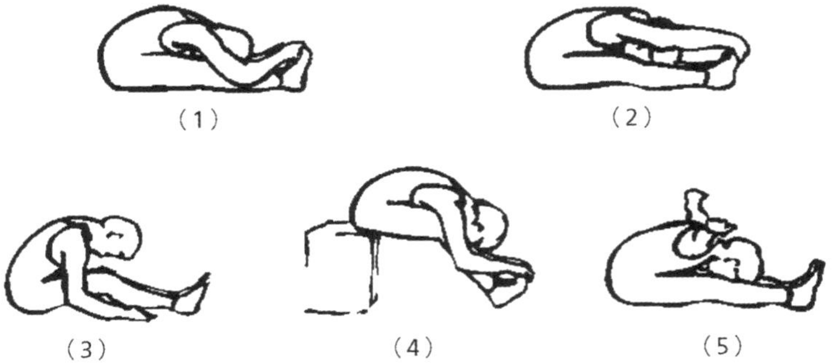

背部前屈伸展坐式之五种变化

除了这里介绍的几种变化之外，还有许多类似的体位法变化。每一次练习变体，就能将这种体位法的效果以及我们相应的专注力，导向不同的部位，呼应不同的需求。体位法变体，并不只是为身体有特殊问题的人而存在的，而是可以帮助所有的瑜伽修习者，持续地对探索保持开放。

·改变呼吸·

另一种变化体位法的方式，是变化呼吸。举例来说，我们可以引导呼吸，不随意吸气、呼气，好让吸气与呼气的时间一样长，此外，我们也可以暂时屏气。一般说来，每一个动作都会配合吸气或呼气。然而，有时在屏气时动作，会更有帮助。请记住一件事：要是想增强体位法对胸部的效果，就专注于吸气；要是想增强对腹部和下背部的效果，则专注于呼气。以背部前屈伸展坐式为例，这个体位法原本就能运动到下背部与腹部，而如果想要变化呼吸，可以在举起手臂时吸气，并在呼气时继续维持这个姿势；接着向前屈身、停顿，但不吸气（下图）。如此一来，呼气的效果便得到了强化。然后再一边吸气，一边恢复坐姿，双手上举过头。只要还能继续维持轻松的呼吸节奏，这个步骤重复几次都没关系。

练习背部前屈伸展坐式时变化呼吸的方法

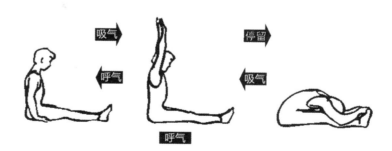

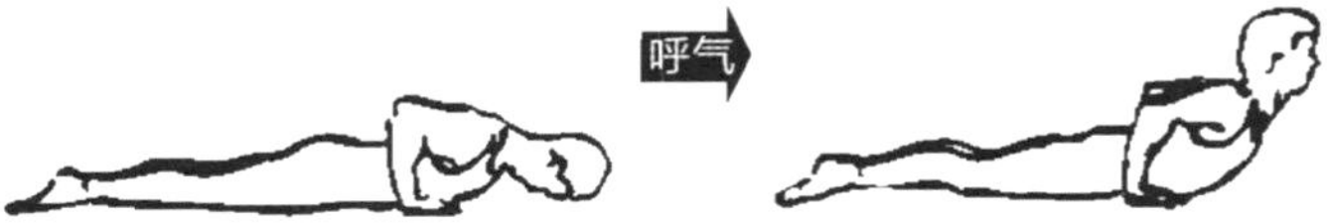

练习眼镜蛇式时变化呼吸的方法

在吸气之后屏气，可以强化体位法对胸部的效果，要是将之运用于眼镜蛇式这样的体位法中，可以带来很大助益。另一种有趣的变体，则是倒转一般的呼吸模式。举例来说，在做眼镜蛇式时，我们改在抬起上半身时呼气，而非吸气（上图）。有很多人在做眼镜蛇式抬起上半身的动作时，腹部比背部肌肉更加出力，而呼气能收缩腹部，不让腹部太用力。在呼气时抬起上半身，能让这个体位法感觉相当不同。

一旦了解自己舒适屏气的能力，对于如何运用呼吸，就可以开始发挥更大的想象力。假设我们想要借着体位法练习来专注上背部，就必须选择像眼镜蛇式或是蝗虫式这样的体位法，因为它们都可运动到这个部位，而在此同时，也要注意呼吸中的吸气。我们可以试着让吸气比平常更长，或是在吸气后屏气，借着屏气来增加肺活量、舒张胸部。

变化体位法有两个目的：回应特殊需求，增加专注力。无论是在吸气或呼气后屏气，都会让身体紧绷。要是在练习时身体觉得紧绷，请将你的意识集中在紧绷发生的部位。这样做之后若紧绷仍未消失，就该慢慢地停止这个体位法。

· 改变节奏 ·

有很多体位法若被分解成不连续的步骤，就可以产生新的效果。下图所示范的，就是用这种方式来练习背部前屈伸展坐式。在第一次呼

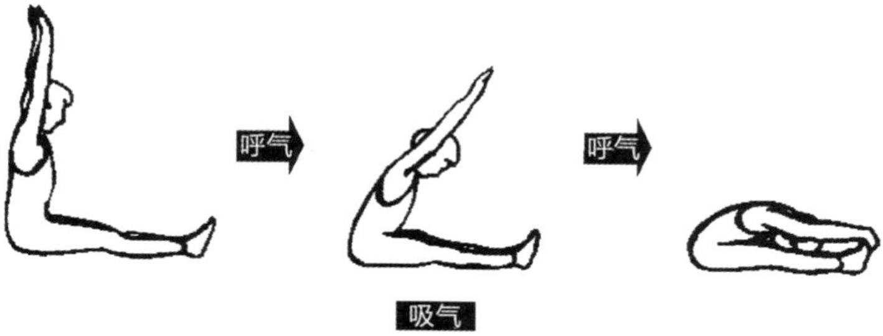

练习背部前屈伸展坐式的步骤

气时，只半屈身，接着停在那里，吸气，伸展背部；到了第二次呼气时，才全屈身。用这样的方式来练习，可以让专注力变得很不一样，也能改变进入最后动作的方式与停顿的方式。

·改变准备工作·

不只是体位法能做变化，体位法的准备工作也能变化。在特定体位法之前所做的练习，可以让我们对体位法的经验与感受变得很不一样。

对有些人来说，要是在练习时肌肉没有特别的感觉，就会觉得什么事也没发生，然后便认为做完某种体位法之后，什么也没感受到。当这种情况发生时，变化体位法准备工作，让身体以完全相反的方式来运动，可以带来很大的帮助。同时专注于要做的体位法与用来当准备动作的体位法，能让你更确定练习瑜伽之后的确有所不同。

·改变专注的区域·

体位法练习，让我们有机会专注于身体的不同部位，进而大幅增进体位法练习的质量。

关于做眼镜蛇式时，注意力该放在哪里，下图示范了两种可能性。我们可以将注意力放在背部（这个部位会在吸气时扩张）（1），也可以

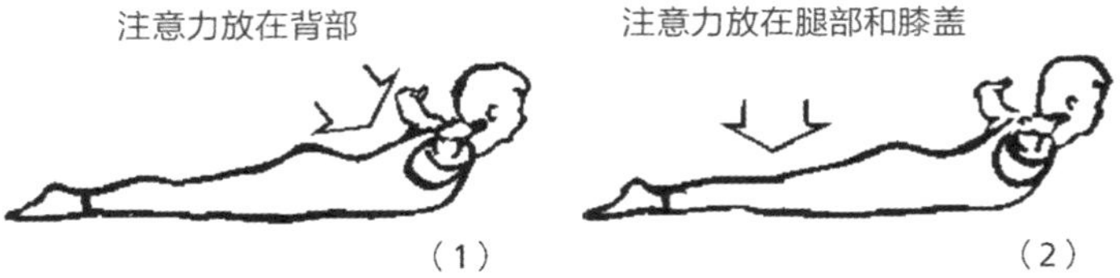

在做眼镜蛇式时，改变专注的部位，能大幅增进体位法练习的质量

专注于将腿部和膝盖放在地板上（2）。初学者开始练习这个体位法时，常常会在举起上半身时，也让腿部抬离地板。借着专注于让腿部维持在地板上，背部动作的质量才得以强化。

之所以要加入一些变化，是为了帮体位法练习带来新而有益的要素。在上课时，即使是同样的体位法，我也会建议某些人完全伸展腿部，而另一些人则不妨膝盖微弯；或是建议一些人在吸气后屏气，另一些人在呼气后屏气。总之，重要的是要视你的特殊需求来调整变化。

最后，变化也不是随随便便加进来的，只有在这些变化有其正当理由时，才可以加入。变化的目的，是为了增进、维持注意力，或是为了契合特殊的身体需求。

尊重传统体位法

在瑜伽修习里，有一点是我们必须要了解的：每个瑜伽姿势其实自有其原理，若是不知道或是不了解原理，就无法恰当地练习体位法或其变体。一位尊重传统体位法的老师，可以带你认识传统体位法背后的原理，例如体位法的意思是什么？目的是什么？它又需要我们做些什么？只有在了解体位法背后的原理之后，我们才能加以变化。

举例来说，在背部前屈伸展坐式中，我们坐着、让腿部在面前伸展，并以手扣足，让头部向下靠着胫部。背部前屈伸展坐式的梵文

paścimottānāsana，指的是“西面的伸展”，因为印度在传统上，是面向东方祈祷或练习体位法，因此在这个体位法里，我们的背部是向着西方，因此西面指的就是背部。这个体位法的真正目的，其实是为了畅通背部的呼吸。练习背部前屈伸展坐式的人，必须对身体背部的效果有所觉察，但不是从皮肤或肌肉层次上去察觉，而是从内部，也就是呼吸的层次去感受。练习背部前屈伸展坐式，是要让呼吸沿着身体背部流动。[①] 这个体位法不只是用来伸展肌肉组织，更是要用来感受呼吸流过脊椎的感觉。

骆驼式是以跪姿进行的后屈式：手置于足部，维持跪姿，大腿向上伸直，而胸部则在每次吸气时舒展。这个体位法的原理，是要畅通胸部的呼吸。在这个体位法里伸展肋间肌肉时，可以在胸中制造出空间，身体的正面因而得到舒张，感受到呼吸的流动。

“感受呼吸”，指的是感受在身体中流动的能量或气（prāṇa）。每一个传统体位法背后的原理，都与气在身体里的运行有关。要是一位老师能从全身感受以及气的运行来了解体位法，就能针对个别学生的需求，建议不同的传统体位法，而学生因此也能享受体位法里所蕴含的原理，并从中获益。

正确练习与设计体位法变体的关键，是维持身体与呼吸之间的联系。通过呼吸，我们能随时对身体有所觉察，并观察体位法的开展。在体位法练习里，我们并不是在和身体作战，而是随着呼吸的次数，以及适合我们的呼吸比（吸气、屏气、呼气、再屏气的比例），来监督体位法的练习。如果呼吸既平顺又不间断，那么这个体位法练习就对我们有帮助。

呼吸是变化体位法的方法之一。在进行体位法练习的呼吸之际，就

① 原书注：《哈达瑜伽之光》1.29。

能提升身体自然的柔软度。身体动，则呼吸动；身体静，则呼吸静。一旦呼吸与身体结合为一个动作、一个过程，瑜伽就会变得相当有力。就瑜伽的目的而言，维持呼吸与身体之间的联系（特别是延长呼气或是呼气之后的停顿），要比完美再现一个体位法更加重要。在体位法练习里，呼吸扮演相当重要的角色。我们不该为了做到特定的体位法，就牺牲掉平顺的呼吸。

呼吸，是在瑜伽修习里观察自己的最好方式之一。请让呼吸也成为你的老师，去看看身体如何回应呼吸，而呼吸又如何回应身体的动作。

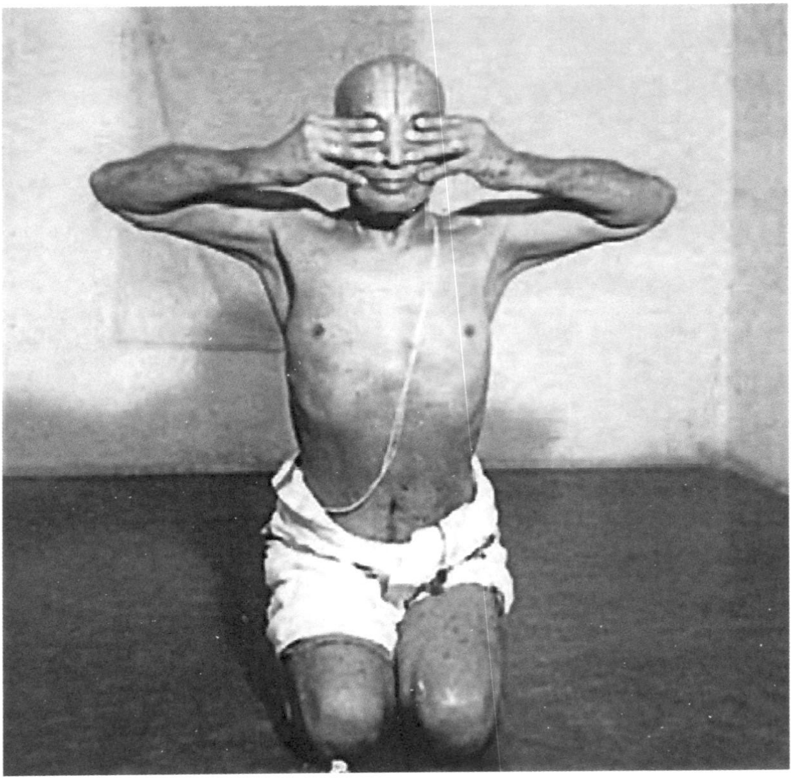

克瑞斯那玛查亚示范六头战神式

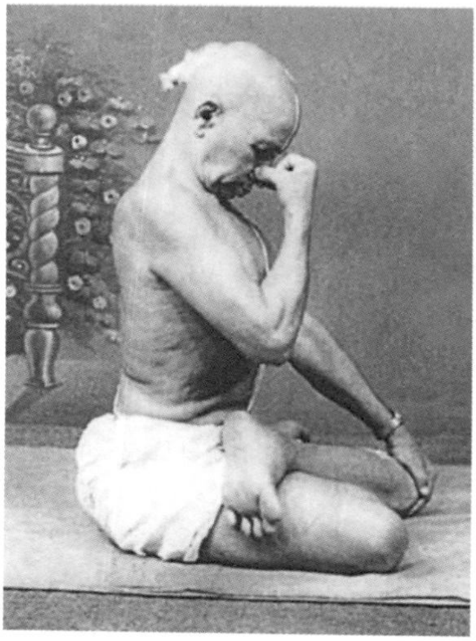

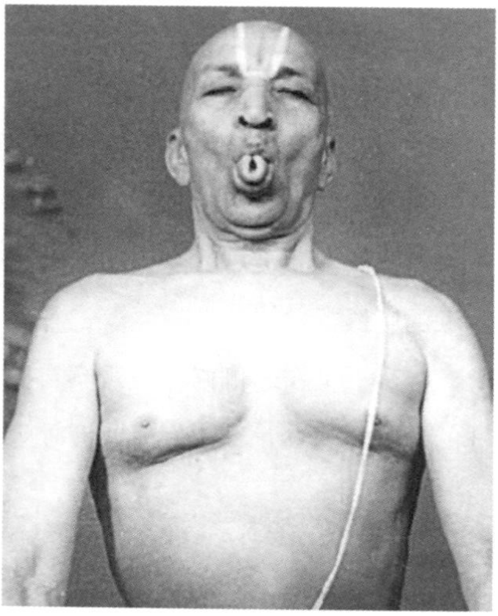

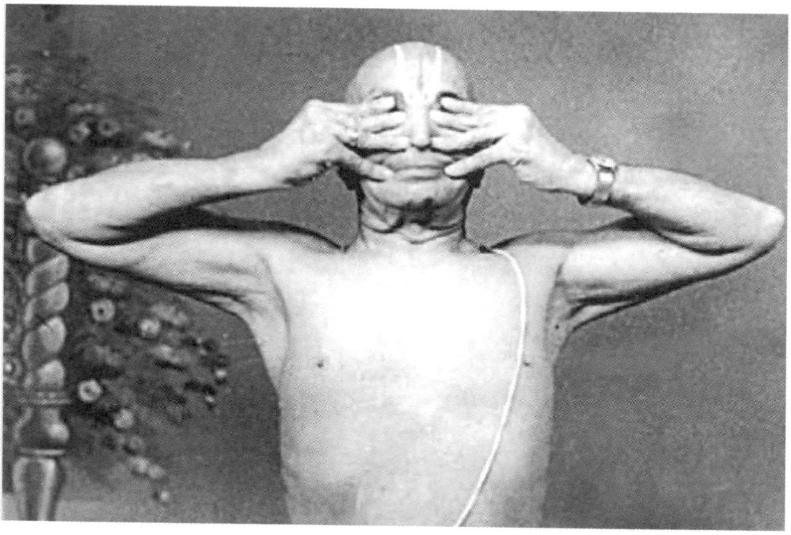

（左上）克瑞斯那玛查亚示范净化气脉呼吸控制法

（右上）克瑞斯那玛查亚示范清凉呼吸控制法

（下）克瑞斯那玛查亚示范六头战神式

6.
呼吸控制法

在瑜伽之中有两种方法，可以帮助我们达到“乐”（舒适、轻柔）与“住”（稳定的警觉）。第一种是找出身体的郁结与不顺，然后释放它们。这种方式只能次第进行，因为我们需要运用次第进程的概念，仔细选择正确的准备工作以及适当的反体位法，而且用来释放郁结与不顺的方式，还不能反过头来对身体造成影响。对于进展，应该审慎为之，要是把身体逼得太紧，就会觉得不舒服或是疼痛，而就长期来看，问题只会变得更大而不是更小。身体只能渐进接受一种体位法，只有温和地向前推进，练习体位法时才会觉得轻快，才能轻松呼吸，而真正从体位法之中获益。

第二种有助于达到“乐住”的方法，则是观想完美的体位法。为了这个目的，我们可以采用蛇王阿难陀的意象：他用头部撑起了宇宙，并盘旋身体来做毗湿奴的床。一方面，阿难陀必须全然放松，才能让毗湿奴有张柔软的床，这便是“乐”的概念；而在另一方面，阿难陀也必须既有力又坚定，才可能撑起整个宇宙，这就是“住”的概念。两个概念，一同给了我们完美体位法的意象与感觉。

有一种常见的误解，认为体位法只是用来冥想的姿势。不过，若去看看毗耶娑（Vyasa）为《瑜伽经》所写的注释，就会发现他所列出的大多数体位法都太过复杂，无论我们多想练好，都无法在其中达到“禅那”（dhyāna）的境界。我们或许可以练习体位法，体验一下它们的感觉，却不太可能维持同样的姿势太久。很明显的是，注释里所提到的体位法，并不全是用来冥想的。无论是我们所练习的大多数体位法，或是在不同的瑜伽书中提到的体位法，目的都不在于冥想，其价值而是在于让人坐得直、站得久，能更放松地面对生活的种种要求。

在《瑜伽经》中，还有另一段关于体位法效果的有趣陈述：在娴熟体位法之后，我们就能够处理对立。所谓“能处理对立”指的并不是在冷天里半裸，或是在热天里穿着毛衣，而是指变得更加敏感、更有调适力。因为在娴熟体位法之后，我们更加了解自己的身体，也更能倾听它的声音，了解它在不同的情况下会如何反应。

实际上来看，我们都能放松地站上几分钟，也能放松地坐个几分钟。体位法练习的好处之一，就是让我们能习惯不同处境、应付不同要求。举例来说，如果想要练习呼吸控制，就先要能长时间、舒适地坐得挺直，只要能舒适而不费力地坐得挺直，就再也没什么事能让我们从呼吸中分心。在呼吸控制练习时，体位法有助于专注呼吸而非身体。

呼吸控制法：瑜伽的呼吸练习

prāṇāyāma（呼吸控制法）这个字，包含了 prāṇa 和 āyāma 两个部分。

Ayāma 指的是“伸展”或“扩张”，描述的是呼吸控制的动作；prāṇa（气）指的则是“无处不在之物”。当气这个字被用在人类身上时，指的是在身体里面不断流动，充满着我们、也让我们活着的东西。简言之，就是一种生命能量，从身体的中心流经身体各处。

《瑜伽祈请精要》（见附录一）之类的古代典籍告诉我们：觉得困扰、不安、困惑的人，身体之外的气比身体之内更多。人觉得不舒服的时候，身体之外的气会变得更多，而体内气的质量与浓度则会下降。体内的气要是太少，会让人觉得呆滞、僵硬，也可能让人对一切兴趣缺缺、无精打采，甚至忧郁。要是体内缺少气，很容易造成身体的失调。最后，《瑜伽经》也提到了种种不同的呼吸失调。[①] 在另一方面，我们越是平静、调和，气也就越不会散溢到身体之外。所有的气若都存在身体里面，就不会有上述种种症状。

要是体内没有足够的空间可以给气，唯一的理由就是：气的空间被原本不属于那儿的东西给占走，所以被挤了出去，我们将这些鸠占鹊巢的东西称为废物。练习呼吸控制的目的，其实也就是要减少这些废物，好让越来越多的气可以进入身体。

心识的状态与体内气的质量也息息相关。因为我们能够通过呼吸的流动来影响气的流动，所以不但呼吸的质量可以影响心识状态，反之亦然。在瑜伽里，我们会尝试运用气、心识与呼吸之间的种种联系，让气能集中于体内，并在体内自由地流动。

很多不同的资料，都将气称为纯粹意识之友，并将气的流动视为纯粹意识的运作。要是我们能记得，纯粹意识的力量所造成的清明程度，其实与心识状态直接相关，那么心识与气的关系，也就再清楚不过。

气可被理解为纯粹意识的表现，不过气既可出现在体内，也可出现在体外。请参考一下下页的图：一个人感觉越好、越满足，体内就有越多的气；一个人越觉得混乱，就有越多的气散溢、流失掉。瑜伽士的定义之一，就是“让自己的气全在体内的人”。在呼吸控制法里，我们希望能减少气的散溢，直到它不再外流。

心识的变化也会影响呼吸：兴奋时，呼吸变快；放松时，呼吸变得深长而平静。为了要能控制气，也需要能控制心识。行动常常会扰乱心

① 原书注：在《瑜伽经》1.31，帕坦伽利将这些因心的混乱而起的症状，分别称为苦（duḥkha）、忧愁（daurmanasya）、身体颤动（agamejayatva）、呼吸不顺（śvāsapraśvāsa）。

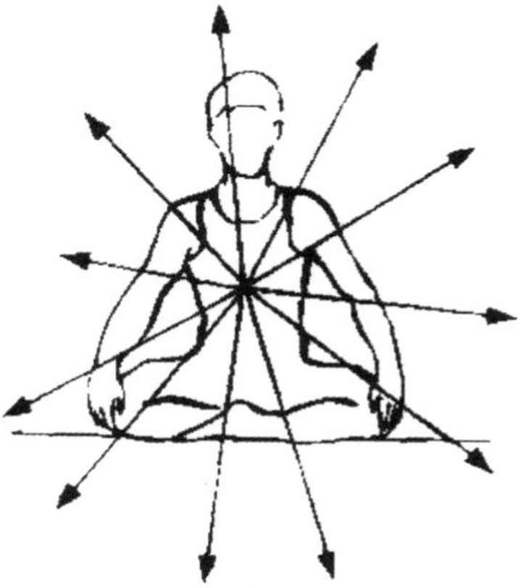

（1）

（2）

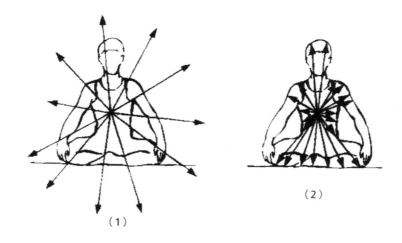

（1）人在生病或是不安时，由于有东西阻碍气在体内的流动，所以会让气散溢到体外

（2）人在平静、健康时，能让更多的气留在体内

识，让气外溢，但通过每天规律地练习呼吸控制，可以逆转这样的过程，因为呼吸有所转变，也会让心识发生变化。

关于气在体内或是体外的概念，也能用来象征心识状态。当心识像玻璃一样澄澈的时候，没有任何东西可以扰乱身体，体内也就不会有任何废物。但在另一方面，要是我们觉得做某件事并不适当，而感到迟疑、不满或是恐惧等等，那这个循环体系里一定有障碍存在，而且不仅会发生在身体层次，还可能存在于心识、意识层次。我们在自己身上所发现的每一种废物，一开始都起源于无明，亦即不正确的知识。因此，所谓瑜伽士是“让气全在体内的人”，指的就是他们是自己的主人。

心识与呼吸之间的联系最为显著。《瑜伽经》中说：在练习呼吸控制后，遮蔽了心识的幕布会逐渐移开，让心识越来越清明，而能够进行更深的冥想。[1]根据《瑜伽经》的看法，我们还可以说：呼吸控制是觉察呼吸的第一步，也是最主要的一步，借由这样做，我们更能觉察自己在呼吸，更能意识到吸气、呼气，甚至还有呼吸之间的自然停顿。那么接下来就要问：我该如何持续地意识到自己的呼吸呢?

在呼吸控制里，注意力集中于呼吸。因为被观察的过程非常细微，所以在呼吸控制练习中，让心识随时保持警觉相当重要。呼吸控制并不像体位法练习，不会有可见的身体动作，我们只能实际去感受身体里的呼吸运动。唯一的动态过程只有呼吸。帕坦伽利提供了几种专注呼吸的实用建议。例如，将注意力集中在能感受到、或是听得到呼吸的身体部位，或者试着随顺体内的呼吸运动，感受从锁骨中心吸气、通过肋骨，下降到横隔膜，然后再从腹部向上呼气。另一种专注呼吸的方法，则是去感受呼吸从鼻孔的何处进出身体。另外，也可以去倾听呼吸。你若借着轻轻收缩声带，来制造出些微的声音，倾听呼吸也会变得更加容易，这种呼吸控制法称为喉式呼吸。

这样的建议，可以帮助我们专注呼吸，避免练习变成机械式的动作。呼吸控制法的目的，既不是为了让吸气与呼气维持特定的关系，也不是为了让呼吸达到一定长度。虽然诸如此类的练习，若有助于专注呼吸控制是再好不过，然而，这种种技巧以及控制呼吸的真正目标，最主要却是给予我们随顺呼吸的不同可能性。在随顺呼吸时，心识也会回到呼吸的动作上，如此一来，呼吸控制法便为我们做好了冥想的预备。

呼吸、心识及气直接相关。不过，我们不该想象在吸气的时候，气也会自动跟着跑进身体里来，事情并不是这样的——只有在心识有了正面改变之后，气才会进入身体，而当然，心识的转变需要好长一段时间，并不会在每次吸气或呼气时都发生转变。要是我们有一天在练习呼吸

---

① 原书注：《瑜伽经》2.52。

控制时，发现心识改变了，那么在这之前，气一定已经进入了我们的身体。心识的转变，主要可以在人际关系中被观察到。我们是否真的更加认识自己，人际关系永远是最实际的检验。

没有气，也就不会有生命。我们或许能想象气在吸气时进入了身体，但事实上，气也是呼气背后的力量。同样地，气不但会在身体之中被转化成不同的力量，也参与了排出我们不再需要的东西的过程。而且，与气有关的，甚至也不仅只是身体的排泄过程——气的力量，还能够让心识脱离枷锁，使我们变得更加清明。气的这项功能，最后是由呼气来完成的：呼气释放了多余的东西，也移去了可能阻碍气在体内自由流动的障碍。

气的形式

气有五种形式，依照它们所对应的身体功能而各有其名。这五种气分别是：

- 上行气（udāna-vāyu）：对应喉部与说话功能。
- 命　气（prāṇa-vāyu）：对应胸部。
- 平行气（samāna-vāyu）：对应身体的中间部位与消化功能。
- 下行气（apāna-vāyu）：对应下腹部与排泄功能。
- 遍行气（vyāna-vāyu）：对应分布于全身的能量。

在此，我们要来探讨其中的两种形式：命气和下行气。

进入身体的东西称为气，而离开身体的则称为 apāna。apāna 这个词，同时也用来指涉下腹部与下腹部的一切活动。但 apāna 也是一种具有排泄功能、也能为排泄提供能量的气，即下行气；另还可以指下腹部，以及当气失调时，集中于下腹部的废物。要是一个人行动迟缓而沉重，我们会说他身上的apāna（废物）太多了。由于下行气也是一种气的能量，我们还是需要它；但如果下行气在执行排泄功能之余，拒绝被排出体外，就会阻碍气在体内的生成。各种形式的气都是必要的，但只有彼此保持均衡，才能带来正面效果。要是一个人下腹部积了太多的废物，就表示在那里消耗了太多的能量，必须处理掉此种失调。所以，他的目标也就应该是将下行气减少到能发挥作用的最低限度。

有很多因素会让废物增加，乃至变成一种多余的负担，而这些因素之中，有一些其实是我们可以控制的。瑜伽修习的目的，就是为了消除不纯净的东西。呼吸短促的人、无法屏气的人，还有无法慢慢呼气的人，可能都是积了太多的废物；而能好好控制呼吸的人，废物多半较少。废物要是过多，会在身体各处引发问题，因此我们必须设法减少废物，好让更多的气进入身体。

在吸气时，体外的气被带入体内，而气也和废物相遇；在呼气时，体内的废物则向着气流去。呼吸控制是气流向废物的动作，也是废物流向气的动作。同样地，在吸气后屏气，可以让气流向废物，并让气停留在那里；在呼气后屏气，则能让废物流向气。

生命之火

在命气与下行气的运动中，究竟发生了什么事呢？瑜伽认为，我们的身体里有火（agni），生命之火，就位于肚脐附近，在命气和下行气之间。火经常改变方向：吸气时，呼吸流向腹部，将火向下牵动，宛如火炉；而在呼气时，火被往反方向牵动，将刚刚烧尽的多余之物一起带走。不过，这火并不足以烧尽废物。而为了让身体能完全排尽火，我们还得做更多的努力。将呼气长度变为吸气长度两倍的呼吸方式，目的就在于借由延长呼气，可让身体有更多的时间排出障碍。我们为减少体内废物所做的每件事，都是排除障碍的一步。下一次吸气时，会将火带回废物，不过，要是前一次烧尽的东西还留在身体里面，火就会失去部分力量。

某些身体姿势，有助于火和废物相遇：所有的倒立式都能将火引导至废物，瑜伽之所以如此看重倒立式的净化效果，原因正在于此。结合倒立式与呼吸控制，甚至还能进一步强化净化效果。

所有呼吸控制的面向，都能帮助身体排出废物，而让气在体内找到更多的空间。当多余之物被排出，气也填满了它原本就该填满的体内空间。气有自己的运动方式，我们并无法加以控制，能做的只是创造出有利的条件，让气能进入、充满身体。

《瑜伽经》用了一个可爱的意象，来描绘气的流动：农夫若想灌溉他的梯田，并不需要把水提到每一层田地，只需打开最上方的水闸即可。如果农夫把梯田照顾得不错，让田里没有东西阻碍水的流动，那么水自然能一直流到最低、最远的田里，不费农夫吹灰之力。[①] 在呼吸控制法中，我们运用呼吸来排出体内的障碍，而气则会随着呼吸，自然而然进入被净空的区域。我们就是借着这种方式，以呼吸来让气的流动成为可能。

我们其实可以把气理解为纯粹意识的表现，因为无论是对哪一种气，我们都不大可能有直接影响力。要影响气，必须通过心识与呼吸。借着呼吸控制来让心识与呼吸发挥作用，可以创造出有利的条件，让气得以自由地流入体内。

① 原书注：《瑜伽经》4.3。

呼吸控制法的实践面向

正如心识活动会影响呼吸一样，呼吸也会影响心识状态。在练习呼吸时，我们的目的是调整呼吸，好专注于心识，让心识平静下来，以便进行冥想。人们常常会问：呼吸控制法到底有没有风险？我向大家保证：呼吸控制法就像体位法练习一样安全，不会比别的活动来得危险。呼吸控制法就是有意识地呼吸，只要练习时随时注意身体的反应，就没什么好担心的。

在我们改变呼吸，却没发现或没注意身体的负面反应时，的确会造成一些问题。努力想让呼吸变得深长而均匀的时候，有件事会变得特别明显，那就是有需要在两次深呼吸之间，做一个短促的呼吸。阿育吠陀医学的重要原则之一，就是绝不压抑身体的自然需求，所以即使是练习呼吸控制，只要觉得有需要做个短促的呼吸，还是可以去做。事实上，只有真正能调节呼吸的人，才可以做呼吸控制练习。那些长期受呼吸量不足或是其他呼吸问题所苦的人，只能等到真的准备好了，才能进行呼吸控制法练习。有些体位法能够增加肺活量、舒缓肋骨、背部和横隔膜的肌肉，练习这些体位法，有助于做好练习呼吸控制法的准备。举例来说，做后屈式以及前屈反体位法，就有益于预备呼吸控制法。适当的体位法练习，能帮助呼吸控制有所进展。一个人刚开始接触瑜伽时，就能够、也应该去练习呼吸控制法，不过这样的练习，绝对要在优秀老师的指导下进行。

呼吸控制练习的目的，是要强化吸气、呼气以及屏气。对于吸气的强调称为“入息呼吸控制法”（pūraka prāṇāyāma）；[1] 延长呼气却仍自由吸气的呼吸控制，称为“出息呼吸控制法”（recaka-

---

① 梵文pūraka原为“圆满”“完满”之意。其后所提之recaka、kumbhaka，则原本即有“出息”“屏息”之意。

prāṇāyāma)；至于对屏气的强调，则谓之“屏息呼吸控制法”（kumbhaka prāṇāyāma）。我们做屏息呼吸控制法练习时，可以在吸气后屏气，也可以在呼气后屏气，或是在吸气和呼气后都屏气。

不过，无论选择哪种技巧，呼吸控制法最重要的部分仍是呼气。如果呼气的质量不佳，整个呼吸控制法的效果皆会受到不良影响。一个人若尚无法缓慢而平静地呼气，就代表还没做好练习呼吸控制法的准备，无论是心理上或是其他面向上皆然。有些经典里的确有这样的警告：如果吸气粗糙，还没什么好担心的；但要是呼气不顺，那就代表身体若不是已经生病，就是快要出问题了。

至于为何如此看重呼气？我们要知道的是：瑜伽的重要目标是消除不净、减少无明，而光是通过消除不净，就可以带来正面效果。当障碍从排水管里被清掉的时候，水一定会流动；同理，要是我们身上有什么东西阻止了改变，只要把这道障碍清掉，自然能够发生改变。呼气之所以特别重要，就是因为它能从身体里带走不净，清理出更多的空间，好让气可以流入。

现今，讨论呼吸控制法时，常常强调的是屏气；不过在古代典籍里，对于呼吸控制法的讨论却不仅止于屏息，而是针对整个呼吸。《瑜伽经》认为呼吸的优先级如下：最重要的是呼气（bāhya vṛtti），其次是吸气（abhyantara vṛtti），最后才是屏气（stambha vṛtti）。[①]总之，呼气、吸气和屏气三者，都是呼吸控制法的一环，不应独独热衷于屏气。有很多人以为，要是他们多练习屏气的技巧，就能在瑜伽进展上一日千里，但事实上，若过度强调屏气，常常会引发许多问题。

呼吸控制法中最重要的原则是：只有在净空自己时，才能有新的呼吸；也只有让呼吸进入身体，才有可能屏气。要是我们无法完整地呼

① 原书注：《瑜伽经》2.50。

气，又怎么可能屏气？屏气的练习，必须以不影响吸气和呼气为原则。要是吸气、呼气以及屏气的能力已获得长足进步，那么屏气的练习的确也会变得更为重要，因为在此时，屏气可以让呼吸得到休息，让心识充满期盼。

呼吸控制法的技巧

•喉式呼吸•

喉式呼吸（ūjjāyī）是呼吸控制法的一种。进行喉式呼吸时，我们会故意轻轻收缩喉部，让气管变窄，如此一来，喉部在呼吸时就会发出微小的声音。ūjjāyī一字，指的是“净化喉部、主宰胸部之物”。如果你想要练习喉式呼吸，请先征询老师的意见，看看你是否适合这个练习；不适合的话，问问老师你适合做哪种练习。

喉式呼吸有许多变体。举例来说，先通过喉部吸气，然后完全盖住一个鼻孔，再从另一个部分盖住的鼻孔呼气，这种技巧称为顺向喉式呼吸控制法[①]。此外，还有一种叫做逆向喉式呼吸（anuloma ūjjāyī）的呼吸控制法，在进行这种练习时，是从鼻孔吸气，再由喉部呼气，主要目的在于延长吸气。在喉式呼吸控制法中，有一条规则相当重要：通过鼻孔来调节呼吸时，绝不会同一时间也用喉部来呼吸。

•净化气脉呼吸控制法•

有一种同时延长呼气和吸气的技巧，是交替运用不同的鼻孔来呼

---

① 原书注：anuloma ūjjāyī，anuloma 指的是依正常方式而行，举例来说，在吠陀经中，要是一个仪式有依照既定程序进行，就会被称为 anuloma。由于《哈达瑜伽之光》将喉式呼吸描写为只有在吸气时让喉部出声、然后从鼻孔呼气的技巧，所以这种方式被称为 anuloma ūjjāyī（顺向喉式呼吸控制法）。

吸，而完全不用到喉部：通过半闭的左鼻孔吸气，再通过半闭的右鼻孔呼气；然后通过半闭的右鼻孔吸气，再通过半闭的左鼻孔呼气，如此循环反覆。在这个过程中，我们用某种手印来控制鼻孔的开合。这种呼吸技巧被称为净化气脉法（nādī śodhana），nādī 指的是呼吸或能量所通过的管道或气脉，而 śodhana 指的是“清理”。下图中示范了净化气脉法中的手部动作。一般说来，在练习净化气脉法之前，需要已经先练习喉式呼吸好一段时间。

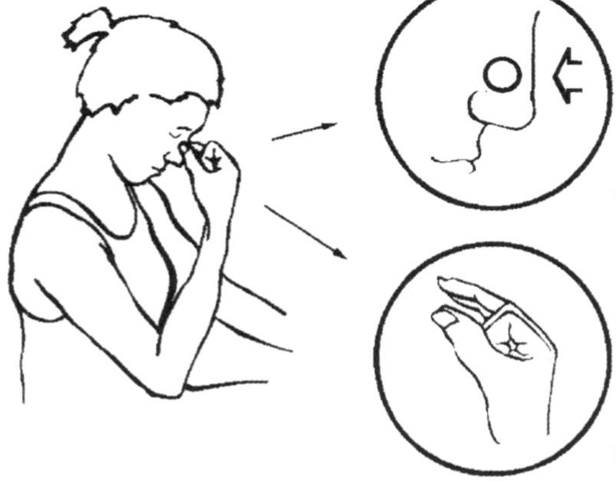

净化气脉法的手部动作：软骨前端（1）是鼻腔最窄的部分，我们结鹿印（mṛgimudrā）(2)，将大拇指和无名指放在这个部位，轻轻地按压以调节呼吸。这个手印之所以叫“鹿印”，是因为从侧面来看，这个手势看起来像鹿的头部。传统上，许多手印都是以动物为名

要是你感冒或是鼻塞，就不适合做这个交替鼻孔呼吸的练习，因为强迫鼻孔呼吸可能引起并发症。在呼吸控制法练习中，有一条规则千万要注意：无论在何种情况下，都不可以强迫自己做某件事。如果想用鼻孔来练习呼吸控制，那么鼻孔就必须毫无障碍；而要是鼻孔现在有障碍，就应该转而练习喉式呼吸。

•清凉呼吸控制法•

另一种很有效的呼吸技巧，则包括了舌头的运用。这种技巧是在吸气时将舌头的两侧卷起，形成一个通道，再从这个通道将气吸入，空气于是通过湿润的舌头，让喉部冷却、清凉下来。至于呼气，通过喉部或是交替鼻孔呼气都没关系。为了确保舌头维持湿润，在整个呼气的过程中，要尽可能将舌头后伸、抵住上颚，好让下一次呼吸就像第一次那样清新。这种技巧被称为清凉呼吸控制法（śītalī prāṇāyāma），śīta 指的就是“清凉”。

要是没办法卷舌，另一种同样具有清凉效果的方式，则是在吸气时让嘴唇和牙齿微开，将舌头仔细地放在牙齿之间，如此一来，空气还是能流经舌头。而在呼气方面，同样地，通过喉部呼气或是交替鼻孔呼气都可以。这种呼吸技巧，称为发声呼吸法（śītkarlī prāṇāyāma）。

喉式呼吸、净化气脉法以及清凉呼吸控制法等种种技巧，能让我们专注于呼吸在身体中的部位。这样的专注能帮助集中心识。无论练习的是哪种呼吸控制法，都会带来这样的效果。

•头颅清明式•

头颅清明式（kapālabhātī）是一种专门用来净化的呼吸技巧。要是气管里充满了黏液，或者胸口觉得紧张或郁结，快速呼吸通常会有所助益。在这个练习里，我们刻意加快呼吸速度，而且只用腹部（横隔膜）呼吸，不用胸部。在进行头颅清明式时，呼吸是短促、快速而强有力的。我们把肺部当成帮浦（即“泵”），在排出空气时施压，好把废物从气管、也从肺部通过鼻孔清理出去。Kapāla 指的是“头骨”，而 bhātī 指的是“带来轻快之物”。觉得头部昏沉时，练习头颅清明式相当有益。要是鼻窦出了问题，或是眼睛四周感到麻木，头颅清明式也能帮助净化这些部位。

·风箱式·

以风箱式（bhastrika）呼吸时，腹部要像风箱那样运动。要是一个鼻孔塞住了，就快速地从通畅的那个鼻孔吸气，再用力从塞住的鼻孔呼气。

头颅清明式和风箱式的基本原理是一样的，即以呼吸的力量来净化鼻腔。当然，在运用这些技巧时必须非常小心，否则可能造成呼吸的紧张，而在快速呼吸时，也有可能感到头晕而非轻快。因此，每次练习完头颅清明式之后，应该用几次缓慢的呼吸来收尾。相当重要的是，不可以快速呼吸太多次，而应该要在几次快速呼吸之后，也做几次缓慢呼吸，在缓慢的呼吸中，又要特别强调呼气。

呼吸控制法的次第

练习呼吸控制法时，必须一步一步地循序渐进。由于我们要尝试的是新的东西，要转而专注呼吸而非身体，所以在结束体位法练习之后，应该先休息几分钟，才能开始做呼吸控制法练习。体位法练习和呼吸控制法练习之间的空档，并不只是用来让身体休息，也是要让心识从一个练习转向另一个练习。要是在两种练习之间不做休息，会很容易感到紧张，因为身体无法适应这样突然的转变。总之，在体位法练习和呼吸控制法练习之间，一定要休息。

在做呼吸控制法练习时，很重要的一点是，找到一个能坐上一段时间、起身后又不会觉得身体僵硬的坐姿。姿势的重点在于让脊椎维持挺直。有些人可能觉得跪姿最舒服，另一些人也许能轻松地以莲花坐盘腿，如果都不行，直接坐在椅子上也没关系（刚从心脏疾病中复原的人，甚至可以坐在安乐椅上练习）。就像练习体位法时主要是关注身体一样，由于练习呼吸控制法的目的主要在于调理呼吸，所以在坐着练习呼吸控制法时，也千万不能让身体成为呼吸的障碍。虽然我们也会将呼吸应用于体位法练习，但在练习呼吸控制法时，还是要选择一个适当的姿势，好让我们不必把太多注意力摆在身体上。在呼吸控制法练习时，对于身体唯一的要求，就是舒适，而且让脊椎维持挺直。

下图示范了几种练习呼吸控制法的姿势。如果能轻松地维持莲花坐（1），用它来练习呼吸控制法或收束法都很不错。另外两种较为轻松、但同样有效的盘腿坐姿，则是悉达坐（2）和盘腿坐（3）。有少部分人也许能用勇士坐（4）坐上好一段时间，但大多数人采取这种坐姿时，会不由自主弓起下背部。另外，在采取金刚坐（5）时，也有很多人习惯背部往内凹。最后，挺直地坐在板凳上（6）其实也是练习呼吸控制法不错的坐姿。

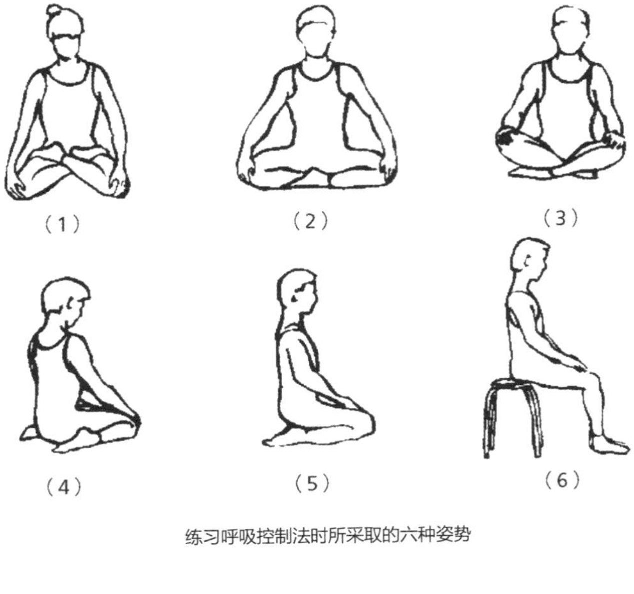

练习呼吸控制法时所采取的六种姿势

该选择哪种坐姿，视我们打算练习多久而定。假设想练习呼吸十二次，每次吸气、呼气各五秒，整套做下来就只需要三分钟左右；但吸气、呼气若想不只有五秒，或是还想练习屏气，或是呼吸二十四次而非十二次，那么原本能舒适坐上三分钟的坐姿，可能不适合这么长时间的练习，此时就该选择另一个更为轻松的姿势。总之，练习呼吸控制法的时间越长，越需要舒适的坐姿。

呼吸比

除了各式各样的呼吸技巧之外，呼吸控制法中不同阶段的呼吸比也很重要。我在前面已经提过如何以不同的方式强调不同阶段的呼吸，而在呼吸控制法中，固定吸气、吸气后屏气、呼气、呼气后屏气之间的比例，也相当重要。虽然呼吸比千变万化，但大致上仍可区分为两类：

（1）让吸气、呼气及屏气的长度维持一致：这种方式称为等长呼吸控制法（samavṛtti prāṇāyāma，sama 指的是“相等”，而 vṛtti 为“移动”之意），适用于将咒语运用于呼吸练习的人，他们可以让每个呼吸的吸气、呼气及屏气，维持在重复相同次数咒语的时间内。

（2）让不同阶段的呼吸有着不同长度：这种方式称为不等长呼吸控制法（viṣamavṛtti prāṇāyāma），基本原则是让呼气时间为吸气时间的两倍。

练习呼吸控制法时，重要的是该如何找到适合自己需求的呼吸比。呼吸比不会一成不变，因为我们或者会有新的需求，或者三不五时需要一个新的呼吸比，以便对呼吸练习保持专注。要是呼吸比太过简单，会让呼吸控制变成一种机械动作；但若是呼吸比太过复杂，也可能让身体产生抗拒，造成别的问题。

选择适当的呼吸比，需要考虑两个问题：我们能做到什么？目的又是什么？第一个问题取决于我们目前吸气、屏气、呼气、再屏气的技巧有多好，而只要在体位法练习时观察自己的呼吸，对此应该就能有所体察：做某些体位时，如果呼吸因身体需求而变得不稳，那么我们呼吸的局限何在，便可一目了然。

我在这里用一些例子，来说明如何在不同体位法里观察自己的呼吸，好让呼吸比能配合我们的需求。我举三种体位法为例：前屈式（如背部前屈伸展坐式）、后屈式（如眼镜蛇式）以及肩倒立式（这种体位法能让喉部收缩，并使腹部器官压在横隔膜上）。假设做这些体位法时，吸气和呼气都维持在六秒，而最后出现这样的结果：做前屈式时，呼吸十分舒畅而自然；做后屈式时，吸气和呼气都变得短促；在做肩倒立式时，呼气虽然没什么问题，但吸气却变得非常短。那么通过这个实验，我们就能知道自己在延长吸气上可能有些困难。

除此之外，还可以在做前屈式时，尽可能延长呼气，因为在此时，横隔膜和腹部的收缩没有受到限制，呼气应该是很容易的。同样地，也可以在做倒立式时，尽可能地延长呼气。正常情况下，在倒立式时要慢慢呼气十分困难，因为此时腹部器官正压在横隔膜上，让空气容易排出体外，于是也加快了呼气的速度。要是有人在这种情况下还能控制好呼气，对他们来说，在练习呼吸控制法时延长呼吸，也就不会有什么困难。倒立式有加快呼气的效果，眼镜蛇式则是有助于让吸气维持正常节奏，但无论是做肩倒立式或是眼镜蛇式，吸气短促都代表我们的吸气能力有所限制。总之，体位法所能透露的，并不仅止于身体的信息。要是我们设定好一个吸气与呼气等长的呼吸比，并花上一段时间，好好观察呼吸在不同体位法里的情形，一定能得到不少关于呼吸的信息。

有了这些例子的启示，也可以自己来设计一个呼吸控制的练习，并刻意让呼气长过吸气。我们可以选择以1:2的比例来呼吸，即呼气时间为吸气时间的两倍长。这样做有助于完全净空肺部，并回过头来让吸气更为充足。简单来说，如果希望吸气得到强化，就得在呼气上下功夫。

不过，在把这些新的要素放进练习之前，还有一些更为明显的东西需要先行考虑。如果我们只是瑜伽初学者，才刚刚做过几次练习，而现在想要练习呼吸控制法，就不该为自己定下野心太大的目标，例如练习一个月后就要能在吸气后屏气，两个月后就要能在呼气后屏气等。一开始时的目标，应该是探索自己的需求，好培养对练习更深的兴趣，而无论是吸气后的屏气或是呼气后的屏气，都只能循序渐进慢慢延长。无论在哪个阶段，很重要的一件事是：在做完正确选择过的呼吸控制法后，都要让身体和呼吸维持舒适。要是我们在这方面多用心，那么无论是什么样的呼吸控制法，终究会有能够练习的一天。

目标会决定我们短期内能做到什么，因为无论是我们的需求或是瑜伽练习的方向，都和这个目标有关。我们必须接受自己当下的情况，然后再向目标迈进。从当下所在之处走向企求之处，是瑜伽不变的概念，也是瑜伽的定义之一。

呼吸控制的专注点

的确有些特定的技巧，能帮助我们专注于呼吸控制。例如在专注呼吸时，把注意力放在呼吸的流动、呼吸的声音，或者是呼吸主要发生之处。至于呼吸主要发生于何处，则要视呼吸阶段而定。举例来说，在呼气以及呼气后屏气时，注意力应该摆在腹部；但在吸气以及吸气后屏气时，则应该放在胸部。

虽然随顺呼吸听起来好像很简单，但要做到其实并不容易。因为一旦把注意力放在呼吸上头，呼吸就会发生改变，我们很难不去控制、扰乱自然的呼吸比。一般说来，开始随顺呼吸时，若不是专注于呼吸的感觉，就是去观察呼吸。若想单纯地观察呼吸，就不要干涉呼吸这个动作，应该要像观察河那样去观察呼吸。成功做到这一点后，会发现自己几乎处于冥想的状态中，这也是为什么人家常常建议我们单纯地去观察呼吸。在单纯观察呼吸时，心识会沉静下来。这不是件容易做到的事，但效果惊人。

除此之外，还有一些别的技巧，能帮助我们在练习呼吸控制法时保持专注，其中之一是内观（internal gazing），[①]做这种练习时，需把眼睛闭上，使其维持静止不动。之所以要这样做，是因为我们太常使用眼睛，以致眼睛很难保持静止。事实上，无论是看、听、闻或尝，眼睛都会以某种方式参与其中，因而常常处在紧绷状态。闭上眼睛是呼吸控制法的重要时刻，在内观时，假想用眼睛看着腹部、肚脐、鼻尖，或是双眉的中心点；或者让眼前出现一些景象，像是满月、上升的太阳，或是某个咒语的符号。

内观是一种练习。一开始做这样的练习时，若在呼气和吸气时内观，可能会觉得头痛。一般说来，我会建议在屏气时进行你所选择的内观方式。在屏气时，一切都是静止的，会让练习变得比较容易。

内观并不是自然之举，因为眼睛通常动个不停，即使闭上后也不例外。但在内观练习中，我们却试着让眼睛固定在一点上。就某种意义来说，内观关闭了其他感官，让感官能够休息。

另一个有助于在呼吸控制法中保持专注的技巧，会运用到双手和手指。在佛陀的画像或雕像上常常可以看到手势，这些手势被称为“手印”（hasta mudrā）。Hasta 的意思是“手”，mudrā 虽然有许多不同的意义，但在此将它理解为“象征”即可。

很多不同的手印皆可运用在呼吸练习中。例如：将一只手放在另一只手上的手印，叫做“禅定印”（dhyāna mudrā），而所谓的“思维印”（cin mudrā），则是让左手的拇指和食指合而为圆（右手则用来调节鼻孔的呼吸）。练习呼吸控制法时若是心识不定，结的手印便会散开，如此一来，马上就能发现自己不专心。因此，手印也有助于确认我们是否专注于呼吸。

① 需加留意的是，此处的“内观”，是一种观想，并非南传佛教的内观禅法（vipassanā，即“毗婆舍那”）。

为了让专注技巧发挥最大效果，在一天的练习中，最好仅仅专注于一种技巧，这样会比同时关注各种经验要更能发现一些东西。要是你在十二次呼吸里不断转移焦点，很容易完全失去专注力。

最后，让我们来谈谈数息。在练习呼吸控制法时，至少要做十二次呼吸。“十二”这个数字与一种古印度仪式有关。在这种仪式里，从食指根部开始，在每次吸气时，都将拇指放在手上的不同位置。右图显示了这种计算方式的拇指移动次序。

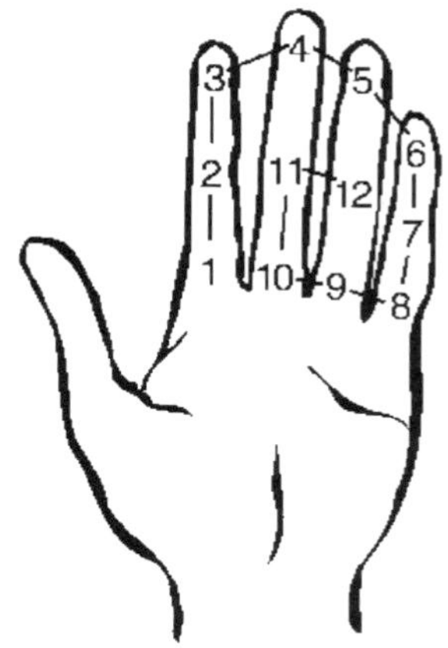

在呼吸控制法中利用手指由1至12数息的移动顺序

关于呼吸控制法的延伸讨论

问：我觉得在屏气时，不太容易数息。

答：这点很有意思。屏气其实能让我们有一段空档，在这一小段时间去数息，并不是不可能的。有人甚至还说，带入咒语的最佳时机，不是在吸气或呼气时，而是在屏气当下。要知道，有些咒语其实是很长的，而我们之所以能在屏气时读诵它们，正是因为在这个时候，不需要专注在呼吸上。还有人说屏气的时刻就是冥想的时刻，就是禅那的时刻。

所以，你的这个观察其实让我有些惊讶。我想，也许你可以试试手指计算法：在吸气的时候，把拇指放在指节上，然后有节奏地用拇指点指节，一秒钟点一次，来计算屏气的长度。有时候这样做会有帮助。终极目标，则是有朝一日不再需要任何技巧。

问：我们真的可以在练习呼吸控制法时不数息、也不管呼吸比吗?

答：的确可以。毕竟呼吸控制法的目的不外乎与呼吸同在，此外无他。只是要做到与呼吸同在，其实十分困难，才会需要这么多技巧。一般说来，身体有自己的节奏，我们通常不会意识到自己的呼吸。数息，则能让我们专注呼吸。有很多人觉得呼吸控制法很无聊，认为光是坐在那里练习呼吸，实在荒谬至极，但相对来说，体位法练习就充满了挑战性，而且成果看得到。

不过，当我们全神贯注于呼吸控制时，谁还会去管呼吸次数呢？无论是数息，还是呼吸的种类、比例或是技巧，其实都只是工具，而非目标。我再说一次：我们的目标是有朝一日不再需要任何技巧。一旦能单纯与呼吸同在、主动观察呼吸，便已进入了呼吸控制法的最高阶段。不过这一点说到比做到容易。

问：关于呼气后屏气，可以请您再多谈几句吗?

答：想把练习重点摆在腹部时，就会运用到这种技巧。一般说来，呼气后屏气要比吸气后屏气难。

问：您在吸气后屏气或呼气后屏气时，能够放松横隔膜吗?

答：要是你能正确吸气，就没什么理由需要刻意放松横隔膜。但吸气时若把胸部抬得太高，反而会导致过度扩充，横隔膜自然也会被吸起、抬高。吸气时倘若觉得喉咙有点紧，就代表这种现象已经发生。而在另一方面，呼气时若过度收缩腹部，空气流出得太快，也会让你没办法好好控制呼吸。同样地，要是在呼气之后腹部仍然维持收缩，那么无论这次呼气有多完整，仍然没办法好好控制后续的吸气。此外，如果开始吸气时，有听到或感觉到闷闷的声音，便表示你太用力收缩腹部了。通过喉咙的状态，你可以感受到种种一切。

总之，如果做得太过火，就会导致横隔膜紧绷。若是呼气时过度收缩腹部，自然也就需要刻意放松横隔膜。

问：您为了进行困难的呼吸控制练习，每天都得做同样的准备工作吗？

答：准备呼吸控制练习的方式，其实有很多种，而无论在什么时候，准备工作都是必要的。要是目标是特定的呼吸比，也选择好适当的体位法来做准备，准备时间相对来说就会比较短。如果目标是在吸气后屏气和呼气后屏气，在此之前，就不该做太多吃力的练习。

问：做完体位法练习之后，您一定会再做呼吸控制练习吗？

答：若是我们所做的体位法练习不会太吃力，也有助于我们好好呼吸，那么练习完体位法后，做做呼吸控制练习很不错。虽然例外的情况还是存在，但一般说来，我们会在呼吸控制练习前先做体位法练习。

问：我们可能增进内观能力吗？

答：当然可以。一开始时，先内观呼吸运动的中心，也就是横隔膜，不管是吸气或屏气，都好好地观看那里。接着，呼气时让眼球向下转动，去观肚脐。下一个步骤，则是在整套呼吸控制练习中只观同样的点，无论是吸气或呼气始终不变。总之，先在屏气时内观，然后再试着于吸气、屏气时去做内观。练习几个月之后，观照整套呼吸控制练习应该就不成问题了。

问：内观时，真的需要动到眼部的肌肉吗？或者只要想象眼球在动就好？

答：内观时的确会用到眼部肌肉，它们并不是放松的。不过，不同的内观技巧也会有不同的效果。很多人因为太过紧张，一直眉头深锁，对于这样的人，我会建议他们在吸气和呼气时向下看，因为眼睛向下看的时候，眉间就不会那么紧张。换句话说，观眉间的部位会造成肌肉紧张，如果会导致此结果，就表示这种技巧不太恰当。内观练习必须循序渐进，否则会造成头痛。

问：您会为了冥想，而使用观蜡烛的瑜伽技巧吗？

答：观蜡烛是外观（external gazing）的一种形式。在印度，我们每天早上通过一种特别的手印来观太阳。这样做的理由，是要让我们熟悉太阳的样子，好在练习呼吸控制时以内在之眼来观想太阳。观蜡烛的道理也是一样（我们称之为 trāṭaka），只是没必要和呼吸控制法连在一起，有时候只是一种眼部练习。在呼吸控制练习中，使用的技巧主要是内观而非外观，因为在练习呼吸控制法时，注意力应该要导向内在。

问：在练习呼吸控制时结手印，难道不会造成分心吗？毕竟如此一来，还得去注意手部的姿势。

答：当然有此可能。但也正因如此，才更需要循序渐进练习这些技巧。要是你跟我学呼吸控制法，我可能会等上好一段时间，才告诉你这些技巧，而且一定会小心地、渐进地让你认识它们。一切增进活力的努力，都应该要循序渐进，因为做得太急，反而会造成反效果。

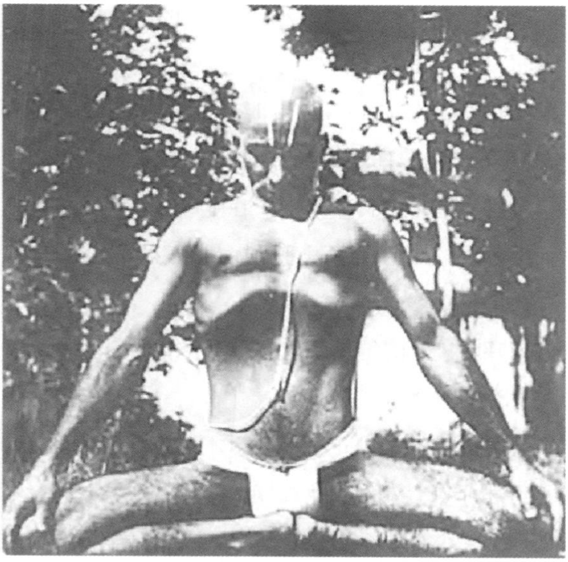

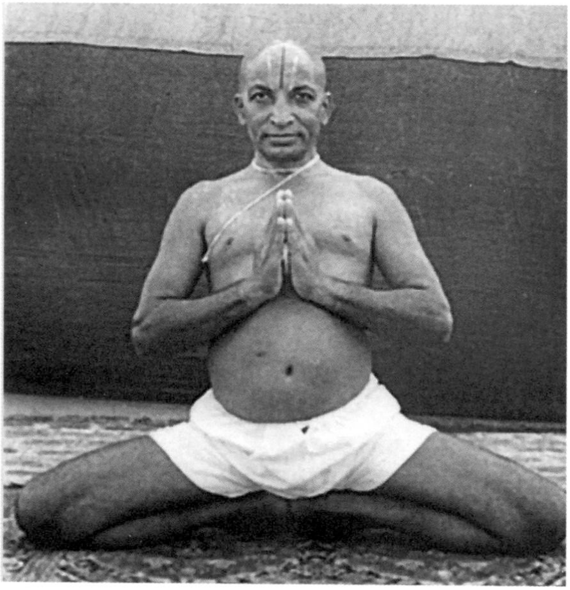

（上）克瑞斯那玛查亚示范全部三种收束法：收颔收束法、收腹收束法和会阴收束法

（下）克瑞斯那玛查亚做会阴收束法

7.
收束法

在瑜伽的净化过程中，“收束法”（bandha）扮演了重要角色。我在前面已经提过，呼吸控制法能够借着引导生命之火的运动，协助减少体内的多余物质，而收束法，则是能强化这个过程的工具。古代经典教导我们：虽然体内废物会阻塞能量流动，但借着运用收束法，可以准确将生命之火引导到废物所在之处。简言之，收束法可以强化火的作用。Bandha这个字，指的是“绑起”“结起”或是“关闭”，被运用于瑜伽时，也可以指“锁上”。在做收束法时，我们以某种方式锁住了躯干的特定部位。

三个最重要的收束法，分别是“收额收束法”（jālandharabandha）“收腹收束法”（uddīyāna bandha）以及“会阴收束法”（mūīa bandha）。收额收束法会牵动颈部和脊椎上半部，让整个脊椎挺直；收腹收束法的重点在横隔膜与骨盆之间；而会阴收束法则涉及肚脐与骨盆之间的部位。

收束法技巧

学习收束法，一定要有老师指导，才能安全地学习。学习收束技巧时，一定要先从收颔收束法开始，只有先练习这种收束法一段时间，且相当娴熟之后，才可以去学另外两种收束法。

•收颔收束法•

下图显示了三种收束法进行的位置。做收颔收束法时，挺直脊椎，头往后拉一点点，并伸展颈部、收起下颚。这种收起下颚、挺直背部的动作，就是收颔收束法。虽然并不是每一种体位法都能运用这种收束法，但大多数都没问题。

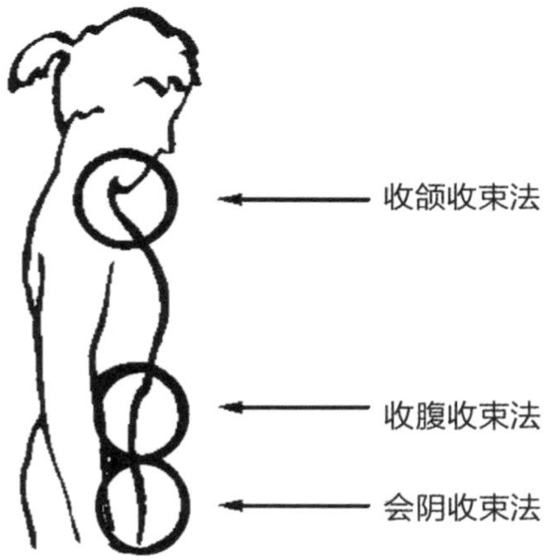

收颔收束法、收腹收束法以及会阴收束法的位置

•收腹收束法•

熟悉收颔收束法之后，才能尝试练习收腹收束法，这种技巧会抬起横隔膜和下腹部。开始呼气时，收缩腹部；在呼气结束之时，腹部应该已经完全收缩，被向上、往后拉至脊椎，同时使得横隔膜上升。熟练这种收束法之后，肚脐可以向后移至脊椎，直肠和背部的肌肉也会跟着收缩。完成收腹收束法时，整个腹部会是空的。

这个练习里很重要的一点是，让腹部的收缩及放松都缓缓进行。举例来说，要是在呼气之后屏气了十秒，就至少应该花上两秒来放松腹部。如果做完收腹收束法之后没有完全放松腹部，就会妨碍接下来的吸气，你也会觉得闷闷的。诸如水平身印式和下犬式这样较为简单的体位法，可以让我们轻易地体验到收腹收束法的正确感觉（见上页图）。

•会阴收束法•

会阴收束法出自收腹收束法：在呼气之后，放松上腹部与横隔膜，但下腹部继续维持收缩。换句话说，只要让肚脐以上的部位放松，以下则继续保持收缩。我们可以从收腹收束法转换到会阴收束法，但无论是哪一种，都要在呼气后屏气。在之后的几次呼吸间保持会阴收束法，即使是吸气时也不例外。

收束法与体位法

以简单的体位法来开始收束法练习，身体才比较容易适应。下图示范了一些此类体位法。最简单的体位法，是仰卧躺平、双手过头置于地板（1），这种姿势称为水平身印式（tadākamudrā），这种体位法可以练习收腹收束法。Tadāka 指的是印度神庙里的大池子，以这种体位法收缩腹部，能让我们想起这种大池子。另一种练习收束法的简单体位法，则是下犬式（2）。只要能轻松运用这些体位法来练习收束法，就代表我们已经准备好以坐姿来练习收束法，例如采取大身印式 (3)。事实上，只有能同时完成三种收束法，这种体位法才能被称为大身印式。在大身印式里，脚跟置于会阴的位置能支持会阴收束法。

只有在熟练于以水平身印式（1）和下犬式（2）法练习收束法之后，才能试着以大身印式（3）来练习收束法。

除了收颔收束法之外，另两种收束法都能以倒立姿势进行。收束法在倒立式这样的体位法里很容易进行，因为身体此时的姿势，十分有利于（以收腹收束法）将废物推向火焰，并（以会阴收束法）让它们停在那里。在此时，火焰会向上朝着废物烧去，而废物也会向下投入火焰。

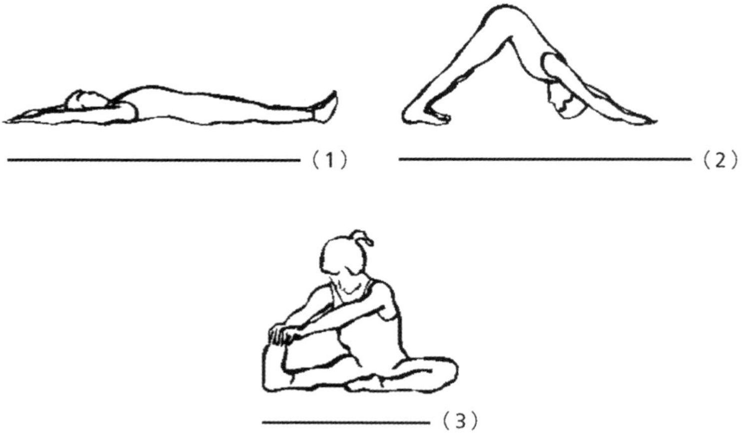

练习收束法的简单体位法：水平身印式（1）、下犬式（2）、大身印式（3）

要是十分熟练肩倒立式的呼吸，那么以这种体位法来练习收束法也很不错。总而言之，练习收束法的最佳体位法，是少部分的倒立式，以及所有的仰卧式与脊椎挺直的坐姿。但反过来说，在后屈或是扭转的体位法里练习收束法，即使不是根本无法做到，也会十分困难，最好加以避免。

请注意：不要在整套体位法练习里一直运用收束法。因为就像其他技巧一样，收束法应该被善巧练习，而非过度练习。一个好老师的协助是相当重要的。

收束法与呼吸控制法

只有在能用上述几种体位法来练习三种收束法，而且不会觉得不舒服之后，才算够资格将收束法引入呼吸控制法中。现在就来看看，收束法如何强化呼吸控制法的净化效果：收额收束法能调整躯干，让脊椎挺直，气更容易把火推向该烧的废物；收腹收束法接着将废物举向火焰；而最后，会阴收束法帮助我们让废物停留在那里，直到燃尽。

这三种收束法既可以运用于体位法，也可以运用于呼吸控制法。事实上，在吸气、呼气以及屏气的整个过程中，始终可以维持收额收束法，而会阴收束法也同样能用于整套呼吸控制法。然而，收腹收束法则只能在呼气后屏气时加以练习。

由于收腹收束法只能在呼气后屏气时进行，因此其重要先决条件之一，就是练习者必须能在呼气后屏气相当的时间，而且不至于牺牲掉吸气与呼气的质量。倘若做不到，就不要进行这个练习。同样地，如果想练习收额收束法，必须先确定你的颈部和背部都不紧绷，收下颚时，才能毫无困难地维持脊椎挺立；反过来说，要是你在脖子还僵硬时就试着收下颚，则会带来更大的紧绷与疼痛。在练习头颅清明式和风箱式呼吸控制法时，只能搭配练习收额收束法；但在练习清凉呼吸控制法时，则不能练习这个收束法，因为在进行清凉呼吸控制法时，头部必须上下摆动。

若想在练习呼吸控制时做收束法，必须先决定好适当的呼吸比（亦即吸气、呼气与屏气的比例），这个呼吸比，必须是在不做收束法时，能让我们在十二次呼吸间始终感到舒适的比例。在决定好适当的呼吸比之后，就可以逐步将收束法引进呼吸控制里。就像一般的体位法练习一样，这里同样也依据次第进程，循序渐进迈向更费力的收束法。在练习呼吸控制的过程中，逐渐让呼吸变得细微，最后以简单的呼吸来结束呼吸控制练习。直到有所进步之前，都不要增强练习的力道，练习时必须有耐心，既不勉强身体，也不勉强呼吸。

理解瑜伽

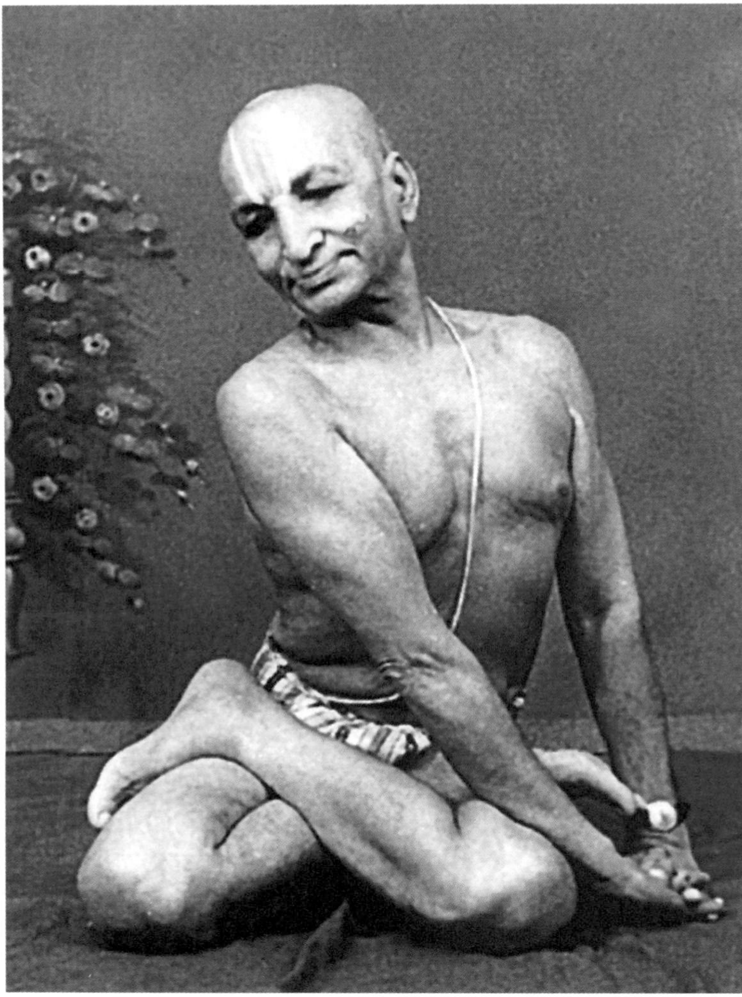

第二卷

克瑞斯那玛查亚示范莲花坐扭转式

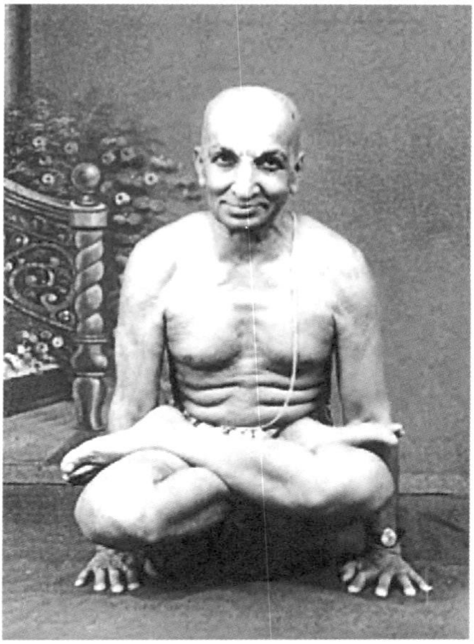

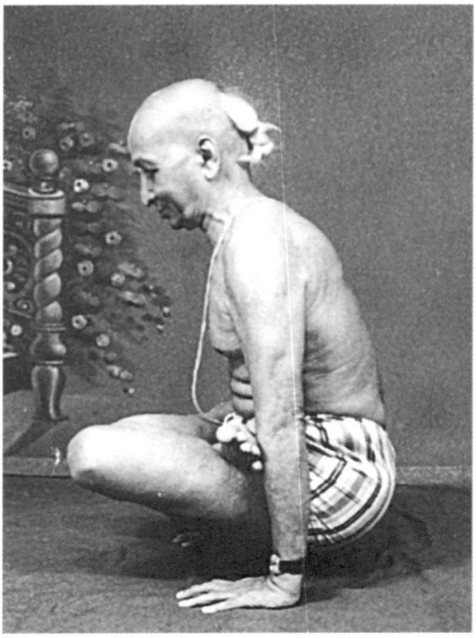

（上）克瑞斯那玛查亚示范天平式，正面

（下）克瑞斯那玛查亚示范天平式，侧面

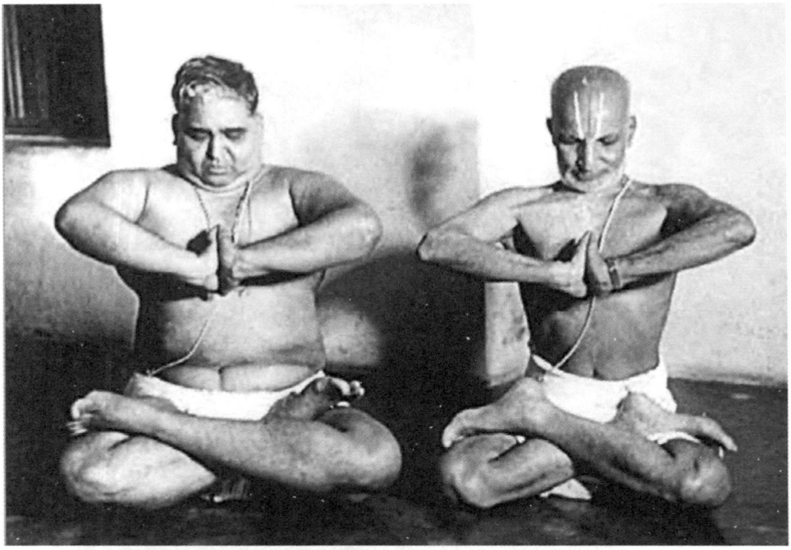

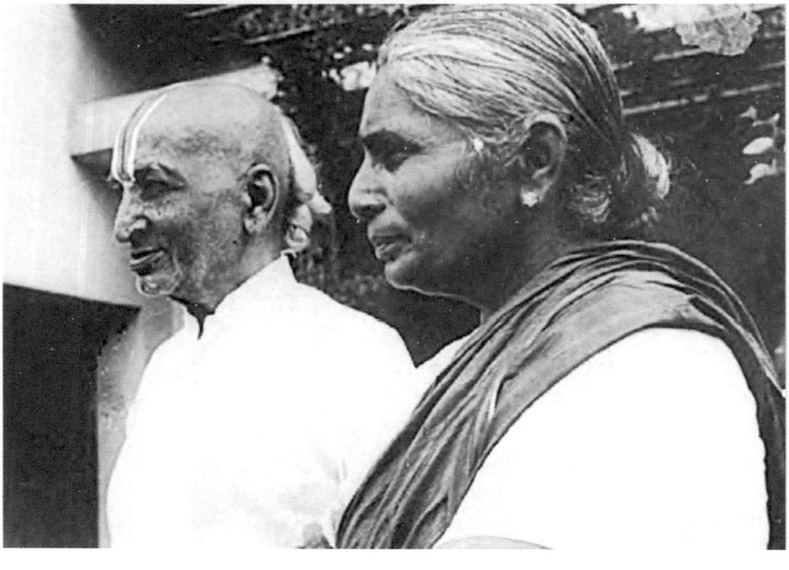

（上）克瑞斯那玛查亚示范莲花坐

（下）克瑞斯那玛查亚与夫人娜玛琪拉玛

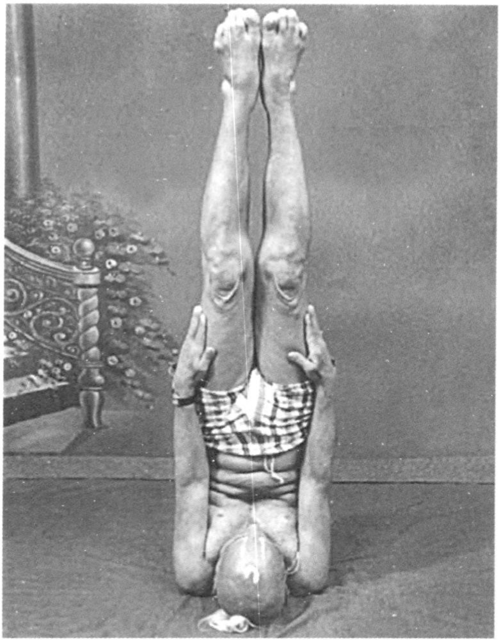

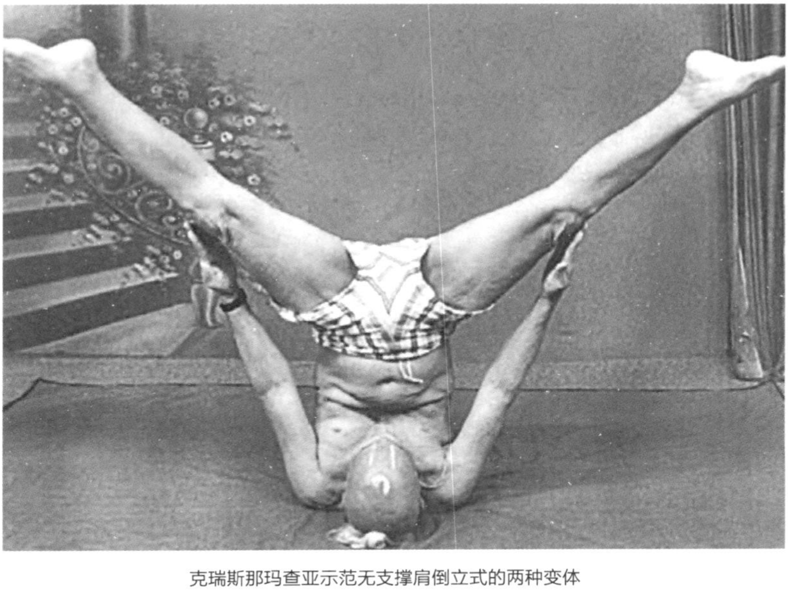

克瑞斯那玛查亚示范无支撑肩倒立式的两种变体

8.
让心迷惑之物

瑜伽的定义有很多，我已经提过了几个：

瑜伽，是从一处移动到更高的一处。

瑜伽，是将两件东西结合为一。

瑜伽，是全神贯注而不分心的行动。

这些瑜伽定义有个共同之处：有些东西发生了改变。正是这个改变，将我们带到了从未到过的地方。也就是说：从前不可能的，现在成为可能；从前做不到的，现在可以做到；而从前看不到的，现在也可以看到。很多人接触瑜伽的最重要理由之一，就是想要有所改变，无论这个改变是思考更清楚、感觉更舒服，或是在生命的各个领域百尺竿头更进一步。对于这种种努力，瑜伽的确可以帮上很大的忙，而且我们开始付诸努力时，瑜伽也没有设下任何门槛。虽然瑜伽起源于印度，却不代表得先变成印度教徒，才能练习瑜伽；相反地，即使是印度教徒，也未必就会进行瑜伽修习。瑜伽并不要求练习者接受特定的信仰体系，我们如果已经有了自己的信仰，瑜伽也不会挑战它。不论是什么人，都可以进行瑜伽修习。至于每个人的起点何在，就要看当下状态而定，基本上，起点是很个人的。

不过，我们为什么会开始这段旅程呢？一般说来，那既是因为我们感觉到自己的所作所为，未必对自己、对他人是最好的；也因为我们发现自己对周遭及内心发生的事，并不总有明确的认识。那么，种种状况又为什么发生？因为无明之幕遮蔽了感知。无论在什么时候，我们对于自身处境的评估可能是对的，却也可能是错的，然而在那个当下，往往不会知道自己是对还是错。要是对于自身处境的看法是错的，那么无明就会出现，并迷惑之后的行动。如此一来，无明既影响了行动，也影响了行动所带来的结果，我们或早或晚，都会受到这个结果的影响。稍早已经提过，从瑜伽的观点来看，每件事都是真实无妄的，即使是无明这个众多问题的根源，也是真实而有其价值的。这种接受看到与经历到的每件事的概念，谓之“实在论”。但在此同时，瑜伽也宣称万物不断地转变、流动，到了明天，万物不再会是现在的样子，这种想法，则称为“转变论”。

要是我们随着瑜伽更进一步思考，就会发现：之所以有某种东西能够觉知万物的变化，是因为这个东西本身不会改变，那便是纯粹意识，它深藏于我们之中，也真的能够看到、觉知到万物的真实本性及其不断改变的事实。不过，即使是纯粹意识，也同样会被遮蔽心识的无明之幕掩盖。

我已经提过，无明是如何以四种方式被表现与感受的：第一种是自我感。诸如“我是对的”“我很难过”“我是瑜伽老师”这种种陈述，都算是自我感。因为所谓的自我感，就是全然将自己视同某种会改变的东西，而这个东西可能到了明天就不再属于我们。另一种无明是执着，对于所需要或是不需要的东西的欲望。第三种无明是拒斥，可能以拒绝或是憎恨表现出来。最后一种无明则是忧虑感，或者也可以说是对死亡的恐惧，因为我们总是会用尽一切力量求生存。以上，便是无明的四种表现方式。

瑜伽修习的最重要目的，就是减少无明，好让理解得以逐渐浮现。然而，又怎么知道自己是否真的清楚见到或是了解了某些事情？判断标准之一是：在我们见到真理或是达到高于自己平日的理解时，内在深处会感到安宁而平静，且出现一种满足感，觉得自己不会失去任何东西。这样的满足感，并不同于观看美丽事物的满足感，还要更为强烈而确定，因为它位于我们的内在深处，不受任何情绪与判断的影响。而这种满足感的中心，正是纯粹意识。

瑜伽既是移动，也是抵达。我们所练习、并能通过练习而得到进步的瑜伽，称为“净化瑜伽”（即所作瑜伽）。《瑜伽经》认为净化瑜伽是由三个要素所构成的：修练、洞察自身和交付予神。修练指的并不是赎罪或苦修，而是让自己身心健康的行动，是一种内在净化的过程，用来移除自己已不再需要的东西。洞察自身则是一个渐进的过程，我们借此来发现自己是谁，身在何处，自己是什么。事实上，体位法练习也正是以这些问题为起点。我们以观察呼吸与身体来踏出第一步，并在之后不断重复这个步骤，期盼能随着时间，增加对自身及当下处境的认识。借由这种方式，也能学着去判断下一步该做什么。如果认同《瑜伽经》的看法，就会发现：无论是哪种瑜伽修习，都和洞察自身密切相关。最后，交付予神的字面意义，其实是“谦卑地交付予神”。不过，由于在净化瑜伽里，是否要接受神，由人自行决定，所以在净化瑜伽的脉络中，交付予神的意义其实与“专注行动”更为相关：重视每个行动的质量，而非随之而来的成果。

在正常状况下，行动的顺序应该是先决定目标，将之铭记在心，然后采取行动以达成目标。然而实际发生的情况往往却是：我们时常改变、甚至忘却自己原本的想法。举例来说，有人觉得自己需要一百万元，于是花上两到三年去达成目标。但有一天，他可能突然觉得这个目标没什么意义，于是另一个很不一样、却更重要的目标，就取代了赚一百万的目标。因此，我们应该保持弹性，以因应旧愿望和旧想法的改变，而且离努力成果越远，也就越应该保持弹性。要是多去专注过程而非目标本身，即使原先设定的目标无法完全达成，也不至于太过失望。专注于行动时的心神状态，少去在意行动所可能带来的结果，便是净化瑜伽中交付予神的真谛。[①]

无明也是会变化的，随着自我感、执着、拒斥以及忧虑感等种种表现，而有所不同。无明有时表现为焦虑，有时表现为执着、否定、贪婪等等，这四个面向的比重未必每次相同。一般来说，虽然这四个面向每次都会出现，但其中总有一两个是主导，其他几个则潜伏于后。

仅仅一时半刻觉得平静，并不代表已经克服了自私倾向，因为我们完全不知道无明会在什么时候、以何种方式出现。无明就像播下的种子，一旦得到了水分、营养还有空气，就会开始生长，而适合不同种子生长的环境与时刻，也不尽相同。有可能执着怂恿我们做一件事，但自我感却禁止我们去做；或者我们想引人注目的自我感太强，而为了证明自己的确是个角色，忧虑感便受到了压制。

总之，即使无明看来已经远去，我们还是不能掉以轻心，因为那四个面向并不总会浮上台面，而对于它们的力量与强度随时处于变化的事实，也应该时时保持警觉。无明的四个面向有时很模糊，但在另一些时候，又会排山倒海地吞没我们。由于无明的层次如此之多，必须时时不断对行动保持觉察与警惕，才有可能降低无明的影响。有人若能持续几年保持心识清明，那当然表示有很大的进步，不过即使如此，无明仍有可能像地震一样偷袭他们。而这也是为什么我们不断强调瑜伽修习的目的，是为了追求更深的理解，而且应该持续进行，好让无明降到最低。

① 原书注：《瑜伽释论》（Yoga Bhāsya）是最古老的《瑜伽经》注释，在其中，关于对行动应该采取什么样的态度，乃是界定交付予神（īśvarapraṇidhānā）的核心所在。《瑜伽释论》写道："īśvarapraṇidhānā 是将一切行动交付予神，放下对于行动成果的欲望。"

练习瑜伽与冥想几天，或许能带来短时间的帮助，但影响不会持续太久，因为这样的练习应该是一个循序渐进的过程，需要日积月累，并非一蹴可及。虽然我们可能今天做得比昨天好，却依然需要持续练习，因为明天仍有可能退步，而非进步。总之，要持续修练，直到无明的种子被烧尽，再也不能复生为止。只要种子还在，就无法确定会不会再冒出来。无明与不行动是密切相关的，而即使是不行动，也会带来结果。《瑜伽经》里提及，行动的后果是好是坏，视无明对行动的影响力而定。[①]

《瑜伽经》里区分了两种行动：减少无明、带来智慧的行动，以及增加无明的行动。我们的行动可以增加无明，也可以减少无明，而无论是体位法练习、呼吸控制法练习、冥想、专注观察、找寻自我，或是探索特定问题，在瑜伽修习里做的每一件事，都是以减少无明为目标。

每个行动都有结果

一切作为都会产生效应，无论是马上出现，或是隔上一段时间。每个行动都有结果，而且会影响到后续的行动。举例来说，如果我们对待一个人友善，他下一次与人交往时，也会对人友善。这是一个连续的过程：第一个行动影响之后的行动，然后一个接着一个，无穷无尽地延续下去。之所以要对一切行动保持警觉，原因正在于此。

那么，有什么方法可以避免做出让自己后悔的行动，也就是会带来负面结果的行动呢？有一种方法是禅那，在这里的脉络指的是“沉思”（reflection）。[②]沉思的形式有很多种，举例来说，面临重大决定时，你

① 原书注：《瑜伽经》2.12以下。

② 原书注：《瑜伽经》2.11。

可以想象一下，如果采取和本能相反的行动，结果会如何？[1] 试着把做出决定的结果想象得越真实越好。无论面对的问题是什么，或者你的感受是什么，做下任何决定并采取行动之前，应该要用开放的心胸与某种程度的客观性，好好地思考面临到的问题。这种意义下的禅那，指的是平静、警觉的思考，也就是一种冥想，目的是扫除偏见，并避免之后会让你后悔、为你带来“苦”（duḥkha）的行为。

禅那可以强化自足的能力，而瑜伽则能有助于独立。虽然很多人会依赖心理师、上师、老师、药物，或是其他东西，但每个人都希望能得到自由。

有些建议和指引或许很有帮助，但最后，只有自己才是自身行为的最佳判断者。没有人比我们对自己更感兴趣。借着禅那的帮助，可以找到属于自己做决定之道，也能更了解自己的行为。

除了衡量若不照自己原本的意思去做，会产生什么结果之外，还有另一些不同的方式，可以协助我们与行动抽离，例如听音乐会、散步，或是做些别的事，都有助于沉淀思想，因为在这些时候，心识可以无意识地、没有压力地活动，而且做些别的事也能帮助我们抽离当下的情境。这样的时间也许并不长，却让我们有余裕，将心识放在和这个决定相关的每件事上。然后，也许借着平静与抽离，我们可以做出更好的决定。这种暂时从情境之中抽离，好从不同的视角来进行观察的做法，称为“对治”（pratipakṣa），这个词同时也可以指思考其他可能行动的过程。[2] 用在禅那上的时间是极其重要的，借着自我反思，可以提升行动的素质。

另一个和无明密切相关的概念是苦。有时候我们会用“痛苦”“麻烦”或“病痛”来解释这个词，但最好的解释应该是“受限的感觉”。

① 原书注：在《瑜伽经》2.33和2.34里，将这种概念称为“对治修”（pratipakṣabhāvana）。

② 原书注：《瑜伽经》2.33。

苦是一种让人有压迫感的心识状态，与肉体的痛苦截然有别，我们也许会感受到巨大的苦，但肉体却并没有痛苦。苦作用的层次是心识，它全然是一种心识状态，在这种状态中所经验到的，是行动与了解的能力受到限制。即使我们并未因此潸然泪下，但内在深处还是会觉得困扰、受限、痛苦。

反过来说，当内在感受到轻快、开放，经验到的就是苦的反面，一种被称为“乐”的状态。[①]苦的概念不仅对瑜伽很重要，对于印度所有的主要哲学流派也很重要。在生命的不同阶段，有不一样的苦，我们的目标就是将之消除。这是佛陀所教导的、吠檀多所追求的，也是瑜伽所试图要达到的。

苦起于无明

苦和无明的关系是什么？答案是：每个起于无明的行动，都会造成某种形式的苦。只是我们常常感觉不到无明正以自私、欲望、憎恨或恐惧的面目出现，却能感受到它带来的结果，也就是苦。另一方面，苦的形式有很多种，但它浮现之前，我们往往也不会知道它将以何种面目侵扰我们。有些时候，我们可能真的会觉得闷闷的；但另些时候，只会注意到苦存在于思想或感受之中。然而，不论苦的形式是什么，可以确定的是：只要行动起于无明，苦就一定会出现。而且，即使另一个行动是由清明的心识所主导，也还是不能消去心识中的苦。我们也会慢慢发现，有些行动不会导致负面效果，而另一些原本以为不错的行动，之后却造成了苦。

① 原书注：乐（sukha）是《瑜伽经》里不断出现的一个词，其字义解释应该可以帮助我们更加了解它的原意：kha指的是像“空间”这样的东西，而su的意思则是“快乐”“幸运”或“美好”。因此，若以图像来隐喻作为乐反面的苦，便是一个黑暗的房间。

甚至沿着瑜伽修习之路前进时，也会产生苦。在看到想要的东西时，苦还不至于马上产生，但若得不到这个想要的东西，苦就会开始浮现。人试着想改善生活时，便常常感受到这种类型的苦。因为他们急切地想寻求真正的洞见，结果得到新理解与新行动的速度，总是赶不上理想的速度。

这种急切渴求进步，却因为收获不够，而造成了苦和不快乐的故事，在印度的伟大灵性经典中屡见不鲜。要切记的是：即使人们努力想让自己变得更好，这样的事仍照常发生。

自己无法在新环境中得到安适时，也会产生苦。而养成做某些事、不做某些事的习惯，也是苦的根源，那样的习惯一旦被破坏，会让我们觉得不安。生活的惯常模式若无法被延续，也同样会造成困扰。这一类型的苦，起于会带给我们满足感的行为。

还有另一些行为可能造成苦。在某些时候，改变一个我们明知不好的习惯，也会造成痛苦、带来苦。改变一些其实没帮助的习惯之所以如此困难，原因也正在于此。放弃习以为常的行为模式，或许非常痛苦，但我们还是得靠自己去发现原因所在，才有可能克服困难。[①]

苦起于德

为了了解苦，我们必须了解瑜伽所谓的三种心识特质：惰性（tamas）、激性（rajas）以及悦性（sattva）[②]。这三种质量，又合称

① 原书注：因此，我们在这里所讨论的苦，其实有许多不同的面向：无法认知或接受改变所带来的是 pariṇāma-duḥkha（变易苦）；需求无法被满足，造成的是 tāpa-duḥkha（贪苦）；而 saṃskāra-duḥkha（行苦），则起于放弃习惯所遭遇的困难。在《瑜伽经》2.15里，有关于苦种种成因的讨论。

② 传统上译为“暗”“忧”“喜”或“答磨”“罗阇”“萨埵”。

为德（guṇa）。[1]

惰性是感觉与决心的沉重状态与迟钝状态。举例来说，轮到你应该发表演讲时，你突然觉得十分疲惫，在演讲途中很难保持清醒，于是听众（和你自己）对这场演讲感到非常失望，而你最后也感到了苦。惰性指的就是这种疲惫感。而在另一方面，有时候明明到了上床时间，但你的心里却高喊着："走吧！去看场电影！你该去看场电影！现在怎么可以睡呢？"这种心识特质被称为激性，让人想去行动、想去做些事。最后，第三种特质称为悦性，指的是没有惰性与激性的状态，没有沉重感、疲惫感，也没有躁动与不安，有的只是清明。也只有这种特质不会带来苦。

这三种特质会有所循环，有时主导的是这个，有时轮到那个，唯有清明的悦性，能全然正面地减少苦；相反地，惰性与激性则可能会造成苦。举例来说，要是我真的需要睡眠，也真的想睡，这时的心识特质就是惰性，而且是好的；不过，要是我得去演讲，或是想去听一个演讲，那么由惰性所主导的心识，就会带来不少麻烦。

所有造成苦的要素都大肆活动着，而且会减少我们的空间与自由，最后让我们的能力也受到限制。如果警觉性够，随时就能意识到这种种力量在内在的活动。通过瑜伽修习，可以更加警觉这些内在活动，因而减少它们带来的限制，避免可能产生的苦。而当我们能觉察到苦的存在，并好好面对它时，也就能找到一条摆脱它的出路。觉察苦之所以是摆脱它的第一步，原因也正在于此。

最后，瑜伽也认为有一种叫"解脱"（kaivalya）[2]的状态，达到这

① 原书注：在《瑜伽经》里，其实并没有详细讨论三种德的概念，而只有在2.18中略微点出，在其他部分，德则常常被当作一个前提。在数论派的典籍里，有许多关于德的解释。数论派认为：德包含了上述三种特质，它们适用于一切物质（我们的思想、感受以及全部的心理活动都包括在内），但不适用纯粹意识。此外，即使是三种德的活动，也可能造成苦。见《瑜伽经》2.15。

② 佛教名相中的"解脱"，梵文为mokṣa、vimokṣa，用字与此有所不同。

种状态的人，已经从造成困扰与苦的外在牵挂中获得解脱。[①]举例而言，我有一台对我来说非常重要的收音机，但我儿子有一天把它弄坏了，我很生气，还对儿子发火，即使他并不是故意的。但事实上，我并不应该生气才对，因为说到底，那也不过是台收音机而已。虽然我的确不该助长儿子的粗心，但我同时也该更有弹性，去看看实际上到底发生了什么事。弹性总是减少苦的良药。

① 原书注：《瑜伽经》2.25。解脱是瑜伽的核心关怀。《瑜伽经》的最后一章，即以“解脱”为标题。

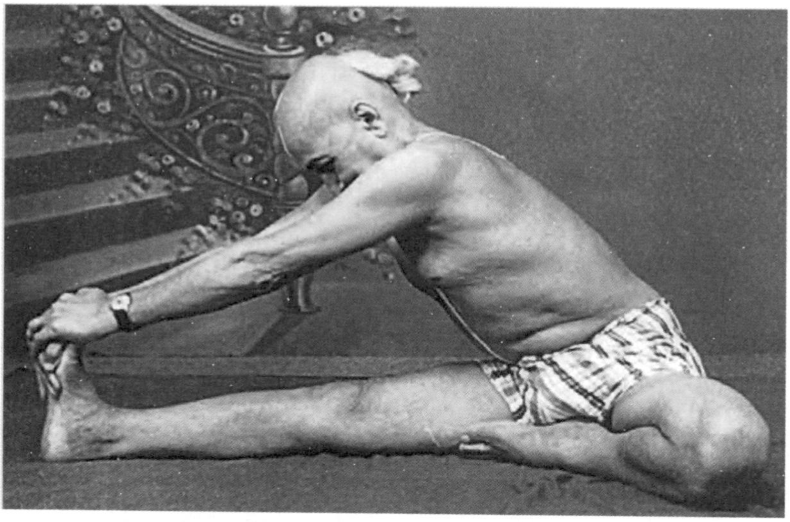

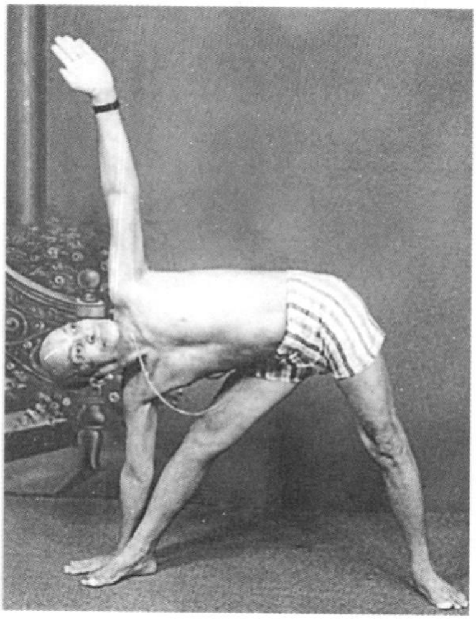

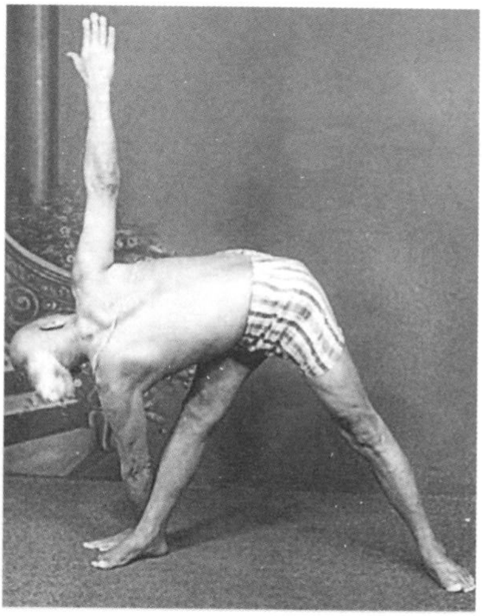

（上）克瑞斯那玛查亚示范大身印式

（左下）克瑞斯那玛查亚示范三角式变体：三角侧伸展式

（右下）克瑞斯那玛查亚示范三角扭转伸展式，也是三角式的变体之一

9.
行动必留下痕迹

我已经提过，无明的错误知识会影响行动。有时我们无法看清事物的本来面目，以致依误解而行。这样的行动通常不会立刻产生负面影响，但我们迟早尝到苦果。因某个感官而起的行动，会影响另一个感官，长此以往，我们也就越发不自由。要是始终故我不改其道，结果也终将是苦，一种受限制、不自由的感觉。苦起于欲望，当得不到想要的东西的时候，苦就会生起。此外，因为情境发生变化，而无法重复特定的愉快经验时，也会造成苦。最后，放弃习以为常的东西，也会产生苦。要是我们习惯拥有某种东西，现在却没有了，就会感受到苦。

苦：寻求清明的必经之途

《瑜伽经》里说道：虽然苦无处不在，我们却未必感受得到，有些人甚至从来没有察觉过它。而吊诡的是，那些寻求清明的人，也正是时常深刻感受到苦的人。毗耶娑为《瑜伽经》写的注释（在书末附录一里，有关于这本注释的讨论），对此做出了一个很好的比喻：皮肤上的沙尘不会给人带来什么伤害，但只要有一点跑进眼里，就会带来很大的痛苦。换句话说，寻求清明的人会变得特别敏感，因为必须张开眼睛，无论举目所见有多么不堪，都不能把眼睛闭上。那些寻求清明的人，会比其他人更早感受到、看到东西，而生起了一种特别的洞见、特别的敏感度。我们应该正面看待这件事，因为这种洞见与敏感度，就仿佛是车里的警示灯，情况不太对劲时，可以做出提醒，而我们要是智慧具足，也就会去查出问题到底出在哪里。寻求清明的人，总是会比不寻求的人见到更多的苦，因为这种对苦的觉察，来自于更高的敏感度；相反地，不寻求清明的人，甚至对什么东西会为他带来快乐或痛苦，也一无所知。

我在前面已经谈过，激性、惰性和悦性这三种德的运作，会如何引起苦：激性是积极、猛烈的，能促使我们行动。有些时候，激性会让心识持续处于亢奋状态，静不下来，特质是不安与易怒。激性的反面是惰性，是种心识固定、不动、沉重的状态。最后，悦性是一种洁白、清晰、透明的洞见，也是另外两种德都不具主导性的状态。随激性与惰性关系的不同，苦也会表现为不同形式。而我们的目标，则是减少这两种德，让心识维持在悦性状态。

认识苦的过程，可以分为七个阶段。第一个阶段是发现有些事不大对劲。举例来说，我们可能发现有些习惯应该要改，或是觉得非去做些跟平常不一样的事情。在这个时候，或许我们还不确切了解该做什么，但至少已经觉察到问题的存在。这是七个阶段中的第一阶段。那些寻求理解的人，会比一般人更容易感到有地方出了错。至于剩下的六个阶段，由于过于复杂，不适合在这里讨论。在毗耶娑对《瑜伽经》2.27 的注里，有列出这七个认识苦的阶段。

根据《瑜伽经》的看法，心识具有五种能力，梵文称为 vṛtti，意思是“运动”或“活动”。第一种活动叫“正确认知”（pramāṇa），通过感官的直接认知；第二种活动叫“错误认知”（viparyaya），错误的了解；第三种活动叫“虚妄分别”（vikalpa），想象的能力；第四种活动叫“沉睡”（nidrā），无梦的睡眠；最后一种活动叫“念”

（smṛti）[1]，储存经验或观察的能力。

除了沉睡之外，其他四种活动全同时进行，我们每一刻都能经验到它们的并存。这些心理活动无论是单独或是混合出现，未必能化解某种形式的苦，但却能影响苦的轻重。举例来说，虽然梦是因为这种种心理活动而产生，但一场梦会不会让我们感受到苦，却取决于梦的影响有多大。梦的影响可能是好的，也可能是坏的，视我们如何处理它，还有它对我们做了什么。

纯粹意识借着心识来进行认识

心识和我们用来行观看功用的纯粹意识之间，究竟存在什么样的关系？《瑜伽经》说道：纯粹意识只能借由心识来进行观看。如果心识被蒙蔽，认知就会被蒙蔽，纯粹意识自然也会受到影响；然而，只要心识是清明的，它的观察力就能维持在最佳状态。当纯粹意识通过心识、也借着心识的帮助来进行观察时，观察质量全然仰赖心识状态。心识是纯粹意识赖以进行观看的工具，而在此同时，心识为了观看所需的精力与能量，却也来自于纯粹意识。[2] 因此，既然我们无法直接干涉纯粹意识的运作，就只好借着对心识作功，来影响纯粹意识。而借着瑜伽，心识可以变得越来越透明，纯粹意识于是也能看得更清晰，并让我们也观看到同样的东西。

决定注意力该放在何处的，往往是心识。心识之所以如此，是因为原本就被制约为如此。让心识不断采取同样行动的制约，称为“行”

① 本书的《瑜伽经》将其译为“记忆”，但因这里谈到观察的能力，所以采传统译法“念”。

② 原书注：帕坦伽利以draṣṭṛ指涉“见者”，也就是纯粹意识，dṛśya指涉“所见者”。帕坦伽利认为：在混同见者与所见者时，无明也会随之产生。这样的混同称为saṃyoga，指的是两个东西由于结合得过于紧密，导致难以区分。在混同发生之际，苦的种子便已播下。

（saṁskāra）。行，是制约我们言行举止的一切行动的总合，可能是正面的，也可能是负面的。之所以要进行瑜伽修习，也正是为了通过瑜伽，来塑造新的、正面的行，而非强化旧的、会造成限制的行。当新的行够壮大之时，旧的、不好的行也就不能再影响我们了。到了这个时候，甚至可以说我们开启了全新的生活，因为新的行为模式一旦确定之后，旧的模式也随之失效。

在练习体位法时，我们所做的动作虽尚未全然受到习惯的制约，可是仍不脱我们的能力范围。所以设计一套练习加以实行之后，心识多少能变得清明，我们也不再完全受制于习惯。出现这样的效果时，或许可以稍微更动练习计划，以当下更清明的心识，来看看该做什么对自己比较好。这种再调整的步骤，称为转向（parivṛtti），vṛtti的意思是“运动”，而pari的意思是“围绕”。

想象你正开着车，然后右前方突然出现一棵树。在你的心里，你看到若不改变方向的话，会发生什么事：直直撞上树。于是，为了避免那样的结果，你立即转到另一个方向。转向的意义，便是这种预见即将发生的事，然后适当做出调整的能力。为了不让心识继续往同一个方向飘移，所以我们练习体位法，或是做些能让自己看得更清楚的事。诸如此类的活动，也许能让我们看清自己走错了路。如果这样的转向没能带来帮助，我们接下来的行动很有可能仍由心识、而非纯粹意识决定。有些哲学家说得很好：心识是忠心的仆人却也是可怕的主人。心识并不是主人，却常常表现得像个主人。这也是为什么让纯粹意识有机会去做该做的事（即清楚地观看），绝对是有益的，因为我们若一直因循旧习，心识真的会反客为主，占据主导权，纯粹意识则变得什么也做不了。

理想上，开始瑜伽修习，就已经启动了阻止伤害自己的过程。我们并不需要刻意停止做某些事，也不必刻意去做什么事，因为我们已经转向正面之物，所以不好之物，今后也会逐渐消失。

纯粹意识让我们看到心识如何发挥作用，以及该如何对待心识。纯粹意识并不消灭心识，而是让我们有控制心识的能力。借着纯粹意识，我们能了解自身长处与短处，以及哪些事物会造成自己多大的痛苦。我们用“明辨”（viveka）这个字，来描述纯粹意识的清明状态。明辨指的是能区别、能看到事物的两面，看到自己是什么、又不是什么。我们在前面说过，自我感这个字指的是“自我”（ego），在此同时，也可指涉纯粹意识与心识混杂一起的状态，在这种状态中，纯粹意识与心识一起行动，宛如一个统一体，但事实上，两者绝不会成为一体。不过，一旦明辨出现，纯粹意识与心识便可清楚被区分。

行的种类其实很多，所以有时候了解一下造成自己旧的、负面的行的成因，会很有帮助。不过，只有强大的行会真正造成问题，较弱的行，只会强化那些更有影响力的行。在一些情境里，我们可能心存善念做事，每件事也做得很好，却还是陷入困境。在这些时候，一颗平静的心能帮助我们理清问题，弄清楚为什么会发生这样的事。仔细思考自身处境，可以让我们以后更加警觉。

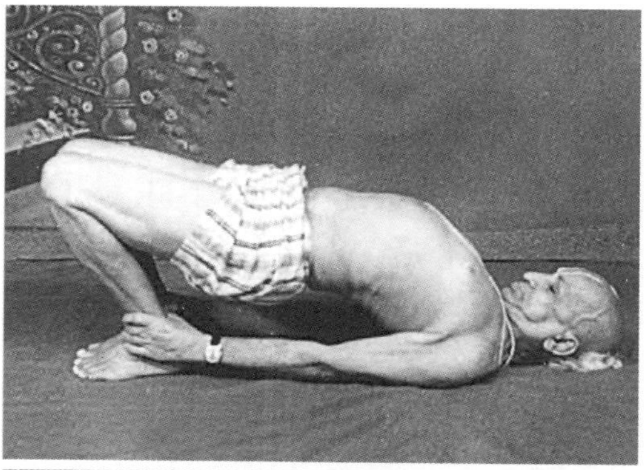
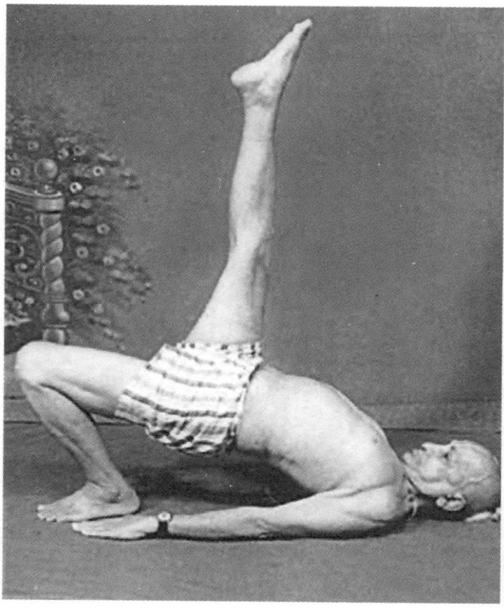
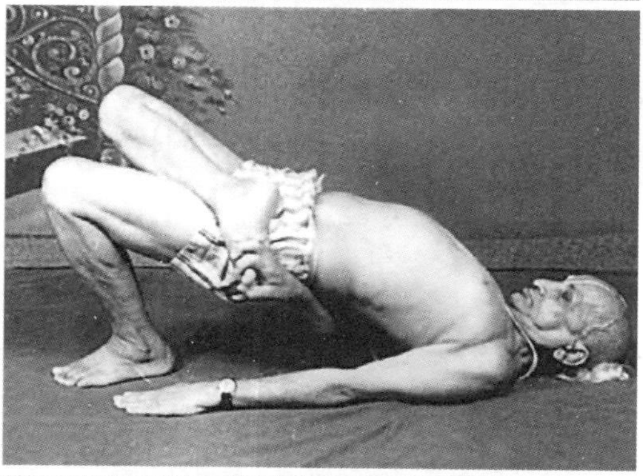
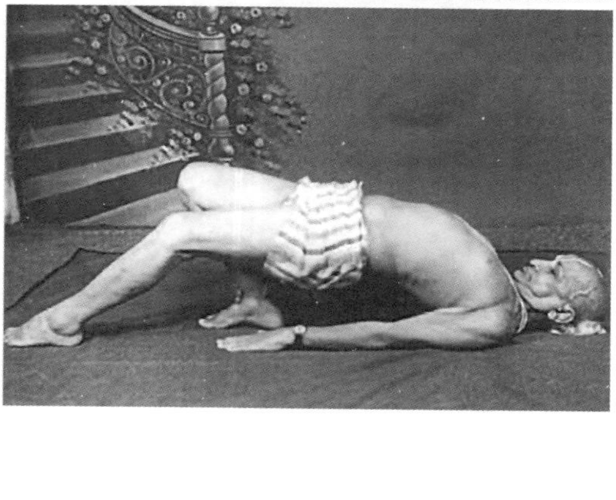

克瑞斯那玛查亚示范桌式之四种变体

10.
世界存在，为了被认识，被探索

瑜伽所服膺的是数论派哲学，数论派将世界分为两个范畴：一个是纯粹意识，一个是物质。纯粹意识是人真正的观看与感知所在之处，不会改变；而另一方面，物质则持续改变，并包含一切万物，其中包括心识、思想、感受与记忆。所有的物质，都可以被纯粹意识观看、感知到。在《瑜伽经》里，以见者代表纯粹意识，所见者代表可见之物。

一切在物质领域之物，都以原初（pradhāna）为共同根源，这个字指的是最初的质料，万物自它成形，所有生命也从中而出。一开始时，原初与纯粹意识间没有任何联系，然而之后产生结合，并像种子一样开始发芽。这个种子便是物质，整个物质世界自其成长茁壮。第一个出现的是“大”（mahat），最大的原理；从大之中产生“我执”（ahamkāra），即关于“我”的感觉；从我执之中，产生了“意识”（manas），即感官背后的能力；从意识又产生了“五唯”（tanmātras）和“根”（indriyas）：五唯指的是物质对象的色、声、香、味、触；而根指的是十一种感官，包括一切的心理活动、接受外在刺激的感官能力（如听觉、触觉、视觉、味觉、嗅觉），还有口、手、足、排泄与生殖等器官。自五唯之中，则产生了“五大”（bhūtas），即空间、气、光、水与地五种元素。

上面所说的，其实是相当简化的瑜伽演化论摘要。我们眼前所见的世界是由这些不断相互影响的因素聚合而成。不仅外在世界发生的一切对我们造成影响，我们内在之中发生的一切，也会影响我们与外在世界的关系。

只要稍微想想尸体少了什么，一定马上能了解何谓纯粹意识。在死亡之时，纯粹意识随之离去（至于它去了哪里，《瑜伽经》里没有着墨）。此时，即使身体、大脑以及其他感知器官仍在，但纯粹意识已经离开，所以也就不再有任何活动。然而对于纯粹意识来说，却不存在死亡，也没有变化（死亡不也是一种变化？）。一般说来，心识看不到纯粹意识，但因为我们偶而会有清明的时刻，才会知道纯粹意识的存在。纯粹意识不断见证我们的一举一动，这种见证不但是主动的，而且不会受到其所见所闻的影响。由于纯粹意识是通过心识运作，所以也只有在心识清明之时，纯粹意识才能好好进行观看。[①]

很难想象纯粹意识和物质能不依赖彼此而独立存在，至少对人类来说，两者似乎始终相关。然而，我们为什么会混淆纯粹意识和物质呢？瑜伽认为，这样的混同深深弥漫在人类的存在中，不过在此同时，寻求清明的人能学习分辨真伪。在这个面向上，瑜伽是乐观的，相信通过洞视问题与混淆，可以让人逐渐走向清明。

不能因为有一些人试着寻找问题的答案，在过程中也得到一定程度的清明，就代表其他人的纯粹意识也能看得较为清晰。虽然有些哲学流派相信纯粹意识只有一个，但瑜伽则认为：即使某个人已经解决了他自己的问题，也不代表全人类的部分负担也一并得到减轻。[②] 不过，虽然有种种不同的纯粹意识，物质却只有一个。每个人所拥有的都是同一个宇宙，但各个纯粹意识与此物质的关系则是特殊的。正因如此，我们

① 原书注：《瑜伽经》2.20。

② 原书注：《瑜伽经》2.22。

看待身体、感官以及习惯的方式，也会有所差异。只有在纯粹意识有能力、也有意愿从内向外探索，并带着外在世界的印象回归时，观察才有可能发生。这一点和现代物理学的说法大不相同，现代物理学认为，如果要让一个物体的影像进入眼里，需要的是光；但依据瑜伽的看法，即使有了物体、有了光，我们还是需要某些东西的召唤，才会去看、去想、去听，而这样的冲动，是来自于纯粹意识深处，并非来自外在世界。总之，虽然常有外在事物吸引我们的注意，我们却未必总有所回应，所以一切的行动，皆必然出于纯粹意识。

关于纯粹意识和物质的关系如何产生，有种种不同的说法。有些人认为它出自于“神圣的游戏”（līlā）；有些人认为在最初之时，有个实体对自己说：“我想成为多。”第三种说法则主张纯粹是机缘。但重要的是，无论采取哪一种立场，都必须保持审慎而不武断的态度。

关于人在死亡之时，纯粹意识会发生什么事，也有种种不同的说法。相信有神，或是相信在人之上有更高能量存在的人，认为各个纯粹意识将像江河一样流向大海，虽然每一个各有自己的河床、自己的方向、自己的特质，但无一例外全流向大海。

改变并不是瑜伽或其他修练所造成的直接结果，甚至也不是因其而来的间接结果，我们不能对改变产生依赖感。能被视为从瑜伽而来的收获的，是一个更为平静，不沉重也不躁动的心识。不过，在适当的时刻，我们会遇到一些非常个人、也非常重要的事，会深深地触动我们，让我们突然想要停下来思考，并改变自己的行为步调。在这样的事发生之后，我们将一步步前进，让行为的质量发生改变，于是，新的、正面的“行”变得越来越茁壮，而心识也会更加清明。

心识无法观察自身的变化，能观察心识变化的是别的东西。[①] 正因

① 原书注：《瑜伽经》4.18-4.21。

如此，我们才说纯粹意识既是见证，也是行动的根源。作为行动的根源，纯粹意识就像是自动门的感应器一样，不过真正在动的仍然是门。而在另一方面，纯粹意识虽然是行动的根源，但我们也需要用它来持续见证、观察心识的行动。到最后，我们的心识将变得清明，不过，经验的知识只会通过纯粹意识产生。

在心识真正变得清明之后，就能经验到内在的安宁与平静。要是我们所得到的只是智性上的清明，一时半刻也许会觉得十分幸福，却持续不了多久。我们的真正目标，是脱离苦、脱离烦恼与痛苦，而为了达到这个目标，就必须认识苦，必须知道它起于无明的误解，也必须知道我们其实有能力避免它。

进行瑜伽修习的目的，是改变心识质量，好让纯粹意识能感知到更多东西。瑜伽就是要用这种方式来影响心识，以便纯粹意识能顺利运作，没有障碍。

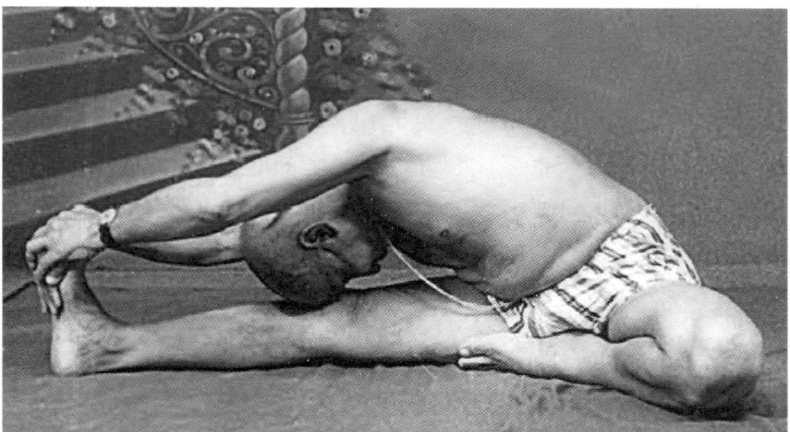

克瑞斯那玛查亚示范头触膝式

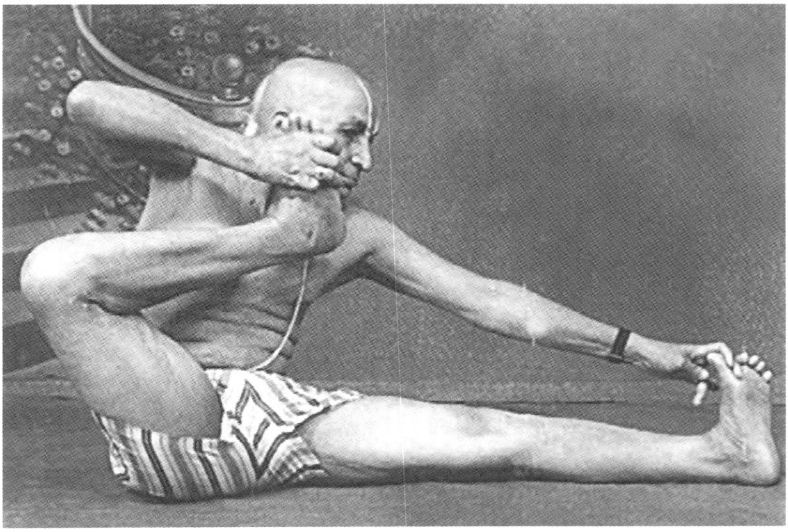

克瑞斯那玛查亚示范拉弓式

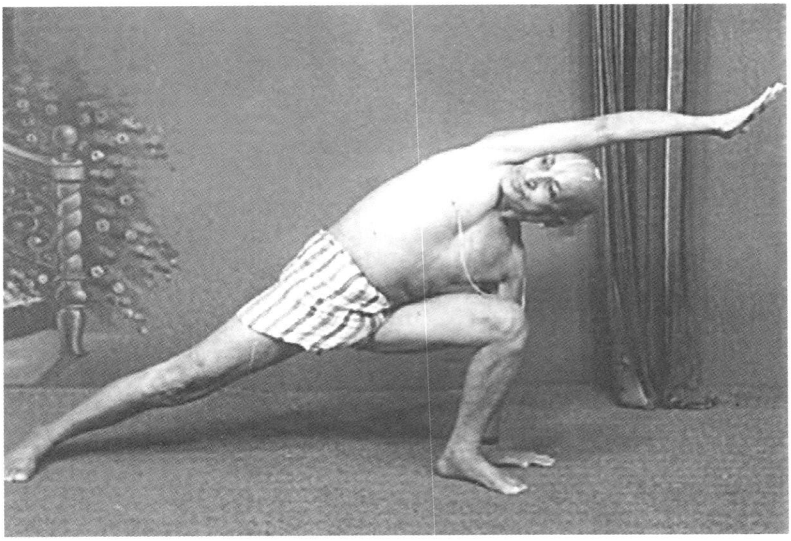

克瑞斯那玛查亚示范三角侧伸展式

11.
活在世间

即使我们精进练习，瑜伽也无法保证一定能带来特定好处。虽然瑜伽的确能帮助我们改变态度，进而减少无明，大幅度脱离苦，却不是减少痛苦的万灵丹。我们可以把整套的瑜伽修习，视为检验自身习惯态度、行为，以及这些习惯之影响的过程。

制戒与内制：对待他人与自身的行为

关于我们与他人的互动（即我们如何对待周遭的人），以及我们对待自己的态度，瑜伽会作什么建议呢？在瑜伽中，我们对待自己之外的人或事的态度，称为“制戒”（yama）；而内在与自己互动的方式，则称为“内制”（niyama）。

制戒和内制，处理的是社会态度与生活方式，是关于如何与他人及环境互动，以及如何处理自己的问题。这些都是瑜伽的一部分，只不过无法被预先练习。能够练习的，是体位法与呼吸控制法，两者皆有助于我们觉察自己身在何处、又如何看待事情。认识自己的错误乃是清明的第一个征兆，接着，我们才会逐渐改变对自然与亲友的态度。没有人会在一夕之间发生改变，但瑜伽修习有助于改变态度，无论是制戒或内制。瑜伽提供的不是捷径，也不是什么另类的出口。

我告诉你们一个故事，故事的主人翁叫丹尼尔和玛丽，他们是一对夫妻。上班时，丹尼尔总是对人十分和善，但在家时，他却既没耐心又暴躁，玛丽从不知道他什么时候又会发火。当玛丽告诉丹尼尔的朋友和同事这件事时，没有一个人相信她的话，而丹尼尔也从不承认他在家时脾气不好。后来有一天，丹尼尔因为背痛的关系，接受朋友的建议去学瑜伽，他的背痛也确实逐渐消失。每一次瑜伽练习结束时，老师总会说："躺下休息时，去感受你的身体、感受你的呼吸，并持续觉察你的情绪。"有一天这样做的时候，丹尼尔突然发现，自己总在下班回家的路上，让脾气慢慢变坏，然后把不能对上司或下属做的事情，一股脑儿全倒在妻子身上。于是，他那天到家后，马上告诉玛丽："你说得没错，我的确脾气不太好。请再忍受我一阵子，我已经设法处理它了。"丹尼尔的自我承认，让玛丽十分开心。

制戒和内制是瑜伽八支中的头两支，[①] 这两个词各有许多不同的意思：制戒可以指"规矩"或"束缚"，不过我比较喜欢理解为"态度"或"行为"。的确，有些态度可以表现为规矩，并影响我们的行为。帕坦伽利的《瑜伽经》提到了五种不同的制戒，即五种个人与外在世界的行为模式或关系。[②]

① 原书注：《瑜伽经》2.29。这八支包括：制戒（yama）、内制（niyama）、体位法（āsana）、呼吸控制法（prāṇāyāma）、制感（pratyāhāra）、摄心（dhāraṇā）、禅那（dhyāna）、三摩地（samādhi）。

② 原书注：《瑜伽经》2.22。

制戒

·不害·

第一种制戒的行为模式是“不害”（ahiṁsā）。Hiṁsā 的意思是“不正义”或“残暴”，不过，ahiṁsā 的意思却不只是单纯的“没有暴力”而已（如接头词“a-”所表示的意思）。不害，指的不仅仅是没有暴力，更是仁慈、友善，以及对他人及事物的体贴。在我们想到不害时，必须做出判断，因为不害并不一定指涉不吃荤或不保护自己。不害的意义在于：对待他人，一定要体贴而有耐心。此外，不害指的也是仁慈地对待自己。举例来说，若是一位素食者发现除了肉类以外，他找不到可以吃的东西了，那么在这个时候，坚持饿死是不是比吃肉好？我的想法是：要是生命中仍有未竟之事（如家庭责任），就应该避开会伤害自己或让自己无法履行责任的事。所以在上述情境中，答案应该很清楚。如果我们顽冥不灵地坚守原则，才是傲慢而又欠考虑。所以，在采行不害时，也必须考虑到我们的其他责任与义务。因此，在生命受威胁时起而反抗，甚至也可以算是不害。

总之，在每个情境中都抱持着深思熟虑的态度，即是不害的意义。

·实语·

帕坦伽利所提到的第二个制戒是“实语”（satya），亦即“说实话”，原意为“真理”。不过，说实话未必总是可欲的，因为事实有时会不必要地伤害到别人。说话时，我们必须想想自己说的是什么，怎么说，以及可能会以什么方式影响到别人。要是说实话会对别人产生负面影响，最好还是什么也别说。实语绝不应与不害的努力相冲突。印度的伟大史诗《摩诃婆罗多》提到：“说令人愉悦的真理，不要说令人不悦的真理。不要说谎，即使谎言悦耳也不例外。这便是永恒之法（dharma）。”

•不偷盗•

第三个制戒是“不偷盗”（asteya）。Steya 的意思是“偷”，而asteya的意思则是“偷”的相反：不拿不属于自己的东西。别人若将某件东西托付给我们，而我们不去占他便宜，也适用于不偷盗的范围。

•梵行•

下一个制戒是“梵行”（brahmacarya）。这个字的字根是car，意思是“动”，而brahma指的是关于唯一真理的那种“真理”。梵行可以理解为“向着最重要、最根本的东西移动”，常常被用以指涉禁欲，尤其是性方面；但它还有更为特殊的意义，亦即去建立能帮助我们认识最高真理的关系。倘若这类关系中也存在着感官之乐，就有必要审慎保持方向，不迷失于其中。在严谨而持续追求真理的路上，有一些方式可以控制感官及性的欲望，不过，这些控制方式却不等于全然的禁欲。

印度非常重视家庭生活。在印度传统中，生命中的每件事，皆有其适当的位置与时间。我们将整个生命分成四个部分：第一阶段是孩童期；第二阶段是追求知识与真理的求学期；第三阶段是建立、养育家庭；而第四阶段，则是在一个人尽完家庭义务之后，全心投入于追求解脱与真理。[①] 在生命的第四个阶段，每一个人都能变成托钵僧，无论是男性或女性皆然。不过，托钵僧必须向仍有家庭生活的人乞食。奥义书建议学生在完成学业之后，立刻结婚、建立家庭，这代表梵行未必要以独身为前提，而相反地，梵行的意义，可能更在于负起探求真理的责任。

---

① 作者此处的说法与一般说法有些差异。根据一般的说法，印度的人生四期（āśrama）依序如下：（1）梵行期（bramacarya）：求学问道，完成教育；（2）家住期（gṛhastha）：成家立业，传宗接代；（3）林栖期（vānaprastha）：逐渐退出家务，隐居苦行；（4）遁世期（saṃnyāsa）：游方四处，寻求解脱。但值得注意的是：真的能完整经历这四个阶段的印度人，即使在传统社会中亦属少数，而且属于“贱民”阶级的印度人，是不能接受教育的。

•不取•

最后一个制戒是“不取”（aparigraha），意思是“放下”或“不抓住机会”。Parigraha的意思是“拿”或“抓”，而不取的意思则是只取必要之物，而不多拿好处。我以前有个学生，他每个月付我学费，最后结束时，还送了我一个礼物。然而，他都已经每个月付我学费了，我为什么还要收这个礼呢？我们应该只拿应得之物，要是多拿，就是在剥削别人。此外，不劳而获的东西，也会在之后带来问题。

开展制戒

《瑜伽经》里提到上述五种制戒变成日常生活的一部分时，一个人会发生什么样的改变。举例来说，我们越是开展不害（即慈心与思考越有长进），越能为别人带来愉悦与友善的感觉；而如果我们诚实面对实语的概念，我们所说的每件事也会是真的。

在印度史诗《罗摩衍那》里，有一个关于实语的精彩故事：猴神哈努曼（Hanuman）是罗摩（Rama）王子的仆人，他被派去寻找希妲（Sita），他主人的妻子。他到了希妲被囚禁的斯里兰卡，却始终没有找到她，反而也被带走希妲的人抓了，这些人还用火烧他的尾巴。

当希妲看到哈努曼痛苦不堪的样子时，忍不住叫了出来：“让火变冷吧！”哈努曼的痛苦居然真的突然减轻了，于是他也开始喊叫：“怎么回事？为什么火烧不痛我了？”这个故事想表达的是：因为希妲总是说实话，所以她的话语也就有了极大的力量，甚至能熄灭烈火。

对于总是保持诚实的人来说，言语和行动并无区别——他们说的话，就是真实的。《瑜伽经》里也说，持守不偷盗的人，将会得到世界上所有的宝物。事实上，这样的人对于物质财富可能没什么兴趣，但他们终究会得到生命中最重要的东西。

越是认识追求真理、追求真正重要的事的意义，越不会为别的事分心。这条路并不好走，需要我们全力以赴。在《瑜伽经》里，将这样的努力称做“精进”（vīrya），而它又与“信”（śraddhā）这个概念密切相关，后者的意义是深刻的信任，以及热诚的信仰。[①]《瑜伽经》认为，越有信仰，精力便越旺盛，也就会有更大的力量去追求目标。所以，我们越是勤修梵行、追求真理，越有精力持续不辍。“执取”（parigraha）是对于物质的偏好，只要减少执取、强化不取，也就能更深入内在。总之，我们花在物质上的时间越少，越有时间去探索所谓的“瑜伽”。

内制

内制和制戒一样，都不是能被一笔带过的练习或行动，也不仅仅是一种态度。与制戒相较之下，内制更为私密，也更为个人，它指的是我们对待自己的态度。

•清净•

第一种内制是“清净”（śauca），它同时具有内在与外在两个面向。外在的清净指的只是维持清洁；而内在的清净，则不仅和身体器官的健康与正常运作有关，也和心识的清明程度有关。练习体位法或呼吸控制法，是获得内在清净的重要方法。

•知足•

另一个内制是“知足”（samtoṣa），具有节制以及满足于自身所

① 原书注：在《瑜伽经》1.20中，帕坦伽利列出了认识真理所需的东西：信仰与信任、力量与精力，以及永远不让目标迷失的能力。

拥有之物的感觉。我们常常希望行动能带来特定结果，却也常常因此而感到失望。事实上，我们本来就应该接受发生的事，而不需要感到失望。接受所发生的事，乃是知足的真义。有段《瑜伽经》的注释说道："知足比十六界天的总和更为重要。"我们应该接受既成事实，并从中学习，而不是去抱怨。知足包括了心理活动（如学习）、生理活动，甚至还包括了谋生方式。简单来说，知足关系到我们自身，关系到我们拥有了什么，以及对神所赐予之物的感受。

•修练•

下一个内制，是我们早先已经讨论过的"修练"（tapas）。就内制面向而言，修练指的是维持身体健康的活动。从字面意义来说，修练的意思是让身体发热，好净化身体；而背后的概念，则是我们其实有能力清除体内废物。我在前面已经说过，体位法和呼吸控制法可以用来维持健康；而除了这两者，另一种修练则是留意吃进肚子里的东西，而在不饿时吃东西，正是修练的相反。身体之中要是累积了废物，会造成过重以及呼吸短促。关注身体姿势、饮食习惯，以及呼吸模式，能防止体内废物累积。修练能让身体保持健康，维持正常机能。

•洞察自身•

第四个内制是"洞察自身"（svādhyāya），sva 的意思是"自己"或"我的"，adhyāya 的意思是"探求"或"检验"，字面意义是"接近某物"。因此，洞察自身的意思是接近自己、研究自己，而一切有助于更加认识自己的学习、反省与接触，也属于洞察自身。在内制的脉络中，这个词汇常常被解释为"研读古籍"。这样说并没有错，因为瑜伽的确会引导我们阅读古籍。为什么呢？因为我们不能总是思而不学，而思考的时候，我们需要一些参照点。对某些人来说，这样的典籍会是《圣经》，或是其他具有个人意义的书籍，对另一些人来说，这一本书是《瑜伽经》。举例来说，《瑜伽经》说道：自我检验有所进展之时，我们会逐渐找到与圣法的联系，以及与揭示这些圣法的先知们的联系。由于诵念咒语的目的也常常是自我探索，所以洞察自身有时也会被解释成“诵念咒语”。[①]

•交付予神•

最后一种内制，其实已经在第一卷中讨论过了，那就是交付予神，意思是将一切的行动，都交托在神的脚下。由于行动常常被无明支配，所以事情也就常会出错。知足之所以重要，原因也正在于此：只要知道自己已经尽力，也就够了，至于结果如何，只能交给更高的力量来决定。在内制的脉络中，交付予神指的是一种处事态度，有这种处事态度的人，会在每一天的祷词中，将自己行动的成果归于神。

关于制戒和内制的延伸讨论

问：行动与清净之间的关系是什么?

答：在讨论种种内制的时候，《瑜伽经》里其实并没有讲到行动（kriyā）。在你的问题脉络中，它指的是净化，运用外在的方式来净化内在。举例来说，用低浓度食盐水来解决鼻塞问题，或是因为吸入脏空气引起呼吸问题，而运用呼吸控制法解决。在这种意义上，行动的确是清净（śauca）的重要面向。

问：我常常看到tapas（修练）被译为“否定自我”或“弃绝自我”，请问您又如何诠释呢?

答：要是你所说的“否定自我”，只是为禁食而禁食，或是为了过

① 原书注：咒通常是一个字或一个音节，传统上都是由老师传授给学生。念咒被称为japa，是有助于冥想的瑜伽技巧之一。

严格而不正常的生活，去采行这种生活方式，那就和修练一点关系也没有。但若你投入实语，每一个修练便能让你更进一步。如果你只是为了禁食，就禁食了二十天，一定会为身体带来严重问题。但在另一方面，倘若你说的“否定自我”，是那些为了改进生活而经过仔细规划的温和纪律，的确就是修练。修练绝不能造成痛苦，这点相当重要。

问：制戒和内制，可以帮助我们分辨真正的清明与自我欺骗吗？

答：与外在世界人、事、物的关系，有助于我们辨识自我欺骗。就此目的而言，制戒和内制的确很重要。若以正直、尊重的态度与人互动，很容易就能知道自己是否在欺骗自己。举例来说，也许我以为自己是最了不起的瑜伽士，但从别人看待我的方式、对待我的方式，还有我和他们互动的方式，我马上就能知道这个自我形象是否正确。因此，活在这个世界并观察人我之间的互动，是十分重要的，否则我们很容易流于自我欺骗。

问：我们现在知道制戒和内制有助于减少无明及其影响，但我还想知道的是，我们可以有意识地来增进制戒和内制吗？

答：虽然原因和结果常被混淆，但我们始终应该把两者分清楚。由于我们有特定的期望与目标，所以多数时候会在生活中采取特定的行为模式，不过，我们常常无法达成目标。相反地，由于个人进展与外在因素，在生活中，也常常出现完全预期外的事物。制戒和内制，两者既是原因，也是结果。今天，我可能向你撒上数百个弥天大谎，而依然觉得没什么大不了的；但明天，却可能只因为说了一个小谎，就后悔不已。这便是制戒成长的方式，其中没有明确的规则，也无法确定接下来会发生什么事。不过，通过以前的经验，可以稍微预测未来的可能发展。

问：也就是说，我们可以通过观察憎恨和贪婪如何出现，而防止它们再度出现？

答：我们的首要任务是观察，单纯去看到底发生了什么事，才能知道该对什么事保持警觉。我们不应该大喇喇地把车开上高速公路，然后横冲直撞，而应该在前进的时候，不断环顾四周。

问：住在寺院那样的清幽地方，是不是比住在家里更容易遵行瑜伽原理？

答：无论住在哪里，都有帮助。以前，我有个朋友专程跑到印度来，觉得在喜马拉雅独居两三年对自己有益，他找到一个不错的地方，也在那里过了三年。他带了几本书在身上，也非常勤快修练。有一天他来找我一起练习体位法，并研读《瑜伽经》。他到马德拉斯时，觉得自己已经进步不少，因此看起来十分开心。他用很复杂的表达方式，例如“有种三摩地”（sabīja samādhi），来说明他在喜马拉雅的进展。后来，他在马德拉斯神智学会（Theosophical Society）租了一个房间，那里既简单又安静，绝不会有任何事打扰到他。但两天后，他告诉我想换间较大的屋子。我有点惊讶，问他为什么这么快就想换，他告诉我：“我认识了一个女人，她让我的整个生命都不一样了。”我并不想对此改变做出评断，我只是想说，我的朋友并不是他自己原先想的那个样子。

像寺院或避静处这样的地方，也许能带给我们一些帮助，但真正的考验，却是像马德拉斯这种人挤人的城市。对于来自马德拉斯的人而言，真正的考验会是孤寂的寺院生活。至少我敢肯定，那样的寂静有些人连一天都受不了；而在另一方面，还不是那么有自信的人，在马德拉斯可能只敢待上一天。

改变能带来帮助。要是我们想知道自己对火和水有什么反应，就得两者都试试看。制戒之所以重要，原因正在于它包括了我们与不同的人、在不同时间下的关系。通过这些关系，我们可以更了解自己。

问：所以说，改变环境对瑜伽来说很重要？

答：没错，做些改变是很重要的。心识如果对于外在环境太习以为常，行动很快就会变成习惯、变成行。要是不做些改变，将无法体验到自己真正的本性。这也是我们为什么偶尔要做些全然不同的事，好考验一下自己。

问：我现在已经了解，该如何不让有害的欲望生起。不过，我们的重点应该放在放弃欲望，或是确保欲望不再生起吗？我发现有一个恶性循环存在：每当我有欲望，就会感到愤怒；然后又会因为自己愤怒，而感到困扰。

答：我想首先得弄清楚的是：我们所认定的问题，真的是个问题吗？你开始认为“那会造成我的麻烦”时，想想这到底代表了什么。要了解到底是否真有问题存在，改变一下环境，试着从别的角度来看待事情，永远很有帮助。假设你有机会对某件事说谎好了，那或许是个善意的谎言，可以避免令人难堪的互动；但那也可能是个不真实的陈述，能让你不必再多花时间分析情势；又或者是个不会有结果的谎言——一个单一谎言总有许多不同哲学起因。

总之，在某些时候，撒个谎似乎无伤大雅，你甚至还可能主动想要撒谎。不过，通常没过多久，撒谎却又造成你的困扰，你会开始想：“我怎么可以撒那样的谎？当初要是说实话，或是什么也不说就好了。”

遇到这样的情况，怎么做才比较好？你可以用较为抽象、客观的方式，跟别人讨论一下这个情境，再看看他们有什么反应。你也可以换个环境，试着从另一个角度重新审视整件事情。这样做，让你有机会重新思考每一件事。《瑜伽经》说，要是有什么事真的对你造成困扰，想象一下相反的情境，可以帮助你做出正确的决定。总之，保持开放的态度，能帮助你做出更好的决定。

改变看事情的角度，也就是塑造一个能建立全新态度的情境。借着看书、与好朋友谈话，或是去看场电影，可以完成转换。这样做之后，你甚至会发现原本烦恼的东西，其实并不是造成你困扰的真正根源。

无论遇到什么情况，只要不确定如何反应，最好不要贸然行动。

问：所以，有什么疑虑时，也不该行动吗？

答：只要还有余裕多做思考，就不要行动；即使时间紧迫，也至少要给自己一点喘息的空间。总之，只要有所疑虑，就该停下来想想。毕竟很少会有什么事情，会紧迫到连想一下的时间都没有。

问：但我认为，通常正是在我有所疑虑的时候，才会觉得没有停下来的可能，要是那个时候还得对另一个人负责，情况更是如此。有些时候，正因为我一点喘息的空间也没有，那些疑虑和不确定感会变得更为强烈，否则，我不会感受到那么大的压力。所以，疑虑一旦生起，我到底该怎么办呢？我该换个想法或环境吗？还是应正面面对自己的疑虑？或是干脆置之不理？

答：无论如何必须面对问题，才有可能从更高、更好的位置去看待问题。如果能成功做到这一点，代表你已有进步。如果你勤练瑜伽，也许日子已经一天比一天更好。瑜伽有助于我们用不同的角度看问题。不过一般说来，光是从不同的角度看事情，或是和别人商量问题，并不能增进解决问题的能力。想让解决能力有所长进，还有其他的功课要做。

对瑜伽来说，成长是很重要的。换句话说，我们必须有所进步。曾经让我们困惑的事，不该永远让我们困惑。1964年，我从工程师变成瑜伽老师，这个重大的决定，带来了不少问题。我当时和很多人谈过这些问题，但还是一个也没解决。不过有一天，这些问题却突然不见了。因为在那时，我已经能够从另一个角度综观全局，于是原先的问题也随之消失。我的经验是：事情一旦变得比较好处理时，疑虑会消失得更快。

瑜伽的目的，是要鼓励我们一天比一天更好一点。我们借着努力、也借着培养耐心，让自己逐渐进步。完成这个目标之后，将会发现自己不再被那么多问题困扰了。我们的努力程度也许会变，但经过一段时间，进步仍然逐渐发生。对于每一个能推动进步的机会，都必须好好把握。

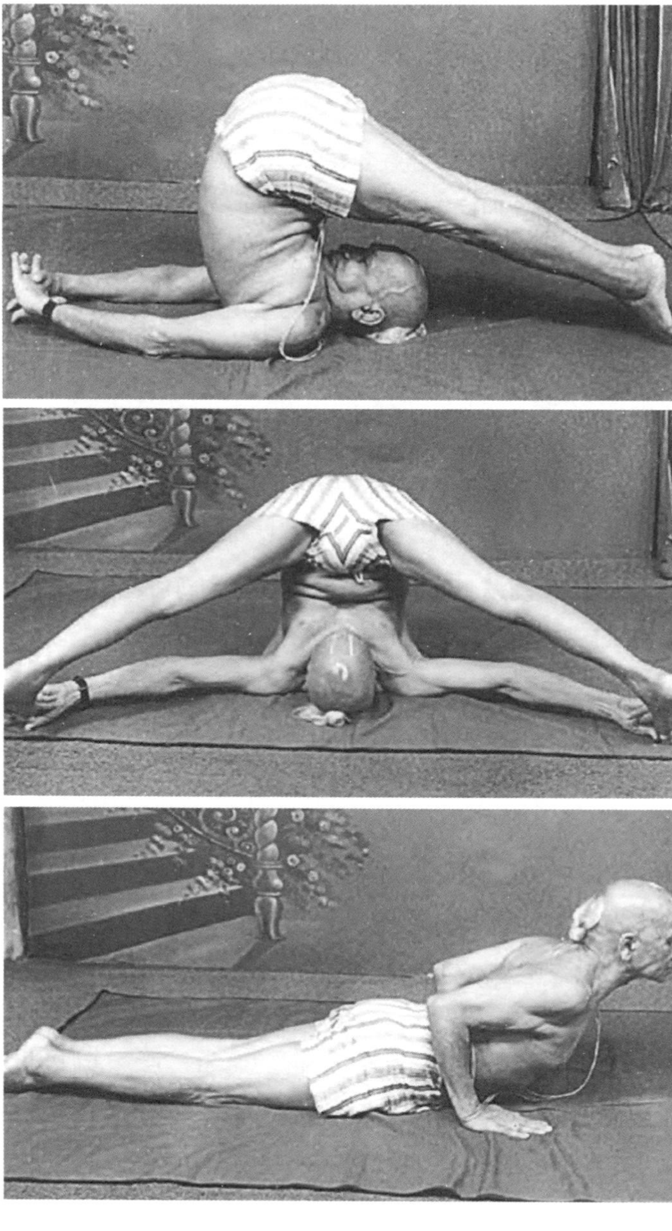

（由上而下）克瑞斯那玛查亚示范犁式、角犁式以及眼镜蛇式

12.
世界存在，为了让我们解脱

练习制戒，没办法只是单纯从不害开始，然后依照实语、不偷盗等等的顺序，熟练了一个再换下一个。瑜伽之道是由渴望自我改进的欲望所引导的，我们在瑜伽之道上越是前进，行动越会发生改变。因此，“肢体”（aṅga）这个字具有十分重要的意涵：从受孕到逐渐成长的过程中，胎儿的肢体是同时成长，身体并非先长出手臂，再长出腿。同样地，在瑜伽之道上，八个面向也是同时并行、彼此相关。所以，《瑜伽经》用“肢体”来指涉瑜伽的八个面向。而帕坦伽利则以“八支”（aṣṭāṅga）作为它们的总称。

制感

我们已经谈过了瑜伽八支中的前四支：体位法、呼吸控制法、制戒，以及内制。“制感”（pratyāhāra）是瑜伽的第五支，和感官有关系。[①]āhāra 的意思是“养分”，而 pratyāhāra 可以解释为“自滋养

① 原书注：《瑜伽经》2.54-2.55。

感官之物抽离”。不过，这又是什么意思呢？这指的是不让感官依赖会引起刺激之物，而且不仅是不要产生依赖，也要不再受其滋养。我们的目光受夕阳余晖吸引，一如蜜蜂受蜂蜜吸引，这是感官的正常运作方式。不过，如果我们深深沉浸在别的事情里，还是有可能不被全世界最美的夕阳吸引，也不涉入感官。一般而言，感官会不断跟心识说：“看看这个！闻闻那个！摸摸那个！”感官锁定一个对象后，心识马上被带向它。

保持制感时，心识与感官的联系被切断，感官退场。每一种感官，都与一种特定的质量有关：眼睛和物体的样貌有关，耳朵和声音及其振动有关，鼻子则和香气有关。进入制感之后，即使某物在感官之前散发一切魅力，仍会被全然忽略，感官则丝毫不受影响，也不会有任何动作。

让我举个例子：练习呼吸控制法时，若完全沉浸在呼吸里，事实上就已自动进入制感状态。在此时，因为心识全神贯注于呼吸，所以心识、感官和外物之间的联系，只要与呼吸无关，就会被全部斩断。因此，制感绝不等于睡眠状态，因为在此时，感官其实完全具有回应能力，只是因为被要求退场，所以才不会做出回应。

另一个例子是：别人问我问题时，我会在回答时努力阐明我所讨论的议题。在这个时候，我越是专注于回答问题，越不会觉察到自己身在何处，也就越能深入对话。这就是另一个制感的例子。我回答问题的时候，虽然眼前有大批听众，但因为太专注于讨论的问题，感官也就不会对种种刺激做出回应，即使当时天上降下了雪，我也不会有所反应；屋外的声音，我甚至连听都听不到。制感并不是说我明明看着一个东西，却告诉自己：“我不要看它！”而是让自己专注于某事，以致感官不再对其他事做出反应。

行动时，我们会用到感官，例如说话会用到嘴巴和耳朵。有一个概念叫“不执着”（vairāgya），意思是平静或超然，代表行动时不去多想可以带来什么收获。简单来说，不执着就是超脱于行动结果之外。

制感与感官有关，而且也只和感官相关。在冥想时，制感几乎自然而然出现，因为我们那时全神贯注于冥想对象。其实，也正因为心识集中，所以感官一定跟着心识，而不会去注意别的事情。在此时，感官会变得异常敏锐，和平时的状况截然不同。在一般情况中，感官是我们的主人而非仆人，引诱我们去追求各式各样的东西。但在进入制感之后，情况发生了逆转：我们之所以吃东西，是因为需要，而不是因为贪嘴。在制感时，感官被放在适当的位置上，并不完全与行动分离。

由于制感可以把注意力导向别处，所以也能用来控制身体的不适。想象你正以莲花姿盘坐着，完全专注于神或OM（代表“大自在天”），甚至没发现已经维持这个坐姿很久了。当你回到一般状态，才发现该按摩一下双腿，使其放松下来。但在此之前，你的注意力完全放在另一件事上，所以没注意到双腿发生了什么事。因此，制感其实有助于疼痛控制。只不过，如果疼痛控制变成了主要目的，感官反而很难被导向另一个东西，因为感官始终是一起运作的。制感毋宁是一种自动发生的状态。很多人认为内观就是进入制感的技巧，许多典籍也抱持相同意见。不过，制感终究还是自然发生的，我们无法“制造”出这种状态，只能去练习那些有可能让它出现的技巧。

摄心

“摄心”（dhāraṇā）是瑜伽的第六支，字根dhṛ的意思是“拿”“保持”。摄心的核心概念是将注意力保持在同一个方向上。我现在要说的例子，传统上也常常被用来解释何谓摄心：农夫有个用来引水灌溉的水池，要是他把每条引水道挖得一样深，水会平均流往每一个方向；但他若把其中一条水道挖得特别深，就会有较多水流往那处。摄心也是如此：让心识专注一处而不散乱。深层的冥想与反思，可以为摄心创造有利条件，同时更加提升专注力，并强化心识的单一活动。而这个活动越是强化，心识的其他活动也就越遥远。

因此，摄心是心识毫无旁骛地集中在一点的状态，这一点可以是任何东西，但一定是单一的对象。摄心十分接近于禅那，即沉思或冥想。

禅那

处于禅那（dhyāna）的状态时，心识宛如一条平静的河，缓缓地流往同一个方向，除此之外一切皆无。在此时，人会专注于特定的事物，自我与对象之间也建立了连结。换句话说，在进入禅那的状态之后，不但能感知到一件事物的存在，还不断与之互动。摄心必须先于禅那，因为在与特定对象发生连结之前，心识必须先集中在它身上。总而言之，摄心产生接触，而禅那造成连结。

三摩地

若是继续专注在某件事物上，心识最后将完全与之合一，这便是三摩地（samādhi）。三摩地的意思是“在一起”“结合”。进入三摩地后，名字、职业、家族史、银行账号等等的个人身份信息将完全消失，一个也不存在。没有任何东西能分离我们与专注对象，我们变成了那个对象，两者合而为一。

179页的图所要表现的，是摄心、禅那和三摩地三者的关系。在摄心时（1），我们让心识集中，并与所要专注之物产生接触（这专注之物可以是呼吸、声音、身体的某个部位、心识本身，也可以是月亮的影像、谦卑的概念等等）。接着，心识与其专注的对象产生联系，并继续维持联系，此时，心识与对象两者之间开始沟通互动，这便是禅那（2）。最后，禅那又导向了三摩地（3），在其中，心识与其专注对象合而为一。

制感、摄心、禅那和三摩地是无法练习的。我没办法坐下来说"好，我现在要来练习摄心"，不过，我们还是能创造有利条件，让摄心的状态能够出现。《瑜伽经》认为，通过练习体位法和呼吸控制法，能创造出让心识进入上述状态的有利条件。为了体验摄心和禅那，心识应该先处于一种特别的状态。所以要先止息种种杂念，让心识平静下来，因为心识若仍不停运作，就无法进入摄心。要是心里明明还有各种杂念，我却想强迫心识进入摄心，无异缘木求鱼。所以，《瑜伽经》建议我们练习体位法和呼吸控制法，以此作为摄心的准备工作。这样的练习能影响心识活动，并在心识繁忙的行程中清出空间。而一旦进入了摄心，禅那和三摩地也就随之而来。

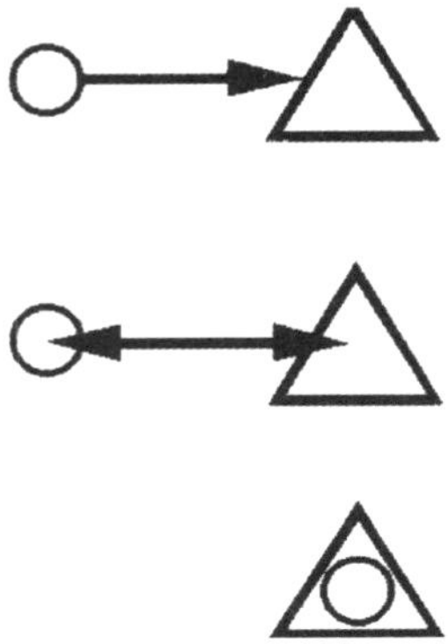

从摄心，经禅那到三摩地的过程，亦即心识与所要专注之物产生接触（摄心）、沟通互动（禅那）至合而为一（三摩地）的过程

所以，当一个人说"我在冥想"时，意思其实应该是"我正为了禅那而准备。我想把自己的心识带往适合的位置，好让禅那出现"。说"我在冥想"或"我在引发禅那"，其实是破坏了禅那的概念，因为我们无法借着技巧达到禅那的境界。一旦种种条件具备，这种境界自然出现，它是个只能被给予，而无法强求的成就（siddhi）。因此，我们所能做的，即强化能为禅那创造出有利条件的工具。

等制

在摄心、禅那和三摩地全集中于一个对象之后，随之而来的成果称为等制（samyama）。Sam 的意思是“一起”，而 yama 在此可翻译为“约束”或“纪律”。一个人持续专注于特定对象之后，会渐渐更了解它。比方说我若想知道天体如何运行，就该全面探索研究。一开始，我或许先问 ：“什么是星星？为什么它由东向西移动？”然后再以此为基础，一步一步研究下去，直到满足自己的求知欲。我这样做时，究竟发生了什么事呢？简单来说，在这段时间，针对这个问题我学到比别人更多的知识。这便是等制 ：为了获得特定知识，不三心二意，也不心猿意马，只是持续把注意力放在眼前的课题上。例如我的兴趣是体位法，我就去搜罗关于体位法的一切。有人说等制可以带来超自然力量，但要注意的是 ：超自然力量只是等制的副产品，并非等制的目的。要是把这些力量当成主要目的，就全然丧失等制的意义。

等制的真正目标，是专注于特定对象并加以考究，直到完全了解关于它的一切。

解脱

解脱（kaivalya）是持续处在三摩地之后，对一个人的人格所带来的影响。这是瑜伽致力追求的内在自由，《瑜伽经》的最后三十四颂谈的也是解脱。Kaivalya 一字的字根是 kevala，为“保持自身”，有时也被译成“孤立”或“退隐”。一个处在解脱状态的人，非常了解世界，所以不会再被世界影响，不过他却能影响世界。有些人误解解脱的意义，以为人一旦达到解脱，就不会再有一般人的需求与功能。事实上，达到解脱的人也像一般人一样，只不过世界对他们来说不再是个负担。他们活在世间，却不臣服于它 ；他们仍有感官和身体，只不过有点不大一样；无论他们身在何处，总有自信。这就是解脱。这样的人虽然很了解外在世界，却不会受外在力量影响。

瑜伽认为，宇宙被创造的目的，是要提供一个环境，让我们了解自己是什么，又不是什么。我们真正了解之后，便达到解脱，而物质的目的也告完成。经验到解脱的人，也会如实地认识物质，不多一分，也不少一分。

借着练习体位法，我们变得更加柔软；而借着练习呼吸控制法，我们能够控制自己的呼吸。解脱同样也会带来改变：原本超乎我们控制的事，现在开始一一出现。在努力以及前述状态之间，永远有一道缝隙；不过，有些事也永远会自然发生，自然地从内在涌现。这就像睡着的那一刻，我们很难明确点出它在哪里，我们要不是错过那一刻而睡着，就是等着它出现而失眠。

在内在之中，有两股力量：一股来自于旧习惯，另一股则是行为改变所带来的新习性。只要这两股力量继续运作，心识就会在两者之间摇摆不定。不过，当旧的力量消失之后，心识便不会再游移。这时，我们达到了另一个境界，那是一种连续、统一的状态。

关于制感、摄心、禅那和三摩地的延伸讨论

问：请问制感和摄心的关系是什么？

答：在摄心中，制感会自动出现。制感这个字，常被用来描述感官在摄心中的状态。我们不能一面想着好几件事情，一面又说自己正试着进入制感，因为制感是摄心、禅那或三摩地所带来的结果。《瑜伽经》里之所以先谈制感，并不是因为它最先出现，而是因为它和感官而非心识相关，所以比摄心更加外在。我不能说我先练习体位法半小时，再练习制感二十分钟，然后再练摄心一小时。过程并不是这样的。

问：让我们来想想看两种情境：第一种情境，我完全没察觉到感官

送给心识的讯息；第二种情境，我的心识接收了这些讯息，但我决定不予回应。这两种情况有什么不同呢？比方我是个音乐家，完全专注于演奏，突然间发现有人等着和我说话，那么我可以先不理他，等到演奏完了之后再问他有什么事。请问这算是制感吗？或者只有在我完全没注意到那个人时，才算是制感？

答：我们不该认为，在进入摄心、禅那或三摩地之后，感官就像是死了一样。这一点有圣人在进入三摩地后所作的诗为证。在三摩地中的人，仍然可以吟唱出美好的文字，而一旦吟唱，一定会用上听觉和声音。然而，圣人又是如何运用他们的感官呢？他们以感官服事心识与灵魂，而不是让感官使他们分心。因此，感官当然不是死的。这种状态与我们日常状态的差别在于：在此状态中，感官"协助"心识集中于同一处上。

例如，我们若想描述一尊以前看过的神像，就必须在脑子里重新去"看"那座神像的脚趾、脚踝等等。但这时，"视觉"只是用来帮助我们描述那尊神像的工具。但如果我们开始想：制作神像的石头不知道是从哪里来的？它的地理位置在哪里？那么心识就已经不再专注了。不过，要是我们看着神像的脚，认出那正是采莲花坐姿的神圣形象，那么感官便与心识合作无间。在这样的过程中，感官绝对没有消逝。总之，制感指的是感官在摄心、禅那或三摩地之中去"服事"心识。

问：在进入制感状态之后，一个人还能感知到东西吗？对象在此时是否自动、直接被感知？这时有没有思辨存在？或者我们只是感知，但没有思想？

答：那得视情况而定。举例来说，在我刚刚提到的神像例子里，思维会发挥一定程度的作用。不过那时虽然有思维存在，却完全与对象无关。记忆只有在与客体发生连系时，才会产生作用。在制感的例子里，我们全神贯注于冥想的对象，所以感官也不会造成分心，只会对冥想的对象有所反应。

另一个例子是：假设我正在解释《瑜伽经》里的观念，厨房突然飘来一阵香味，吸引了我的注意，那么在这时，我就不处于制感状态；相反地，如果我继续解释，不因香味而分心，即处在制感状态。在禅那状态时还有沟通的媒介，可以让我们思考；但到了三摩地，这样的思考并不复存在。在这时，心识是清明的，它如实地了解其对象。

问：我还是不太了解禅那中的制感。

答：我们越是专注于冥想对象，越能发现感官发生变化。[因为找不到更好的词汇，我在这里使用了对象（object）一词。在此脉络下的对象，可以是纯白的光的影像，也可以是一段经文。总之，任何有助于心识专注的东西，皆可作为冥想对象]处在冥想状态时，感官便处于禅那的状态，而制感便是这种状态的产物，它绝不会自己凭空出现。在练习呼吸控制法时，的确会用内观和手印等方式，来协助自己达到制感，然而这些练习本身却不是制感。制感毋宁是感官服事心识的状态，在达到禅那时，自然会出现。

现在，有很多不同的行动（如呼吸控制法、祈祷）全被称作禅那，然而，它们其实只是达成某种冥想状态的辅助工具而已。有些老师会推荐一些有助于制感的练习，像是“闭上眼睛，深呼吸，把呼吸送到脚踝”。这样的练习其实和呼吸控制法并无二致，全是为了让心识保持专注，不因别的事情分心。不过，要找到真正能演练制感本身的练习，却是相当困难，因为我们越是在意感官，感官也就变得越活跃。但是，我们仍能创造一些条件，让感官失去主导性，只能单纯地在禅那中支持心识。

问：要怎么做呢？毕竟我们不能像练习呼吸控制那样，就这样坐下来练习禅那。禅那到底是怎么发生的？

答：当然，还是需要一点努力，这之中包括了两件事。在做呼吸控制法练习时，我们总是会遇到一些障碍，出现在我们的心识之中：

有一股力量想要做练习，而另一股出自旧习惯的力量，却想阻止我们。这说明了一件事：我们若想练习，就必须付出努力。而那个我们不需多做努力，就能开始练习的时刻，便是禅那。帕坦伽利之所以会在《瑜伽经》第一章里说“修习是必要的”，原因也正在于此。[①] 我们必须向着目标，持续往同一个方向迈进，越是如此，越不会为其他选择分心。不断持续下去，总会有那么一天，我们不再需要提醒自己“好了！来做点练习吧！”就可以自然开始练习。

举例来说，假设我正在练习呼吸控制法时，邮差带来了一封朋友的信。我的心里出现了这样的声音：“快去读信吧！”但另一个声音却告诉我练完再去看信。因为我的心识这时还游移不定，所以我需要做些努力自我克制。但达到禅那以后，所有这样的努力都不再需要了。

问：是不是可以这样说：假设你是学生，必须写份报告，而你已经有了基本的想法。那么当你坐在书桌前，开始集中精神的时候，即处在摄心状态；等到你努力想通问题、并写在纸上的时候，就是处在禅那状态？

答：没错。

问：那么在这个例子里，什么时候是三摩地呢？

答：想象一下你写到一半卡住了，不知道该怎么继续，于是决定先休息一下，做点别的事情。不管你决定做什么，做到一半时你灵光一闪，知道该怎么下笔了。在此之前，你还不知道该怎么写完整篇报告，但这时却突然知道了。于是你坐回书桌，把报告写完。在这个时候，你已经完全和研究主题合一，所以很快写完报告。这个时候，就叫做三摩地。

问：所以，禅那和三摩地的差别是不是这样：在禅那时，我还意识

---

① ①原书注：《瑜伽经》1.12。瑜伽的状态，必须同时通过修习（abhyāsa）和不执着（vairāgya），才有可能达成。

到自己在思考；而到了三摩地，知识则是自然地涌现出来？

答：没错，在三摩地时，心识和对象之间的距离变得更小，知识则变得非常直接、贴近，所以我们不用再思考。在《瑜伽经》第一章里，有一段关于三摩地过程的描述：一开始时是思考，这个阶段称为“寻思”（vitarka）；思考完毕，则进入“伺”（vicāra）的阶段，开始去研究对象；这种有目的的研究更加成熟之后，我们便刹时融会贯通，并经验到深刻的幸福，称作乐（ānanda）；而在此同时，我们也确信自己与冥想对象合一，这称作自我感；最后，我们知道自己已经清楚想要了解的东西。自我感这个词，在此是指心识与冥想对象合而为一。这便是三摩地的过程。一开始时，心识还有所摇摆，接着表层的逻辑逐渐减少，整个过程变得更加内在、深沉而细致；最后，思维被精炼到知道自己已经有所了解，不再有任何怀疑。

问：我还是不太清楚摄心和禅那的差异。

答：我再说另一个例子好了：我上课之前，会先作好规划与安排，但我无法确定实际上该如何进行。所以开始上课时，我会先问问大家：关于上节课的讨论，有没有什么问题？这便是摄心的起头：我尚未建立联系，只是在调整自己，好确定接下来该跟学生说瑜伽哪个面向的事。摄心是准备与调整。接下来，我越是沉浸在讨论之中，就越是接近禅那。处于摄心状态时，比在禅那状态时更容易分心。摄心和禅那的差异，大概就是如此。

问：要经验到摄心、禅那或三摩地，必须坐在特定地方吗？或者可以在不同的情况下经验到它们，好比说看到落日余晖时？

答：我想没问题，你的确可以在壮丽夕阳的陪伴下经验到它们。事实上，以外在物体作为冥想对象是有帮助的，对初学者尤其如此。这也是为什么寺庙中有神像，教堂里有十字架。这些受崇拜的物件，就是为了帮助初学者经验摄心。不过需要注意的是，这只是第一步而已。其实，无论是坐着或站着，都没什么关系。甚至真正专注于某件事时，即使是走路，也不会注意到自己的行动。在印度，还有一些学校专门教人行禅。事实上，要是连走路这么简单的事，都会扰乱到我们的摄心，专注力也未免太不足了。不过，刚开始从最简单的方法入手的确最好，所以建议选个舒适的坐姿，并以喜欢的东西来当作冥想对象。举例来说，虽然湿婆神（Śiva）是印度神谱的最高神之一，但如果你不信仰他，我却要你以他为冥想对象，一定会造成你内在冲突。所以，应该使用和你有关的东西来起步。瑜伽认为，你必须从当下所在之处出发，从你喜欢的东西出发，毕竟冥想对象本身没那么重要，真正重要的是这个东西不会造成你的困扰，或是妨碍你保持专注。这也是为什么我建议你选择适合你个性及信仰的东西，来当作冥想对象。毕竟，虽然OM是印度文化里的神圣声音，但要一个印度的穆斯林去冥想 OM，显然会造成不少问题。

问：在禅那状态时，人和冥想对象之间仍然是个别分离的吗？

答：没错。在禅那状态时，冥想时仍有“我”的感觉存在，自我意识仍会出现。有些人会用禅那这个字，来指涉接近于三摩地状态的人，好像在禅那之中也只剩对象存在一样。不过，我们最好还是将这三种状态，理解为三个阶段或步骤：首先是摄心，专注于选好的对象，并切断外物所可能造成的分心；接着是禅那，自我与对象之间的连结或互动；最后是三摩地，深深地沉浸于对象中，以致自我意识消失于无形。

问：在三摩地中，我们所专注的对象仍然能维持其独特性、并与它物有所分别吗？

答：当然可以。因为进行冥想的并不是对象，而是我们。对象会改变、万物也会改变，但这不是三摩地造成的。而在另一方面，我们与对象互动的经验因人而异。例如我想要思考“至尊主”（īśvara）的概念，就会广泛阅读相关资料，全面加以探索。我越是深入，也就越了解。这时，改变的并不是至尊主本身，而是我对它的了解更加深入。在探索过程中，我们并没有改变对象，因为我们根本没办法控制它；改变的只是我们的认识，由于心识更加清明，所以能够看到之前看不到之物。

让我再说另一个例子：探索愤怒的本性是禅那，但发现自己处在愤怒状态则不是禅那。在所有的典籍里，重点皆放在三摩地时所发生的事。在梵文里，“般若智慧”（prajñā）的意思是“非常清晰的了解”，而古籍里说，在三摩地时，充满了“真实智”（ṛta prajñā），所见即真理。也就是说，在三摩地，我们对于对象有真正的了解，即使那是愤怒也不例外。在这时，我们能够看到它从何而来、如何产生，又造成了什么影响。需要注意的是，这种状态和愤怒到失控大不相同，如果我们被愤怒占据，就已经在它之中迷失自我了。置身这种状态时，心识完全被无明蒙蔽。然而在三摩地中，心识完全没有被无明蒙蔽，所以两者非常不同。这也是为什么处在三摩地时，常能看到之前看不到的东西。不过，是否经验了三摩地，却无法从姿势、表情中得知。如果我们看到、了解之前没看到或不了解的东西，就能确定自己已经验了三摩地。

问：据说在瑜伽中，应该试着分辨纯粹意识和物质的差异。但您现在却说，三摩地是主、客之间的界线完全消失的状态。这两种概念似乎南辕北辙，该如何产生关联？

答：之所以说主、客之间的界线完全消失，是因为此时已经不再有观察存在。我也说过，在这时，能看到以前所看不到的东西。举例来说，照镜子时，我们以为看到自己在镜子里面，但实际上，看到的不过是自己在镜子里的倒影，而非真实的自己。虽然镜中倒影和真实的我看起来一模一样，还是能分辨两者的不同。照镜子时，我们自己不转身走开，镜子里的倒影也不会离去，即被观者与观者是二合一的，两者之间没有别的隔阂。就像我说过的，纯粹意识是通过心识来观看对象，要是心识被蒙蔽，我们的认识也无法清晰；若是心识非常清明，仿佛不存在一样，我们便能如实地去认识对象。生活中需要处理的问题，来自于行动对心识产生了影响，亦即，它们起于“行”，起于我们无法分辨真实的对象与心中被渲染的影像。举例来说，我可能现在会说：“嗯，我懂了。”但过了五分钟之后又说：“啊，我还是不大清楚。”在这个例子里，五分钟前说懂的那个“我”，现在却说不懂。而在三摩地中，这个“我”几乎是不存在的，心识的迷惑也消失了。不过，要全然了解它的意义，还是必须通过经验。

问：想要经验这些状态的瑜伽学生，可以自己独自进行吗？或者还是要寻求老师协助？

答：能得到点建议总是有帮助，无论什么事都一样。从理论上来看，每件事情好像都不难，但实际操作时，往往遇上不少困难。举例来说，要选什么东西当对象？该从哪里开始？如何保持专注？对于初学者来说可能都是问题。由于每个人的出发点不一样，所以最好找个你尊敬而且好相处的人来指导你。《瑜伽经》写就之时，原本就假定每个学生都会去找老师，所以才没有特别提到老师。在一开始时，瑜伽是通过口传的，写成文字是很后来的事。在那时，学生要和老师一起生活，直到完全了解瑜伽为止。所以，我觉得最好是有人能给你个别指导。

问：在练习体位法时，可能发生禅那的状态吗？我们可不可以把身体当作对象，并让心识与身体的互动发展为禅那？

答：可以。事实上，《瑜伽经》第三品就是处理这个问题：要是你的冥想对象是北极星，你会明白星体的运行；若是脐轮，你会了解整个身体。以身体作为冥想对象，绝对是可能的。通过这种方式，可以更了解身体。同理，要是选择呼吸作为冥想对象，就会更了解呼吸。

问：那么，有可能在练习体位法时达到三摩地吗？三摩地是否会造成动作中断？

答：心识、对象与两者之间的联系这些要件，在体位法练习中不是都到齐了吗？所以会有什么问题呢？在体位法练习里唯一的不同，就是专注的焦点不一样。举例来说，若想要感受扭转，只要让心识完全专注其上，就可以了解何谓扭转。在练习体位法时，有很多对象能帮助我们达到禅那，那可以是体位法的整体概念，也可以是某个细节（如扭转、呼吸的流动等等)。在禅那中能认识到什么，视选择什么对象而定。至于应该选择什么对象来专注，则取决于冥想的目的是什么。印度之所以有很多神，原因也正在于此。我们看着微笑的毗湿奴时，会经验到一些特别的东西；看着威武的难近母（Durgā）时，也会产生不一样感受；而想起仁慈的萨克蒂（Śakti）[①]时，又是另一种感觉。简言之，我们所选择的冥想对象，会影响我们的认识。

问：您谈到三摩地时，曾说三摩地包含了三个要素：进行认识的人、对象，以及两者之间的联系。而您谈到禅那时，也说观者与被观的对象会合而为一，并产生联系。要是我没误会您的意思，您还说在三摩地中，只有对象会留存下来，而观者，以及观者和被观者间的联系不再重要。那么它们之间的联系会发生什么事呢？

答：关于禅那的部分，我说的是观者和被观者相遇，并产生联系；而关于三摩地，我想说的是在这种状态中，没有思维存在。在三摩地时思维不见了，事实上这时也根本不需要思维，因为我们已经和对象紧密连结一起，这时说“这像什么”“那像什么”不再有意义。我们这些观者当然还是存在，但对于观察的对象，我们已经获得了深刻而扎实的认识，所以也不再有思考或分析的必要。我之所以说“联系不再存在”，要表达的是这个意思。

当然，在三摩地中还有很多不同的程度和阶段。我刚才所说的，是比思考与沟通存在的阶段还要更高的阶段。

问：有人说，每学到一点东西时，就会经验到某种程度的摄心、禅那和三摩地，这是真的吗？

答：一点也没错！要经验这些状态，未必需要经过《瑜伽经》里提到的艰苦过程，而且一点也不会打折扣。了解新事物时，心识必须相

① 这一段经文在谈做到ahiṃsā（不害）时，周遭的人就不会怀有敌意。

当主动地投入。这便是摄心和禅那。

我知道还有一个问题，是关于摄心、禅那和三摩地这三种状态是否可以持久。在三摩地中的人，是百分之百处于这个状态中，亦即此时只有三摩地存在。那就好像在三摩地中的人，完全不记得自己的心识曾经不安、困惑过一样。不过，当这个人再度陷入不安与困惑，最多也只会有关于三摩地的回忆。

虽然在三摩地时，甚至不会意识到自己曾经困惑过，但常常发生的情况却是：我们不断在这三种状态，以及不安、困惑的状态间摇摆。一个有所困惑的人，也许会模模糊糊记得自己的三摩地状态，但除此之外再也没什么了。然而，更加投入的人，会花更多时间在三摩地上，而且更不容易感到不安。也许有那么一天，这样的人可以永远处在三摩地状态，这也是我们深切的盼望！

问：那么，瑜伽的终极目标，就是永远处在三摩地状态吗？

答：瑜伽的终极目标，是永远正确地观察事物，因此也绝不做出往后会让自己后悔的事。

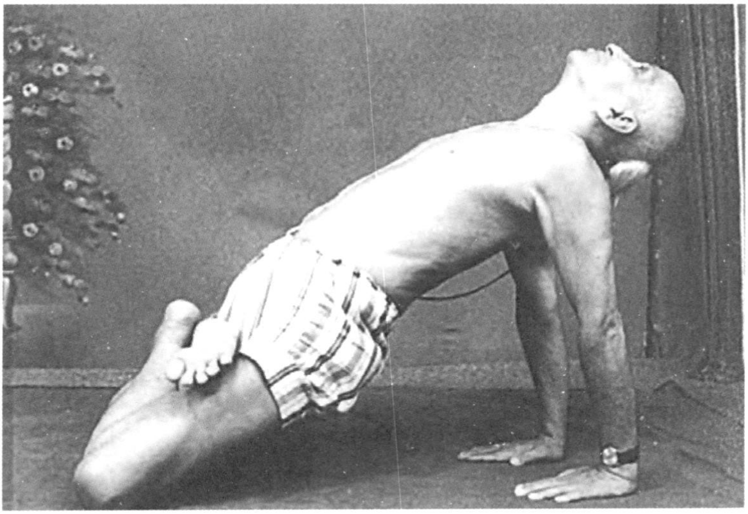

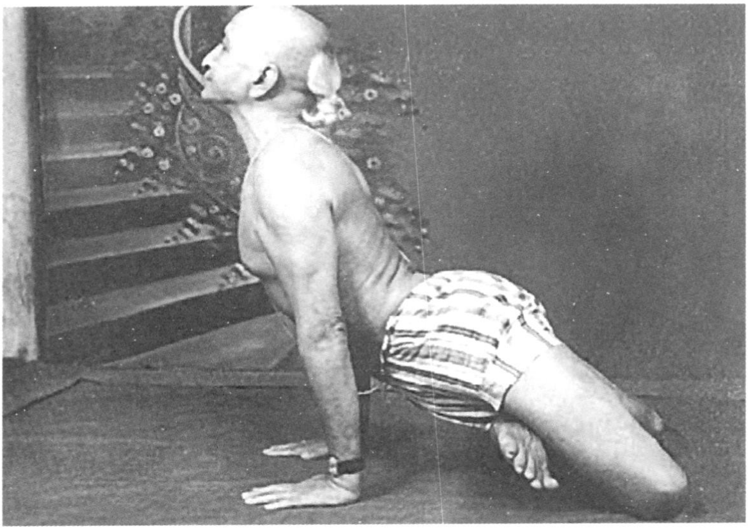

（上）克瑞斯那玛查亚示范莲花坐向上式

（下）莲花眼镜蛇式

13.
心识的特性

在《瑜伽经》里，帕坦伽利将瑜伽界定为一种心理活动，并名之为“寂灭”（nirodha）。寂灭是心识的第五个、也是最高的层次，特色是持续的专注。只有不断认识且克服心识较低层次的活动之后，才有可能达此境界。心识的最低层次就好像喝醉了酒在树枝上荡来荡去的猴子，在这时，思考、感受与认知快速来来去去，很难被察觉，彼此也没什么关联。心识的这种状态称为“心烦意乱”（kṣipta）。

心识的第二个层次称为“愚痴”（mūdha）。这时的心识像只在角落站了好几个钟头的笨重水牛，观察、行动以及反应能力似乎消失不见。心识之所以陷入这种状态，原因很多，吃太多或睡得太少，都有可能造成此种沉重状态；有些药物也可能导致这种现象发生；某些人失去心爱的人，也会让心识进入愚痴；此外，在得不到很想要的东西、感到深深失望的时候，也有可能让心识陷入愚痴；最后，如果在生命中不断遭遇失败，最后干脆放弃一切，什么也不想知道，也会造成愚痴。

“散乱”（vikṣipta）是心识的第三个层次。心识处在这个状态时，虽仍有行动，却缺乏持续的目标与方向，并不断面临障碍与疑惑。在这时，心识不断摇摆，时而知道想要什么，时而充满不确定感；时而信心满满，时而漠不关心。这也是心识最常出现的状态。

第四个层次是“心一境性”（ekāgratā），心识在此时相对较为清明，不太容易分心，不但有目标，而且尤其重要的是，能持续保持专注，向着目标前进。这个状态与摄心相呼应。借着练习瑜伽，能为心识创造出有利条件，让它逐渐从心烦意乱到心一境性。

在心一境性完全成熟之后，即臻于寂灭，这是心识的第五个、也是最后一个层次，此时，心识完全和它专注的对象连结，不受外物干扰。心识与对象几乎合而为一。

这个概念不太容易理解，所以我举个例子来说明：在准备寂灭的演讲前，我想了很多关于这五个阶段的东西，而很多相关概念，也在心中一一浮现，其中包括许多经验和回忆。但我开始演讲、回答问题之后，我越来越投入于解说寂灭，于是也更知道该怎么讲下去，心中的疑惑逐渐减少。我慢慢进入状况，不再迷失于次要问题，甚至也没有特别注意听众，我不再担心他们怎么看待这些例子。因为我和讨论主题在内在层次越来越靠近，所以也越说越顺。在这个过程中，我的心识完全专注在一件事上，就是解释何谓寂灭，好似心识被全然封在这个问题里一样，除此之外什么也不关心。此时，我对于寂灭概念的一切了解，都与我同在，而对我来说，除了这个议题之外，什么也不存在。

心识的这种状态，即《瑜伽经》里所说的寂灭（nirodha）。rodha的字根是rudh，意思是“被缠起”；而ni-这个接头词的意思是强大的内部密度。寂灭所说的，便是一种心无旁骛、不受其他想法或外在刺激打扰的专注状态。

Nirodha有时也被解释为“限制”或“束缚”，这个解释也对，但意义并不是把心识限制或束缚在特定方向，而是由于心识强烈地指向某个方向，并完全专注其中，所以再也不会受到任何东西影响，其他的心理活动也随之止息。也就是说，要是nirodha被解释为“限制”，那是因为在这种情况中，其他的心理活动会自然受限、消失。在这个意义下，nirodha的意思是“全然的专注”。也因此，帕坦伽利把瑜伽界定为“心寂灭”（citta vṛtti nirodha），心识只有一个方向的状态，即心寂灭。

有些人或许会问：到底瑜伽和消除心理活动有没有关系？我这样说吧：要是你觉得观察、推论、回忆、想象、静止与躁动等心理活动，全都有害而应该消除，那么你其实对《瑜伽经》的了解还不够，因为瑜伽认为，这些活动对生活来说是必要的。只不过，心识倘若始终受其影响，被放任为所欲为，那么到了最后，也就无法好好发挥本身所拥有的功能，因为它始终不稳定、不清明。这也是《瑜伽经》为什么说一切的心理功能，可以是好的，也可以是坏的。[①]

在瑜伽里，我们所做的其实只是创造有利条件，尽可能让心识对行动有所帮助。而且只能循序渐进，任何抄捷径的做法不过是妄想。这是一个有次第的过程，其中包括许多技巧，必需依据个人需求加以选择。《瑜伽经》里有很多建议，共同构成了瑜伽修习。无论是体位法练习、呼吸控制法练习、研读《瑜伽经》、交付予神、从行动中退离、拜访圣人，或是探索梦的本性，都是整个过程的一部分。

每个人各自拥有独特的生活经验。在瑜伽修习过程中，之所以提供那么多建议给学生，原因也正在于此。你可以通过不同的方式，把心识带入一种特殊状态，使其能全然投入，以进行了解与行动。事实上，又有谁不是在追求更清明的了解？不是在追求新发现并导正错误的认知呢？关于寂灭，要是还有什么是你能说的，那就是：你看见了，也了解了。无论心在这时关注什么，早已全然看见了，也了解了，蒙昧不明的部分所剩无几。要是在这条路上更进一步，甚至能窥见潜伏在一般观察与经验背后的东西，那正是瑜伽智慧的基础所在。瑜伽士所见到的，并不是他人永远无法看见之物，而是尚未看见之物。

---

① 原书注：《瑜伽经》1.5。这个段落说：心有五种活动，可以被善用，也可以被误用。接下来的几个颂——讨论了这五种活动，它们分别是：正确认知、错误认知、虚妄分明、沉睡（无梦的睡眠），以及念（回忆）。

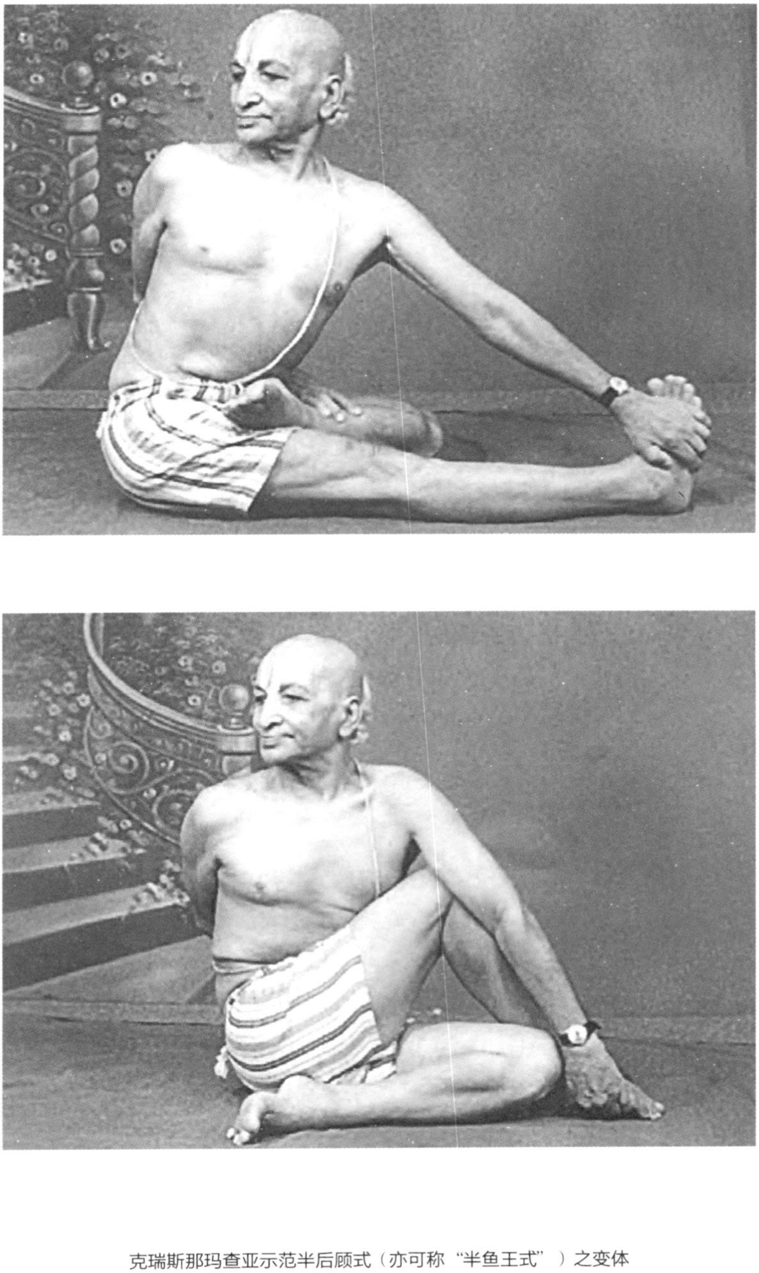

克瑞斯那玛查亚示范半后顾式（亦可称“半鱼王式”）之变体

14.
瑜伽之路的九道障碍

在前面几章里，我已经讨论了心识的几种潜能：变得专注（摄心）、与专注对象交流（禅那），以及与此一对象完全结合（三摩地）。这些都是心识能自动展现的自然状态，然而，却也总会有障碍阻挡它们出现。认识障碍，有助于让心识获得更大的清明。但问题在于：障碍是什么？又有什么方法可以排除？帕坦伽利把这些障碍比喻为瑜伽之路上的石头，学习瑜伽的学生常常必须绕过它们，也经常被绊倒或挡住去路。现在，就让我们来看看这九道障碍是如何生起，同时也学着如何避开它们。

帕坦伽利列出的九道障碍是：疾病、昏沉、怀疑、急切或没耐心、放弃或倦怠、分心散乱、无知或傲慢、无能进步，以及丧失信心。它们的表现方式，可能是自怨自艾、负面态度、身体问题或是呼吸困难。

障碍

觉得不舒服或是生病，显然对瑜伽修习就是种“疾病”（vyādhi）。由于疾病会对心识造成相当程度的混乱，所以在继续练习之前，我们非得增进健康不可。

另一个直接对心识造成影响的障碍，是向情绪屈服。有时候我们感觉不错，觉得可以好好面对任何问题；但在另一些时候，却又感到懒散，提不起劲去做任何事情。这种沉重、懒散的感觉叫做“昏沉”（styāna），吃得太多、吃了不对的食物，或是天气冷，都会造成昏沉。有些时候，心识也会自动产生这种感觉。在三种德之中，惰性所说的便是这种心识的懒散、沉重状态。要是惰性占据主导地位，我们很难起而做事，即使面对的是习以为常的事情，也不例外。总之，人在这种状态下很难采取行动。

对某些人来说，瑜伽之路的最大障碍是怀疑。我的意思并不是洞察自身，因为这样的自我检验，其实是有助进步，而且也是瑜伽的内在部分。帕坦伽利所说的“怀疑”（samśaya），是一种规律而持续的不确定感，就好像我们事情做到一半，却突然开始问：“接下来该怎么做？”“再用上一天来做值得吗？”或者“也许我该另请高明”“也许我该另起炉灶”等等。这样的怀疑，会阻碍瑜伽进步。

有些时候，我们冲得太快、也很不小心，想尽快达成目标的时候，尤其如此。这种急切称为“放逸”（pramāda），会让我们仓促行事，造成退步而非进步，因为在这时，我们不会有足够的时间对行动作出分析与思考，于是反而原地不前，没有进步。

另一道障碍是放弃或倦怠感，谓之 ālasya，常被如此呈现：“也许我不适合做这种事。”这是一种缺乏热情与精力的状态，一出现这种状态，我们就得做些事来恢复动机与热情。在瑜伽之路上，缺乏热情是个严重问题。

在感官占了上风，觉得它们是心识的主人而非仆人之时，会出现另一种叫“分心散乱”（avirati）的障碍。有些时候，我们甚至没注意到分心散乱已经出现，但这一点也不令人意外，因为从我们呱呱坠地开始，就不断被训练去看这个、听那个、尝这个、碰那个。所以，感官很容易习惯成自然，占据主导地位，并逐渐将我们导入错误方向。因此，分心散乱也是个很大的障碍。

不过，最危险的障碍，还是自以为无所不知，以为自己看到真理、达到完美。只经验了一小段平静时刻，就认为“这就是我所追求的！我终于找到它了！我终于做到了！”这种已经到达顶点的感觉，其实不过是幻觉，这样的幻觉还十分常见。然而，它们实际上只是无知与傲慢，谓之“错误的见解”（bhrāntidarśana）。

在明明觉得有了进步，却突然发现还有很多东西要做时，也会产生障碍。临到这种时候，我们不但相当失望，心情也会开始浮动，对于再尝试一次兴味索然，也不想尝试别的方式或是进行下一步。我们开始说：“我受够了！我本来还以为已经做到了，现在却觉得自己像个白痴，而且比以前更蠢！我不干了！”这种无法进行下一步的状态，称为“未到地”（alabdhabhūmikatva）。

如你所见，障碍可能是一般的身体疾病，也可能是自认比实际状况更好的幻觉。障碍可能相当明显直接，也或许十分细微难辨。事实上，你若能觉察到上述幻觉，其实就有了定性，也不偏不倚地看见了真实相状。不过，要是妄自菲薄，过度看轻自己的重要性与成就，也绝不是好事，那会让人丧失信心，这也是帕坦伽利所说的最后一个障碍——“退转”（anavasthitatv āni）。做到了以前做不到的事，却因为没有能力保持下去，以致失去先前成果时，就会产生退转。

以上所述，便是在瑜伽之路上会遭遇的种种障碍。障碍未必按照我介绍的顺序出现，也不是每个学生都会全部遇到。

无论到达哪个瑜伽阶段，都不该认为自己已经成为大师，反而应该清楚：那种一天比一天更好的感觉，就像希望一天将会比一天更好的期待一样多。这些感觉不断来来去去，直到我们到达没有更好、也没有更坏的那一点为止。

克服障碍

瑜伽不但指出可能遭遇的障碍，也提供了克服的办法。与能够教你坚持原则的人一同练习，可以带来很大的帮助。所以进行探索的时候，最好有老师指导。有些时候，你也许会从老师那儿学到一些新东西，但不久之后却发现学到的东西没有为你带来任何成果，于是就想换个新的、“更好的”老师；同样的状况再次发生之后，又去找另一个老师，如此不断循环。然而，《瑜伽经》要我们别这样做，反而建议应该与老师建立更长远的关系，对他才能有更深的了解、更深的信赖。同样地，老师感受到你对他的信赖之后，也会更清楚你需要学些什么。跟随同一位老师、遵循同一个方向，可以帮助你找到克服、避开上述障碍的方式。

呼吸控制法，是另一种常被推荐来克服障碍的技巧。为了达到目的，呼气又特别重要。帕坦伽利建议的练习方式，是一次深长而平静的呼气，然后在呼气后短暂屏气。这样的技巧虽然简单，对克服障碍却有极大助益。

另一种面对障碍的方式是去探索感官，好让心识平静下来。可以探索一些问题，例如：舌头怎么运作？味道在舌尖、舌根和舌中的感觉有何不同？我如何观察事物？又如何听闻声音？在探索中，真正重要的并不是发现了什么，而是心识在过程里得到了平静，我们也更为了解自己。此外，检验纯粹意识的概念，也能让心平静。奥义书认为：纯粹意识位于心脏部位，心脏深处则有一个状似莲花花苞的小东西。只要把注意力放在这里，深入观看纯粹意识，心识就能变得平静。

《瑜伽经》里建议的另一个更有效的办法，是去找到经历了许多苦、如今已经克服了的人。通过和这样的人谈话、阅读他们所写的书，可以发现他们解决问题的办法，这些办法，很可能反过头来帮助我们面对自己的问题。在印度有很多神庙，每一间神庙都有自己的故事，诉说为什么被建立，遵奉的又是什么传统。光是站在神庙前，就能思考、探索雕像与象征的意义，以及建造者的目的，这样做时，往往能发现许多令人动容的故事。在这样的过程中，我们会慢慢知道一个特定符号指的是什么，还有它对于我们的意义。越去探索这些事物，心识也就越加自由。

感到困惑或激动时，在自身之中追究原因，会很有帮助。对于一些持续出现、也十分熟悉的东西，我们实际上可能了解得不多。我们可以问问自己：梦来自于何处？背后的意义是什么？睡眠是什么？在清醒时又发生了什么？有很多人说，在深沉、无梦的睡眠里，我们这些孩子，亦即纯粹意识，就睡在至尊主腿上。所以，探究深层的睡眠不仅有助于了解这个状态，也有助于感觉舒适与平静。我们甚至能去思考是什么让生命得以延续。平静地探索这些问题，能让心识变得更加平静。

要是这些建议没一个有用，又该怎么办呢？你可以试试一种运用视觉意象的冥想方式。举例来说，请观想某个东西，思考它对你的意义。在印度，我们常常运用神的形象来进行此种冥想。传统上，以心识之眼观想某个神祇时，要同时唱诵这位神祇的名字108遍或1008遍，此时我们会沉浸在和神有关的概念中，读诵伟大诗人为他写的诗，并一遍又一遍呼唤他的名字。这样的冥想方式，可以让心识更平静、更清明，为进入禅那做好准备，让自我与冥想对象合一。在这样的时刻，除了专注于神，我们什么也不做。

运用这个技巧时，很重要的一点是：必须十分确定选择的意象不会让你更分心，而能让你的心识与灵魂更加平静。《瑜伽经》有一颂说道用什么东西来冥想都可以。但即使如此，还是应该注意：选择冥想对象时，一定要选能为我们带来喜悦与平静的东西。

交付予神

在通往更高清明的路上，最重要的移除障碍方式，是将一切交托给至尊主。交付予神的概念，来自于相信在人类之上有更高的灵体，所以我们把自己交托给他，相信他会帮助我们，也把一切行动的成果都归给他。

什么是至尊主？首先，正如我曾经说过的，至尊主是最高神圣存有的名字与概念，他不属于物质世界，也不是我们身上的见者（纯粹意识）。至尊主的特色在于：他能如实地看待每个东西，他的行动也是完美的；他无所不在，也是首席教师，以及一切援助与支持的根源。至尊主和我们不同，虽然他熟悉无明，却不受无明影响，所以无论是过去、现在或是未来，他都永远不会错。至尊主不会被无明之幕遮蔽，所以能见我们看不见的东西。这便是为什么至尊主与我们不同，而且可以指引我们的行动。

至尊主不会做出有负面影响的事，也不会做出任何让人后悔的事。在世间的恶性循环中，坏的行动会造成坏的结果，进而造成带来负面效应的新情境，让坏的事物不断产生。然而，至尊主却完全置身这恶性循环之外。就像我们的纯粹意识一样，至尊主也会进行观看，这也是他最伟大的特质之一，所以《瑜伽经》也把至尊主称为纯粹意识，不过却是在一种较为特殊的意义上，将至尊主称为“殊胜意识”（viśeṣa puruṣa，viśeṣa 的意思便是“殊胜”“出类拔萃”）。至尊主之所以殊胜，是因为他不屈从于无明，不做任何导致后悔的负面行为，也丝毫不受苦的影响。也因此，至尊主具有认识、了解每一件事的殊胜能力。在瑜伽中，是以“一切智”（sarvajña）来形容这样的殊胜能力（sarva 的意思是“一切”，而 jña 的意思是“知”）。至尊主是全知的，他永远知道任何事物的每一个细节。只有至尊主具有一切智的能力，我们人类望尘莫及，他之所以被视为伟大的老师、被尊奉为上师，原因正在于此。帕坦伽利也将至尊主称为“第一上师”。至尊主是无人能及的老师，他之所以配得这样的尊崇，正因为他无所不知。每一个呼唤他的人，都会说：“你是全知者，请与我分享你的知识！”

瑜伽并未以特殊的方式来描绘至尊主。要是你想和这个存有建立关系，可以运用代表他的特殊象征，亦即OM这个声音。在帕坦伽利的《瑜伽经》里，完全没有提到OM，不过你却能看到圣音（praṇava）一词，它和OM的意思是一样的。

借着吟诵OM这个声音，我们可以接触至尊主，与他建立关系。越常吟诵OM，并在吟诵时想着OM代表至尊主，就越能认识至尊主。在吟诵OM的过程中，心识必须融入这个声音象征，也必须融入至尊主这个概念。如此一来，我们一定能平静下来，并在瑜伽之路上有所进展。

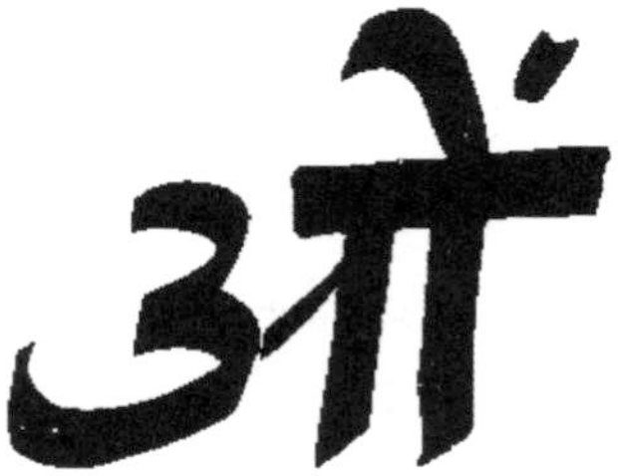
OM的梵文象征

我们与至尊主的关系是什么呢？那是一种接受他为最伟大的老师的关系，我们请他伸出援手，因为知道他能做到。向至尊主寻求帮助即是交付予神。将一切交托给至尊主，是帕坦伽利推荐的克服障碍的方法之一。

可惜的是，我在英文里并未找到对应于至尊主的词汇，但我想说他是“上帝”或“神圣力量”应该也可以。重点在于：臣服于这个更高的存有，表现了一种信仰——相信在我们之上还有更高的存有，而且相信他值得信赖。有了这样的信仰后，就能将一切努力献给他，并沿此方向往前迈进。虽然如此，我想对很多人来说，交付予神可能仍没有意义，这样的人应该去寻找别的克服障碍的方法。总而言之，真正重要的是：绝不要在看似毫无转圜余地的情况下，还勉强而为。我们必须为自己、也为心识留下一点空间。只要心识有所困惑，就该为它制造一点空间，无论是通过交付予神、呼吸技巧、寻求老师协助，或是探索感官。脱离困境，有许多方法；为了克服遭遇到的障碍，也有很多可能的工具与办法。瑜伽对种种方法是保持开放的。

至尊主与OM

用OM这个声音象征来呼唤至尊主的理由十分有趣：借着OM这个声音，我们表达了一切。

若是分析OM这个字的梵文写法，会发现它是由A、U、M三个音，以及一个代表共鸣的符号所写成，所以OM具有四个部分：第一个部分是A，一个由腹部发出的音，这个音要放开喉咙才能形成，在发音时也要让嘴巴张开。就像很多语言的字母序列一样，A也是梵文字母序列的第一个字母；OM的第二个部分是U，这个音的位置在口腔中部，发音时嘴巴不能张得像发A音时一样大；第三个部分是M，发音时嘴巴紧闭，接着声音会传到鼻腔，在那里产生共鸣，让OM的第四个部分出现。

在这四个部分中，U发挥了延续和连接的作用，而M则是梵文字母序列中的最后一个子音。所以这个从A开始，经过U到M的过程，其实象征着字、词所能表达的一切；而一切能以文字表达的事物，即至尊主。要发A这个音时，必须张开嘴巴，象征创造的过程；U象征创造的延续，创造本身即不断地自我更新；接着，M象征终结与消逝；在M之后，声音依旧持续了一下子，但这个声音却没有可以表达它的字母，因此我们也可以说：至尊主可用文字表达，也不可用文字表达。这便是OM的全部意义。

奥义书认为：A代表清醒状态，U代表睡眠状态，M代表深沉无梦的睡眠，而M之后的共鸣，则代表了三摩地。这样的对比，也点出了真正清醒、超越全部四个状态的那一位：至尊主。他出现在所有状态中，从不睡眠、从不做梦、永保清醒、永远警觉，既无所不知，又超越万事。要是在吟诵OM时，心中也记着这些概念，就能逐渐融入至尊主，心识也会完全浸润在至尊主之中，变得十分平静。做到这一点之后，我们就能继续向前迈进。因此，交付予神乃是生命中最强大的消除障碍方式。

关于至尊主的延伸讨论

问：在吟诵OM时，我必须知道什么是至尊主吗？

答：只要说OM，指的就是至尊主。至尊主超越无明，在过去、现在、未来都是全知者。有了他的指引，我们一定能变得更好。吟诵OM其实就是某种形式的冥想，冥想对象就是至尊主这个名字的概念。既然至尊主超越一切我们所能想象的自然形式，就应该用象征来代表他，那便是OM。在吟诵OM的时候，应将之想象成是至尊主的展现。无论什么时候吟诵OM，都要让心识有些余裕，去思考它真正的意义。

无论是OM的声音[作为咒（japa)]或是意义，都必须体现在OM里，否则吟诵就有沦为机械化的危险。鹦鹉学舌似地吟诵咒语，不会带来任何好处。OM的意义十分重要，越是深入认识，越能在它之中进行观看，而每个新发现都会带来另一个发现。

问：OM不是个印度教象征吗？

答：没错。但在写法上，印度教的OM不同于瑜伽的OM，两者不可混为一谈。我说个故事给你们听：几年以前，我受邀参加一个大型的瑜伽国际会议。第一天，一位穆斯林瑜伽老师拿会议手册给我看。在手册的封面，是印度教式的OM，我翻到背面，也是一样的图案；接着再翻开里面，每一页上还是同样的OM，而且还被用来当作标签，以区隔不同活动的内页。除此之外，还有很多人穿着印有印度教OM图案的T

恤，大大的OM有的在前，有的在后。我不知道有多少人的耳环也是同样的图案。事实上，我在那里还遇到了一只叫OM的狗！

我得承认，当这位很了解印度的老师，问我这四处可见的印度教OM是什么意思时，我觉得尴尬极了。因为对我们来说，OM绝不是配件或装饰，我们绝对是严肃对待，并充满敬意。

于是，我请会议主持人让我发表一段演讲，谈谈这个象征被滥用的状况。我解释了象征的价值，也谈到我们被教导要以最大的尊重与关心，来看待它。我还尝试让观众了解：这个象征不只属于瑜伽，此外它在这次会议里被运用的方式，实在是个错误。我那时天真地相信，听众会把这些话听进去，实际上，有些听众太执着于他们的T恤和耳环，对我的干涉反而感到很生气。

我想这个故事，已经说明了两种形式的OM被混淆的情况，即使是瑜伽老师亦未能免俗。我还想说的是，其实OM也属于佛教徒和耆那教徒，并不只专属于印度教。所以，故意误用这个象征，其实是不尊重上述所有传统。

问：要是我将自己完全交付给至尊主，接受他的指引与保护，我自己的纯粹意识又该做些什么呢？对于您以前所说的“纯粹意识是主人”，我现在又该如何理解？

答：在你面临问题，或是无法克服障碍时，纯粹意识并无法发挥应有作用，所以才需要把自己交托给另一位老师。想想练习遇到困难时，你不是需要帮助吗？但你需要的是哪方面的帮助呢？事实上，无论你得到什么样的帮助，目的只有一个：让你恢复平衡，使心识更加清明。只要心识稍微平静下来，你就能继续向前，不再需要别人推你一把。遇到瓶颈时，可以先试试呼吸控制法，或是练习体位法，这样应该就够了。瑜伽可以为你带来很多可能性，其中最重要的就是奉献、信仰，以及全然相信至尊主。

讨论到数论派和瑜伽如何看待身体、心识，还有纯粹意识的关系时，我说过最高的实体是纯粹意识，接着是心识、感官，最后才是身体。但在我们的生命里，这样的关系有时会发生逆转，纯粹意识荡落到最底层，受到心识主宰，而心识再受感官主宰，感官又受身体主宰。其实，这也是我们日常生活中不断发生的情形。瑜伽的目的，就是要改变这种扭曲的关系，让纯粹意识回到原本该在的位置。人类的真正素质，便是能被有感知能力的东西指引，这个东西即纯粹意识。我们所遇到的问题，往往是失去了纯粹意识，甚至忘却它的存在。

我们现在完全被机械和外在世界控制住了，瑜伽有助于我们回归真正的本性，即纯粹意识为主宰，心识、感官与身体皆受其指引的状态，这三个低于纯粹意识的层次，原本就是要服事它的。

问：也就是说，这些东西都要服事纯粹意识，而纯粹意识要服事至尊主吗？

答：瑜伽里不会有这种问题，因为纯粹意识和至尊主并不是主仆关系。我想说的是，那些试着进步、却突然遇上瓶颈的人，可以用各种资源与技巧来获得帮助，其中最重要的方法之一，即寻求至尊主的指引。借着寻求至尊主的指引，我们能给心识更多空间，而心识变得越清明，纯粹意识也就越能发挥真正的功能，让我们了解当前处境。由于只有至尊主过去、现在、未来都超越无明，所以交付予神才能为我们带来帮助。这与纯粹意识服不服事至尊主毫不相关。

问：您认为，信仰至尊主是克服障碍最好的方式吗？

答：这因人而异。要是有人遇上问题来找我，而我二话不说马上问他："你为什么不好好祈祷呢？"那我根本就没有审慎回答他的问题，何况很多人碰到这种建议的反应都是"别叫我祷告""我没空理神"，其实我以前也是这个样子。在我第一次跟父亲读《瑜伽经》时，我跟他说："拜托别跟我谈至尊主。我想知道的是瑜伽的事，并不想学祈祷。"如今我不会那样讲了，但以前可不是现在这个样子。

我再说一次：我们教别人的，应该是他当下能接受的方式，而不是最终对他来说最好的方式。要是对某些人来说，至尊主的概念毫无意义，就必须尊重这个事实。在我多年的教学过程中，常常会遇到态度和我当年一模一样的初学者。可是不知道为什么，过了一段时间之后，他们对于至尊主的态度几乎总会转变，慢慢尊重这个概念，逐渐接受在我们之上还有更高的东西存在。但在他们刚入门时，才不会接受这个概念。虽然学生的背景各不相同，但改变几乎一定发生。我们不能把信仰至尊主，当作开始学习瑜伽的前提，毕竟对瑜伽来说，保持开放是极其重要的。万物都是真实的，但万物也会改变。只有在对方准备好要听至尊主概念时，我才会提及。

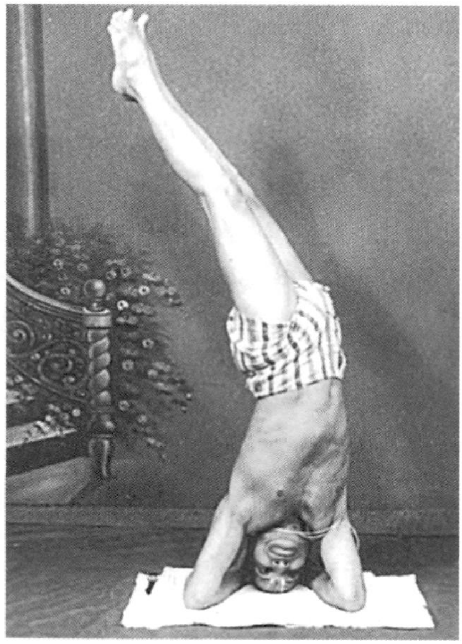

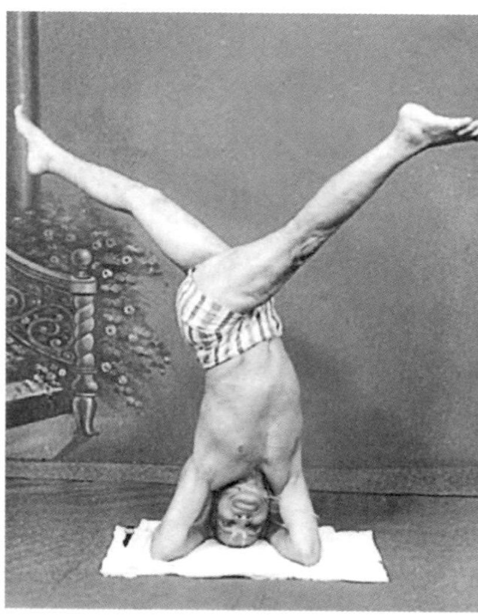

（上）克瑞斯那玛查亚示范倒立转向式，时年79岁

（下）倒角扭转式

15.
瑜伽的诸多道路

为了让心识获得清明，瑜伽提供了种种不同的方法，每种的重点也各不相同。光是在《薄伽梵歌》里，就提到十八种瑜伽。接下来，我将讨论其中九种瑜伽：知识瑜伽、虔信瑜伽、梵咒瑜伽、王者瑜伽、行动瑜伽、净化瑜伽、坦特罗瑜伽、军荼利瑜伽和哈达瑜伽。

知识瑜伽

知识瑜伽（jñānayoga），jñāna 的意思是“知识”，所以这种瑜伽的意思是追求真正的知识。在传统上，追求始于寻师问道，聆听老师对古代瑜伽典籍的解释。在这之后，则是思考、与他人讨论、理清问题，并逐渐认识真理，与之合一。

知识瑜伽的背后假设是：一切知识皆潜藏于自身之中，我们要做的只是去发现。《瑜伽经》认为，心识从无明中解脱之时，知识也会自动出现。在此之前，知识是被封闭而不可得的。真知出现的状态即三摩地，而禅那则是通向三摩地的方法。

虔信瑜伽

虔信瑜伽（bhakti yoga），bhakti 一词的字根是 bhaj，意思是“服事”。不过，这并非指服事人，而是服事一个大于我们的力量。这个概念和交付予神也有关系。

在虔信瑜伽里，我们所服事的是神圣存有，那给予帮助与指引的终极根源。遵循虔信瑜伽，即将一切思想与行动归给这股更高的力量。无论看到了什么事、见到了什么人，都要在其中认出神，亦即真理；而无论做任何行动，也要相信自己在服事神。总之，无时无刻记着神的名字、冥想他、进入他的神庙，完全献身于他，就是虔信瑜伽。

梵咒瑜伽

咒语可能是一个音节、多个音节，也可能是整个句子。咒语最常见的定义之一，即“护卫其受持者之物”，不但书上找不到，也没有任何地方可以买得到。

传统上，咒语是在老师确切了解学生需要之后，才传授给学生，这个过程可能得花上好几年。其他情况下得到的咒语，也许一开始有用，但效果不会持久，因为咒语会通过传授及组合方式，得到特殊的意义与力量。一般说来，每个咒语各有相关的图像，用于吟诵咒语时作观想之用，图像所描绘的也许是真实存在之物，也可能只是想象。若能明白咒语的意义，并依照传授的方式吟诵，长期加以练习，那么梵咒瑜伽（mantra yoga）将和知识瑜伽、虔信瑜伽一样有效。

王者瑜伽

王者瑜伽（rāja yoga），rāja 的意思是“国王”，在王者瑜伽的脉络中，意指始终保持觉悟的国王。这里所说的“国王”，指的是内存于我们之中，却比我们通常认识的自己还要巨大之物。此外，国王也指涉虔信瑜伽里的神圣存有或力量。

去接受至尊主的存在，常常被称为王者瑜伽。在这个意义上，国王指的就是神或至尊主。此外在吠陀经典中，rāja 这个字也常常和至尊主有关。

对于那些不想把国王和至尊主连在一起的人来说，王者瑜伽也有别的意义：在每个人之中，都有一位国王，即纯粹意识。在日常活动中，纯粹意识这位内在的国王通常隐而不显，被心识的活动遮蔽，而心识则是被种种感官印象、记忆与幻想四处驱使。当然，这时无明也就遮蔽了纯粹意识，让人无法意识到它的存在。不过，这个过程发生逆转之后，心识将成为感官的主人，我们也会得到清明与平静，让纯粹意识回到其应在的位置。

无论“国王”指的是纯粹意识或至尊主，王者瑜伽都是让王者处于正确位置的瑜伽。《瑜伽经》提及，心识中没有扰动之时，纯粹意识即能生起、进行观看。这就是王者瑜伽。

行动瑜伽

行动瑜伽（karma yoga），karma 的意思即行动。《薄伽梵歌》将行动瑜伽置于核心位置，认为在生命过程里，只能去行动，而不应被行动结果影响，即使行动结果不如预期，也不该失望，因为结果往往不完美。由于结果本就难以预期，所以行动不应被期望左右；另一方面，即使结果不错，也不该归功于己，就像失败未必全由自己造成的一样，成功也不尽然是自己的功劳。而且到了明天，我们看待事物的角度也许又不一样了。总之，应投入行动，结果则交托给神，不多做企求。这是《薄伽梵歌》对行动瑜伽的解释，而这样的界定，又和《瑜伽经》第二章对交付予神的界定相契。[①]

净化瑜伽

关于净化瑜伽（kriyā yoga）的定义有很多。《瑜伽经》认为，它指的是一切被认定为“瑜伽”的练习，凡是我们能练习的，即为净化瑜伽。《瑜伽经》也点出了三个界定净化瑜伽的面向：修练、洞察自身与交付予神。

修练，是有助于排除身心郁结与紧张的练习，体位法和呼吸控制法皆属之；洞察自身指的是在自身之中追求、探索问题；交付予神则正如以上所说，是不计成果的行动。在练习里结合这三个面向，我们就走在净化瑜伽的道路上了。

哈达瑜伽、军荼利瑜伽与坦特罗瑜伽

想了解哈达瑜伽（haṭha yoga）、军荼利瑜伽（kuṇḍalinī yoga）与坦特罗瑜伽（tantra yoga），就要先清楚了解三者的核心概念，亦即军荼利。这三种瑜伽的基础概念皆认为人体内有可供气进出的通道或气脉。气脉虽然不少，但在军荼利的脉络中，只有三个需要特别注意，亦即左脉（idā）、右脉（piṇgalā）与中脉（suṣumṇā）。三条气脉皆沿着脊椎而行，不同的是中脉直行脊柱，而左脉与右脉则绕行脊柱数次；到最后，左脉从左鼻孔窜出，右脉则从右鼻孔窜出。左脉与右脉又分别有“ha”和“ṭha”这两个别名，两个音节合在一起，就变成了haṭha（哈达）这个字。ha代表左脉与月亮冷的能量；ṭha则代表右

① 原书注：这也让我们想起毗耶娑对《瑜伽经》2.1的注，他说：“交付予神，可以说是将一切行动都献给神，也可以说是放下对一切行动成果的欲求。”

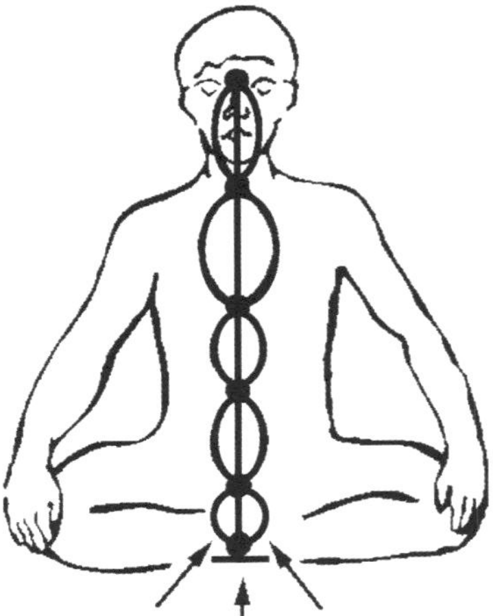

中脉（1）、左脉（2）与右脉（3）等三个气脉的位置，以及它们的六个汇聚点，即一般所知的“轮”

脉与太阳热的能量。这些气脉在体内汇聚六次，汇聚点谓之轮（cakra）。右图画出了这六个轮的位置，全位在脊椎的中轴线上：分别为双眉之间、喉咙、心脏部位、肚脐，还有一个正好在躯干底部的上方，另一个在脊椎底部。

理想上，气应该要能在这三条通道上畅行无阻，但也只有通道不受不洁污染与废物阻塞时，气才可能自由通行。气通常没办法到达中脉，只会沿着左脉与右脉运行，因此常常有所不足。气一旦能够进入中脉，“ha”和“ṭha”两者的气便结合为一，同时亦符合了瑜伽的“结合”之意，因此这样的过程就称为哈达瑜伽。

中脉被视为理想的气通道，如果气能顺利通过中脉，就能大量集中在体内，气的效用将能完美地扩散到全身，一点也不外泄。描述呼吸控制法的目的与效果时，我曾说过：气一旦溢出体外，无明也将随之生起。因此，气进入身体的方式与部位，将直接影响心识状态。气的流动若受到阻碍，无法流往正确方向，气脉中便没有足够的气，于是气会散至体外，导致心识昏暗而不安。相反地，要是气能集中于体内，就能带来内在的平静与真正的理解。不过，由于常有东西阻塞气脉，一般情况下，气其实无法在中脉中自由流动。这阻塞气脉之物，常以盘曲的蛇做为象征，亦即军荼利。

由于诸多并不精确的定义，军荼利的概念现在已经相当混淆暧昧，在某些文本之中（如《哈达瑜伽之光》），甚至还出现完全相反的陈述。以下对于军荼利的定义，取自于《瑜伽祭言》（Yoga Yājñavalkya），在军荼利的界定问题上，我认为这是最好、最清晰、也最前后一致的典籍。在《瑜伽祭言》中，军荼利被明确认定为障碍。根据这部经典，在瑜伽修习里进入中脉的是气，而非军荼利。

《瑜伽祭言》是处理瑜伽这个面向的最古老典籍之一，虽然很多书的观点认为在中脉里生起的是军荼利，但根据《瑜伽祭言》，这种说法毫无道理。《瑜伽祭言》的核心概念之一就是气及其在体内的诸多形式，都与瑜伽修习有关，只要练习成功，就能烧尽军荼利，畅通气的通道。

当盘曲的蛇被杀掉之后，它会松开、伸直，无法再卷曲盘错。据说，体内之火烧死这条蛇之后，军荼利会展开，通道也会恢复畅通，让气能够流动。不过，那无法一蹴可及。即使军荼利遭到部分破坏，还是能阻塞中脉好一段时间。

你若仔细思考前述的意象，一定能发现军荼利显然是另一种描绘无明的方式。就好像无明可能变得相当强大，妨碍我们看到纯粹意识一样，军荼利也会阻挡气的流动，使其无法通过中脉。军荼利燃烧殆尽的时刻，也就是无明消逝的时刻。接着，气将可通过中脉，慢慢地向上流动。我们可以把哈达瑜伽视为王者瑜伽的一部分，因为气是纯粹意识之友，而王者瑜伽就是气逐渐上升的过程。气到达顶端时，纯粹意识将得到释放，我们的内在之王也随之出现。重点放在军荼利概念的练习，称为军荼利瑜伽；若以消除 ha 与 .ha 的分隔为练习重点，则称为哈达瑜伽。

最后，奠基于军荼利概念的瑜伽修习，也称为坦特罗瑜伽。坦特罗瑜伽的重点，是重新引导通常被浪费掉的能量，去消除阻塞气流动的障碍。坦特罗瑜伽的练习十分特别。事实上，tantra 可以翻译为“技巧”，指技术或技艺。坦特罗瑜伽的焦点在于身体，而身体、世界及宇宙种种面向的关系，也在其中被创造出来。

关于军荼利的延伸讨论

问：我听过一种说法：军荼利被释放时，宛如强烈的电流通过缆线，缆线若是不够坚固，也会一起被烧掉。也就是说，释放军荼利这件事有点危险，必须事先做好充分准备才行。请问您对这样的说法有什么看法？

答：我认为，正是因为军荼利概念蒙上太多的神秘与迷信，才会出现这种说法。军荼利之所以显得神秘，是因为我们没办法就这样把身体切开，看看它究竟是什么力量。不过，倘若把这股力量与气合观，就没有神秘可言。这正是《瑜伽祭言》这种典籍的卓越之处，对于气在中脉里生起的经验，它只提到一句："我怎么能描述人在那时会觉知到什么呢？"事情没有你说的那么恐怖！见到真理时唯一的震撼，就是看到自己之前的样子。像这种"一万伏特电流"等等的说法，纯为无稽之谈。

虽然用这种方式来描绘军荼利上升的情形，的确是不错的比喻，但若将之当真，实在没有什么意义。如果有人认为，军荼利是能引导我们走向真理的能量，他就得接受有两种不同的能量同时存在：一种是气，另一种是军荼利。很多这样的概念，常起因于肤浅而不正确的翻译，然而无能解释特定典籍中的晦涩段落，也很容易造成混淆。因此，解释这些概念与技巧的人，不仅要有丰富的知识与练习经验，还应该娴熟梵文，因为这才是相关典籍所使用的语言。可惜的是，现在的诠释者常常无法满足这两项条件。

问：若一点一点把军荼利烧掉，也会有越来越多的气进入中脉吗？

答：运用意象来解释经验，必须审慎为之，不可太过。必须切记意象只是意象，不是经验本身。不过，我们的确能照你提的方式来进行想象。心识有时候会进入禅那或三摩地状态，另一些时候又回到分心状态。要是心识不平静或不清明，军荼利就会盘卷，阻塞中脉。但心识平静下来后，便较不会受到军荼利干扰，而能视野清明与理解真彻地独立运作。凡此种种，皆表示气已在中脉里上升，自由地流过之前被堵塞的部分。

问：根据哈达瑜伽的看法，收束法是不是唯一能移除军荼利的技巧呢？

答：不是这样的。翻阅《哈达瑜伽之光》，就会知道没有哪一种技巧是“唯一”的，书中不同章节各提供了不同方法。无论是《伽兰闼本集》（Gheraṇda Saṁhitā）、《湿婆本集》（Śiva Samhitā），或是其他古代典籍，也都不认为有唯一的方法，而是提供种种的建议。

问：这是否表示即使是在别的瑜伽里，也能感受到和军荼利瑜伽一样的身体经验？对于修习别种瑜伽的人来说，无明消失时，会是什么感觉呢？举例来说，若一个人修习的是知识瑜伽，他变成智者（jñāni）时，会是什么感觉？

答：只要心识不平静，就不会有知识。ha 和 Tha 这两个词指涉心识摇摆不定的极端状态，当气只流入 ha（左脉）和 ṭha（右脉）时，就表示心识不平静，不断在两个极端之间摇摆。气若流入中脉，代表心识清明而平静。所谓的智者，就是气流入中脉的人。至于其他人的气，则仍以一种十分不完美的方式，游荡在 ha 和 Tha 这两个相反的气脉之中。虽然不同的瑜伽派别各自描述相同的过程，但我们不应为此感到困惑。举例来说，《瑜伽经》把很多事情解释得很清楚，却没有提到ha和.ha，这是因为《瑜伽经》从最基础的立场来看待问题，试图让我们了解各个概念间的差异其实没那么大。事实上，最重要的问题仍是心识状态，无论有什么事影响心识，造成改变，整个人都会受到影响，身体或是身体层次的一切经验全受到波及。这就是《瑜伽经》的基础所在。若想全面综观这些问题，《瑜伽经》是很好的指引。

偶尔有人问我是否教授体位法，当我回答“是”，他们会说：“喔，那你是哈达瑜伽士！”若我跟他们谈《瑜伽经》，他们则说：“喔，原来你是王者瑜伽士！”而要是我说我吟诵吠陀，他们又会说：“喔，那你是梵咒瑜伽士啰！”但如果我只是简单说我修习瑜伽，他们就不知道该怎么把我归类了。世界上很多人总想帮每一个人、每一件事贴上标签，不幸的是，这些分类已经有点言过其实，让人以为不同瑜伽之间存在着根本的差异。事实上，每一种瑜伽处理的议题都一样，只不过看待事情的角度不太相同。只要真正奉行瑜伽中的一种方向，它就会带我们通向所有的瑜伽之路。

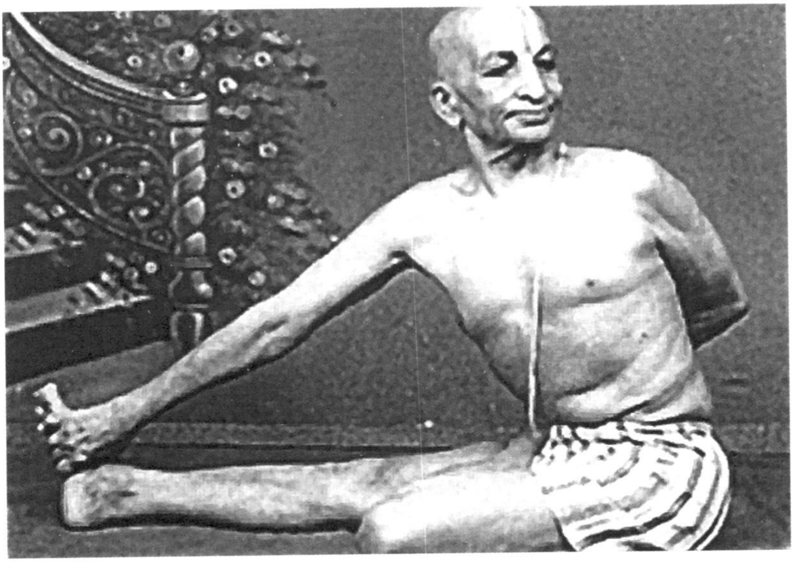

克瑞斯那玛查亚，时年79岁

帕坦加利的《瑜伽经》

第三卷

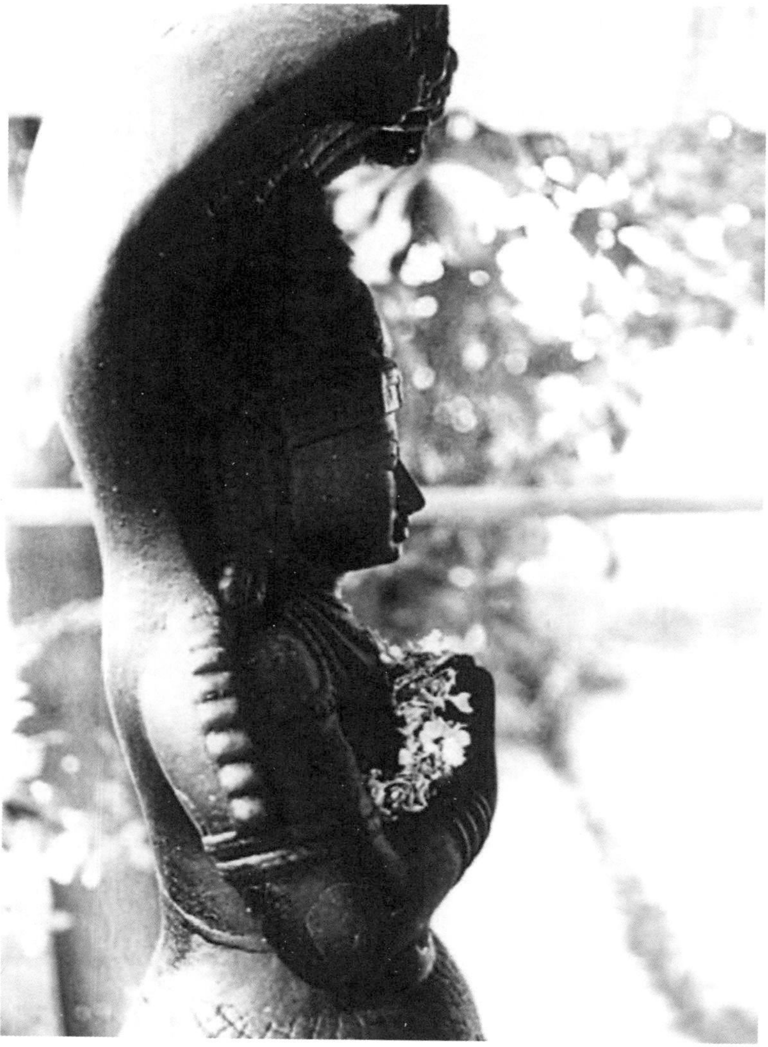

克瑞斯那玛查亚瑜伽修习中心内院的帕坦加利雕像

(上）研读中的德斯卡查尔
（下）德斯卡查尔、其妻梅娜卡与强德拉夏卡（Chandrashakar)，克瑞斯那玛查亚瑜伽修习中心的总监，在情绪低落时吟诵赞歌

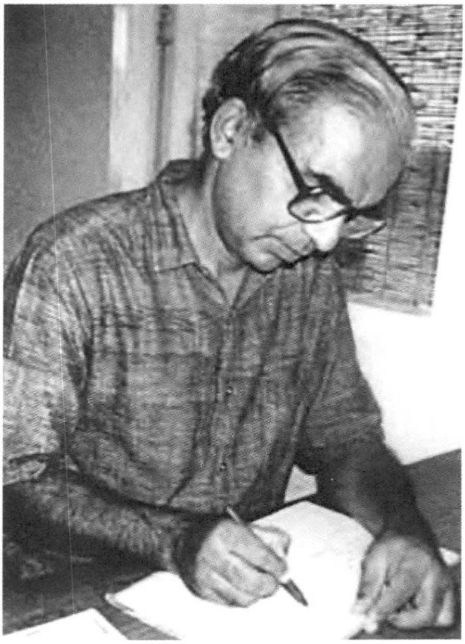

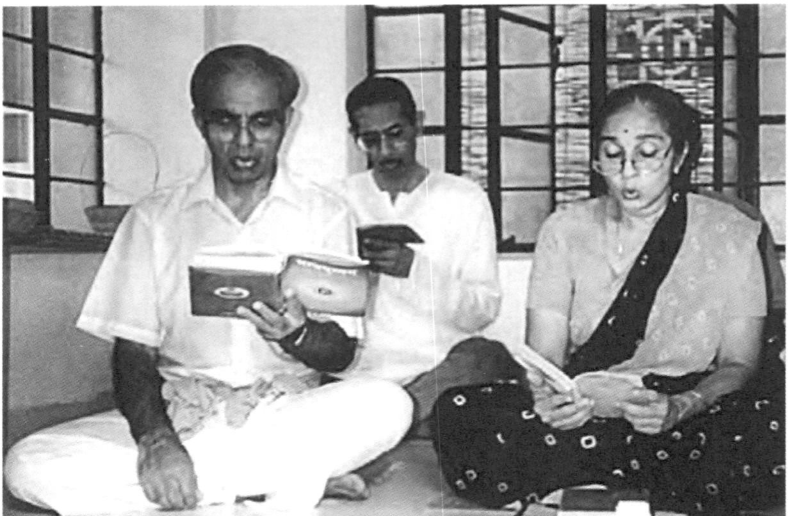

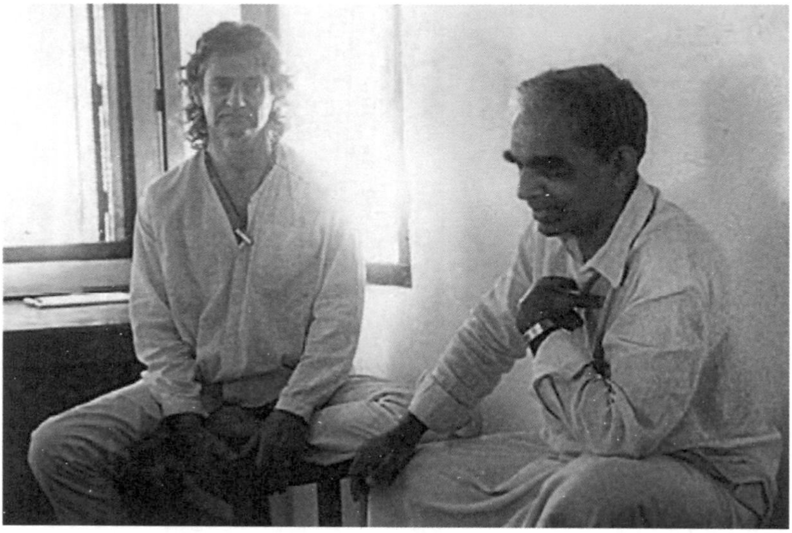

马克·怀特威尔和德斯卡查尔

帕坦伽利的《瑜伽经》是瑜伽之心。心，即hṛdaya[①]，是不会改变的——帕坦伽利在他的《瑜伽经》中，给了瑜伽这个永恒的定义和本质。然而，心若少了生命气息，无论如何都活不了，对我们也一无是处。这一点德斯卡查尔解释得很清楚：教学关系，是《瑜伽经》的呼吸，也是其生命；正是老师，为这颗心带来生气。对于那些能够让《瑜伽经》对学生产生作用，并且将心的转化力量传递下去的老师，《瑜伽经》是个强力有效的辅具。

因为《瑜伽经》涉及的范围过于庞大，所以德斯卡查尔很重视本篇导论。克瑞斯那玛查亚说过，在atha和iti之间，也就是经文的第一个音节和最末的音节之间，如海洋般广阔。跟随老师研读这部经典时，饶富意味且深刻有力的洞见，间或会以一种极不期然的方式，仿佛从字句中跃出。建议你跟随一位具格的老师学习，也就是他在修练、洞察自身和交付予神[②]的修持上已生起澄明性[③]。

帕坦伽利以经典书写的风格呈现其作品——言词简约却不模棱两可，内容精要而包罗万象，且语气坚定。经典（sūtra，由此字可想到suture，即“缝线”）可以将老师、教导和学生连结在一起。瑜伽研读

① 梵文hṛdaya，有心、灵魂、心脏、精要、极密、真实或神圣的知识之意。

② 作者此处将svādhyāya（洞察自身）英译为self-understanding（理解自身），īśvarapraṇidhānā（交付予神）则译为surrender（臣服于神）。

③ 英文为clarity，“澄明性”，指不再为无明所遮蔽，也就是“澄澈明净”的认知。在《瑜伽经·三摩地品》将有更细腻的解释。

和修习一旦更进一步，经典的讯息将会产生更深的共鸣，变得更具相关性且更具示。这样的领悟是非常自然的过程，急就章或者拔苗助长，只会白忙一场。

帕坦伽利究竟是何许人也，尚未有定论。有人认为他是支撑整个宇宙的龙王阿难陀（Ananta）的神圣化身，是阿底雪沙（Adhiśeṣa），“神的第一位仆人，和神极为亲近，最了解神的教义。”我们可以假定帕坦伽利并未创造出瑜伽教义，而是承继广博浩瀚的吠陀经典。他承继伟大导师的教导，指出吠陀经典中所有与心识相关的教义，并以清晰精确且条理分明的方式呈现出来。瑜伽的概念如至尊主、障碍、行动、德、纯粹意识、三摩地、成就和解脱，都以不同的形貌含纳于古奥义书中。然而，吠陀经典并未以特定的次序呈现出来，也因此很难连贯研读。因此，帕坦伽利将吠陀经典中的瑜伽教义系统化，使之成为入门一窥堂奥的发展系统，实在是一份绝妙的礼物。

《瑜伽经》言简意赅的字句和意义，使得理解瑜伽这件事可通过师徒相授的口传传承，历经好几世纪。在我们这个时代，是由克瑞斯那玛查亚（因其婆罗门种姓的身份），有权从他的老师婆罗门阿闍梨罗摩默罕那儿，以相当的实修程度，习得错综复杂的词句。同样地，德斯卡查尔跟随克瑞斯那玛查亚研读和修练，也已生起澄明性，掌握到每句经文和当代的关联性。克瑞斯那玛查亚和德斯卡查尔的关注处，并不在于精神探索或哲学沉思。相反地，为了找出每个人都能够减低苦的方法，他们将智识上的严密精准、术语的定义和实修，引进瑜伽修习之中。

帕坦伽利的立场与印度其他宣称“除了神之外，任何事物都不为真”的哲学系统迥然相异，他主张在个人经验上，每件事物都为“真实”或“实相”，不能被否定。甚至苦亦为“真”（sat），不须因苦而羞愧，或反抗苦。每个人都有苦，这是我们实相的一部分，如果苦被承认、辨识出来，苦还可以充当唤醒我们的辅助，让我们更清明和更具洞察力。就如克瑞斯那玛查亚所说：“感谢神给我们苦。”他将苦形容为

“修练时不可避免的动机”。此外，帕坦伽利阐述得很清楚，我们经验中的每一件事物都在改变，没有任何事物，包括苦在内，处于固定不变的状态。因此，只要有渴望，就可以为自己做出正向的改变。

帕坦伽利传授了无数我们能力所及的方法，而且就从当下的实际经历开始。我们必须从起点开始。德斯卡查尔举了一个浅显易懂的例子：“如果你告诉一个找不到家在哪里的人，说他家屋里藏有一锅子的金块，那么不知道这个消息，他可能还会快乐些。找不到家在哪里，黄金还有什么用处呢？只会带来痛苦。首先，他必须先找到那栋屋子，走进去，然后才有许许多多的可能性可言。”

帕坦伽利总结了自我洞察的过程和技巧，如果抉择适当的方法，以及在老师的协助下修练，我们翻滚骚乱的心识就能被引至宁谧安详，超凡智慧与幸福康乐就不再遥远。

这就是由克瑞斯那玛查亚和德斯卡查尔所传递的帕坦伽利的核心教义。

——马可·怀特威尔（Mark Whitwell）

发音指南

喉音（由喉部发音，又称软颚音）

元音	a	如but
	A	如father
无气音	k	如kin
	g	如good
气音	kh	如sinkhole
	gh	如leghorn
	h	如hand
鼻音	G	如encore

硬颚音（在舌前部靠近或接触硬颚的发音）

元音	i	如tin
	I?	如teeth
无气音	c	如church
	j	如judge
气音	ch	如coachhorse
	jh	如hedgehog
半元音	y	如you
齿擦音	?	如sure

反舌音（舌尖向后卷抵住硬颚的发音）

元音	R	如sabre
	Q	如chagrin
无气音	T	如cart
	D	如ardent
气音	Th	如carthorse
	Dh	如fordham
鼻音	N	如friend
半元音	r	如rib
齿擦音	S	如hush

齿音（舌尖向后卷抵住上齿的发音）

母音	l	如able
无气音	t	如theatre
	d	如they
气音	th	如withheld
	dh	如buddha
鼻音	n	如boon
半母音	l	如lip
齿擦音	s	如sun

唇音（闭上嘴唇或部分闭上嘴唇的发音）

母音	u	如bull
	ū	如rule
无气音	p	如pat
	b	如bee
气音	ph	如uphill
	bh	如abhor
鼻音	m	如man

喉音和硬颚音		
母音	e	如prey
	ai	如aisle
喉音和唇音		
母音	o	如go
	au	如cow
齿音和唇音		
半母音	v	如van

鼻音	ṁ（m）或ṅ使前面的母音鼻音化
气音	ḥ 使前面的母音送气发音

第一品
三摩地品

帕坦伽利的《瑜伽经》一共四品。第一品名为“三摩地品”（Sāmadhipādah），是关于瑜伽的定义和特性，并讨论达到瑜伽境界所会遭遇的问题，以及可以用什么方式来处理。每句经文都以梵文原来的天城字体和罗马字母转写呈现，译文则以楷体表示，再加上注释说明。

1.1 अथ योगानुशासनम् ।

atha yogānuśāsanam

第一句经文和口传传统一样，需要先破题，在古梵文文学的传统中，第一个字是 atha，蕴含着祈请的言外之意，祈求吉祥的肇端和圆满的总结。

现在，开始讲授有关瑜伽权威性的教导。

帕坦伽利指出，尽管这个主题起源古老，他也绝非原创者，然而他在师门下钻研至鞭辟入里，堪与门人分享他的领悟。他的文风适宜他的门徒，经由传统的口传方式，依篇章次第亲传给徒众。

1.2 योगश्चित्तवृत्तिनिरोधः ।

yogaśgcittavṛttinirodhaḥ

何谓瑜伽？这个词具有丰富的解释和意涵。帕坦伽利在此定义他对这个语词的领悟。

瑜伽是指引心识全神贯注地朝向某一对象或所缘，以及维持在这个方向而不散乱的能力。

这个对象可以是具体的外在事物，也可以是我们自身的一部分，或是某个感兴趣的范围、某个概念，或超越感官层次，例如：神。

1.3 तदा द्रष्टुः स्वरूपेऽवस्थानम् ।

tadā draṣṭuḥ svarūpe ’vasthānam

（在瑜伽中）那时，彻底且正确认知对象的能力是明显可见的。

在瑜伽状态中，会妨碍或扭曲体会的各种成见和想象，都被控制、减少或消除了。此时，将开启未曾经验过的认知，认知的障碍也会被克服。

1.4 वृत्तिसारूप्यमितरत्र ।

vṛttisārūpyamitaratra

没有心识的状态就叫做瑜伽。

从另一个角度来看，理解对象的能力，完全被心识加诸于对象的概念所取代，否则就是对于对象完全缺乏认知。

散乱的心识罕能循着一个方向。一旦如此，对于对象的认知将有缺陷。

1.5 वृत्तयः पञ्चतय्यः क्लिष्टाक्लिष्टाः ।

vṛttayaḥ pañcatayyaḥ kliṣṭākliṣṭāḥ

何谓心识？帕坦伽利以心识所从事的活动来定义心识。除非用心识活动来显示心识，否则心识无法被感知。

有五种心识活动，每一种活动皆会带来利益，也会造成问题。

活动有益或有害，无法立即见真章，谜底唯有时间能够揭晓。

1.6 प्रमाणविपर्ययविकल्पनिद्रास्मृतयः।

pramāṇaviparyayavikalpanidrāsmṛtayaḥ

这五种心识活动是正确认知[①]、错误认知、虚妄分别[②]、沉睡和记忆。[③]

每一种心识活动皆有其自身特性，尽管未必总是明显可见，仍可个别辨识得出。这些活动对我们的举止和态度的支配与影响，合成我们的个性。

1.7 प्रत्यक्षानुमानागमाः प्रमाणानि।

pratyakṣānumānāgamāḥ pramāṇāni

分别定义五种心识活动。

正确认知，立基于直接观察对象、推理和参照可信赖的权威。[④]

心识可以通过感官直接取得对象，当可取得的信息对感官知觉来说，是不适当或不完整时，则能通过其他天赋如逻辑和记忆加以推断，

① 英译为comprehension，但梵文原文是pramāṇa，传统的佛典中译为“量”，有尺度、标准之意，引申为正确的知识及其获得的途径。量有广狭二义，狭义是指认识事物的标准或根据，广义则是指认识作用的来源、形式、过程、结果以及用以判断知识真伪的标准等，因此，英译的comprehension在此文脉中译为“认知”。

② 梵文为vikalpa，传统汉译佛典译为“了别”“分别”“虚妄分别”。本书作者英译为imagination则是“假想”“想象”“幻想”或“虚构”之意。所谓“了别”，不只是知识意义上的判断，而是指意识以名言概念构成的价值意义上作判断，相当于经文1.4所言的“由心加诸于对象的概念”。

③ 前三者可译为正知、颠倒、分别知。记忆，为smṛti，传统汉译佛典译为“念”更贴切，因为smṛti不仅存储经验，也是观察的能力。

④ 此三者在传统汉译佛教文献中，译为现量（pratyakṣa）、比量（anumāna）和圣教量（Āgama）。正理派早期学者将“现量”视为由感官与对象相接触所产生的认识，后世正理派学者则将“现量”定义为直接的理解，未必需要感官和对象的接触。Āgama，音译为“阿含量”，有“圣典”之意。

以便获得较完整的认知。直接的认知不可行时，书写的文本或可信任的人等可靠权威，就能够提供间接的认知。如此一来，即能获知超过我们直接认知的地方、人物或概念。处于瑜伽的状态中，认知不同于其他时刻，会较接近对象的真实性。

1.8 विपर्ययो मिथ्याज्ञानमतद्रूपप्रतिष्ठम् ।

viparyayo mithyājñānamatadrūpapratiṣṭham

错误认知，在更有利的条件揭露其认知对象的实际本性之前，被视为正确的认知。

错误认知被视为心识最频繁的活动，那或许源自于错误的观察或对所见事物的错误诠释。而我们对认知对象缺乏洞见，常是过去经验和条件作用的结果。这个错误可能于稍后被辨识出来，也可能从未被认出。瑜伽修习的目标即辨识、控制错误认知的诸多原因。（见第二品）

1.9 शब्दज्ञानानुपाती वस्तुशून्यो विकल्पः ।

śabdajñānānupātī vastuśūnyo vikalpaḥ

虚妄分别，是仅仅基于文字和措词来认知对象，即使对象并不在眼前。

这情况发生在缺乏直接感知时。此时会参照描述性语词的含意、言外之意或暗喻，指引着想象来做认知。若语词充满诗意或激昂雄辩，或许更能辅助认知。想象也能经由睡梦、感觉和情绪生起。储存在记忆中的过去经验，通常促成这种心理活动。

1.10 अभावप्रत्ययालम्बना तमोवृत्तिर्निद्रा ।

abhāvapratyaẏālambanā tamovṛttirnidrā

沉睡，指心识深受迟钝沉重所影响，且没有其他活动现前。

睡眠对心识来说，是一种寻常、规律的活动，总是有一段时间需要睡眠。不过，也可能是无聊或精疲力竭导致睡眠发生，而产生迟钝沉重。对众生来说，睡眠是一种习惯性、规律性的状态。

1.11 अनुभूतविषयासंप्रमोषः स्मृतिः ।

anubhūtaviṣayāsaṁpramoṣaḥ smṛtiḥ

记忆，是心识对意识经验的保持。

所有的意识经验都会在个人的心识留下印记，而且做为记忆储存下来。欲辨别一段记忆是否为真、为假，为不完整或是为虚构想象，是不可能的事。

心识的任一活动都在证实心识的存在。活动之间相互关联，也很复杂，因此，除了睡眠之外的每一个活动，都应该被视为活动的网络（matrix）或类属（genus），而非具有排他和有限特征的个别实体。在不同的时间和不同的情境下，每一个活动均会带来利益或造成伤害，作用可能是直接且立即的，但也可能是间接的，也就是作用显现出来后，才成为结果。

1.12 अभ्यासवैराग्याभ्यां तन्निरोधः ।

abhyāsavairāgyābhyāṁ tannirodhaḥ

如何达至瑜伽境地？何者应为？何者不可为？

经由修习和不执着，心识即可触及瑜伽境地。

1.13 तत्र स्थितौ यत्नोऽभ्यासः ।

tatra sthitau yatno 'bhyāsaḥ

这样的修习和无所执着，基本特征是怎样？纵然此处并未特别具体言明所涉及的技巧，然而紧接的下两句经文即指出其特性。

修习，基本上是为了朝瑜伽进展、触及瑜伽，以及维持在瑜伽境地所需的正确的努力。（见1.2）

所抉择的修习方法，必须正确无误地学自洞悉学生个人素质和社会性格的称职老师，且接受其指导。假如老师没有提供给个别学生合适的修练，学生也未能遵照相称的方法进行，想要有所成就，不过是痴人说梦罢了。

1.14 दृष्टानुश्रविकविषयवितृष्णस्य वशीकारसंज्ञावैराग्यम्।

sa tu dīrghakālanairantaryasatkārādarāsevito dṛḍhabhūmiḥ

要有所成，唯有长时间不断地正确修习，以及保持正向的态度和殷切的期盼。

我们起头修习常常满腔狂热、劲头十足，还恨不得马到成功，不过日常生活持续而来的压力，以及心识的强力抗拒，又常常诱使我们屈服于人性的弱点。这一切不难理解，所有人都有这样的倾向。本句经文强调抱持正向、自律的态度，胸怀迈向最终圆满的长远目标，而严肃修习之必要。

1.15 दृष्टानुश्रविकविषयवितृष्णस्य वशीकारसंज्ञावैराग्यम्।

dṛṣṭānuśravikavisayavitṛṣṇasya vaśīkārasaṁjñāvairāgyam

沿着正确的轨道开展修练，即可发现自己自我约束和拒斥烦扰影响的能力增强了。最后，我们将能达到不执着的境地，只要——在最高层次中，没有任何渴欲，无论是满足感官或满足超感官经验的渴欲。

修习可以获得利益，譬如身体的强健和熟练灵巧，以及更敏锐的觉察力和感受力。不过，却也可能出现想运用新技巧来证明自己位于较高境界的诱惑。但这些不过是附带的利益和转移专注力的诱惑，假使过于看重这些能力，就会陷于忘却瑜伽之道的危险境地。

1.16 तत्परं पुरुषख्यातेर्गुणवैतृष्ण्यम् ।

tatparaṁ puruṣakhyāterguṇa vaitṛṣṇyam

更进一步：

当一个人完全领会到真正的自我，[1] 将不再受自身或周遭令人分心的影响所干扰。

不执着，会伴随着洞察自身的程度发展。渴望消遣解闷是无可避免的，也是遏抑不住的，这样的欲望一旦被压制，潜藏一段时间后必然会再浮现。

1.17 वितर्कविचारानन्दास्मितारूपानुगमात्संप्रज्ञातः ।

vitarkavicārānandāsmitārūpānugamātsaṁprajñātaḥ

那时，对象逐渐被彻底理解。首先是在较为肤浅的层次；再一段时间，理解变得更为深刻；最终，彻彻底底地理解。达到如此的理解深度时，会产生纯粹的喜悦。因为那时，那个人与对象完全合一，以至于察觉不到周遭事物的存在。[2]

如此感知事物自性的层次，只有在瑜伽境地中才有可能。一般而言，我们往往只能理解事物表面和稍微明显的部分。但是，在我们毫无谬误达到最深层次的感知之前，认知判断并不完善。

1.18 विरामप्रत्ययाभ्यासपूर्वः संस्कारशेषोऽन्यः ।

virāmapratyayābhyāsapūrvaḥ saṃskāraśeṣo 'nyaḥ

当心识提升到瑜伽境地，也维持在此处时，惯常的心理骚动不再现起，然而过去的记忆仍旧继续存在。

---

① 此处的"真正的自我"，从梵文来看，是指纯粹意识。

② 中文通常会用"心物一如""物我相泯""物我两忘""物我合一"或"主客相融"的用语来表达这样的境地。

那时的感知是即刻的，而非渐进的。存留的记忆帮助我们在日常世界继续过活，但是不会再引生散乱。

1.19 भवप्रत्ययो विदेहप्रकृतिलयानाम् ।

bhavapratyayo videhaprakṛtilayānām

由于几十亿人和我们共享这个世界，不可避免地，将有一些人生于瑜伽境地中，他们不需要修习或锻炼自己。

不过，这样的人是稀有的，他们不可被抄袭，也不应该被模仿。实际上，他们当中有些人可能会抵挡不住世俗的影响，而丧失神通力。

1.20 श्रद्धावीर्यस्मृतिसमाधिप्रज्ञापूर्वक इतरेषाम् ।

śraddhāvīryasmṛtisamādhiprajñāpūrvaka itareṣām

但是，我们其余的人又如何呢？真的有机会达到瑜伽境地吗？

信念将赋予我们足够的能量，克服所有的逆境而取得胜利。通过信念，就能坚持目标方向。至于实现瑜伽目标，只是时间的问题。

目标即指引心识毫无偏离地朝向某一对象的能力，经过一段时间之后，将能明晰且正确地理解那个对象。

信念是无可撼动的，坚信我们能够到达目的地。我们不可以为成功的洋洋自满所催眠，或因一时铩羽而裹足不前，必须勤奋不懈、步履稳健地穿过所有令人分心的事物，无论那些事物是好是坏。

1.21 तीव्रसंवेगानामासन्नः ।

tīvrasaṁvegānāmāsannaḥ

信念越强烈，越自强不息；目标就近在咫尺。

1.22 मृदुमध्याधिमात्रत्वात्ततोऽपि विशेषः ।

mṛdumadhyādhimātratvāttato ’pi viśeṣaḥ

我们能够有相同的机会达到目标吗?

不可避免地，信念的深度随着不同个人，以及同一个人在不同时间而有变化，结果反映了这些差异。

这样的差异是人类境况的一部分，是个人的文化背景和能力的产物。

1.23 ईश्वरप्रणिधानाद्वा ।

īśvarapraṇidhānādvā

帕坦伽利承认，尝试改变我们的心灵状态而达到瑜伽境地的努力，是充满了障碍的，这些障碍的力道也各有不同。然而，对一位天生虔信神，或是以多年的时间逐渐增强如此虔信的人来说，臣服于神威，规律地向神奉献祈请文，定然能够达至瑜伽境地。

在下述的经文中，帕坦伽利为神下了定义。

1.24 क्लेशकर्मविपाकाशयैरपरामृष्टः पुरुषविशेष ईश्वरः ।

kleśakarmavipākāśayairaparāmṛṣṭaḥ puruṣaviśeṣa īśvaraḥ

神是至上的存有，其行动从未基于错误认知。

1.25 तत्र निरतिशयं सर्वज्ञबीजम् ।

tatra niratiśayaṁ sarvajñabījam

神何以如此超凡呢?

他知道应该要知道的每一件事。

他的认知能力，无一人类能够相提并论。

1.26 स एष पूर्वेषामपि गुरुः कालेनानवच्छेदात् ।

sa eṣa pūrveṣāmapi guruḥ kālenānavacchedāt

根据帕坦伽利所言，神受限于时间，或不受时间影响?

神是永恒的。事实上，他是终极至上的导师。不论过去、现在和未来，他都是一切上师指导的源头。

1.27 तस्य वाचकः प्रणवः ।

tasya vācakaḥ praṇavaḥ

我们该如何谈论神？应该如何称呼他呢？

以和神的属性最相称的方式。

不同的文化和宗教，有不同的字词描述神和他的属性。重要的是，以至高的尊敬且没有任何抵触来表达神。在这一点上，老师可能会有所帮助。

1.28 तज्जपस्तदर्थभावनम् ।

tajjapastadarthabhāvanam

我们如何能了解神，与神感应呢？

为了领会神，与神感应，必须规律且合乎礼仪地呼其名号，沉思其属性。

帕坦伽利建议，不断地沉思神的属性乃为必要。重复唱诵其名号，连同祈祷与默观（contemplation），应有所助益。不过，机械性地重复唱诵和祈请是不可取的，这些行为得伴随有意识的深思熟虑，以及深深的虔敬。

1.29 ततः प्रत्यक्चेतनाधिगमोऽप्यन्तरायाभावश्च ।

tataḥ pratyakcetanādhigamo 'pyantarāyābhāvaśca

对于虔信神的人来说，这样的沉思定然带来利益。

个人终究会感知他的真性。在前往瑜伽境地的旅程中，任何障碍都无法干扰到他。

1.30 व्याधिस्त्यानसंशयप्रमादालस्याविरतिभ्रान्तिदर्शनालब्धभूमिकत्वानवस्थितत्वानि चित्तविक्षेपास्तेऽन्तरायाः ।

vyādhistyānasaṁśayapramādālayāvirati-bhrāntidaśsanāl-abdhabhūmikatvānavasthitatvāni cittavikṣepāste'ntarāyāḥ

如果有任何障碍，那是什么呢？

在拓展心识的澄明度的过程中，会有九种干扰：疾病、昏沉①、怀疑、放逸②、倦怠、分心散乱、对心识的真实状态所持的妄见③、无法坚持到底④、退转⑤。这些都是绊脚石，因为它们引起心识的骚动，使其分心散乱。

越容易受到这些障碍影响，要达至瑜伽境地就越加困难。

1.31 दुःखदौर्मनस्याङ्गमेजयत्वश्वासप्रश्वासा विक्षेपसहभुवः ।

duḥkhadaurmanasyāṅgamejayatvaśvāsapraśvāsāvikṣepa sahabhuvaḥ

你能看出这些障碍何时起了作用，何时固着生根吗？

所有障碍⑥都会产生下面一个或多个征候：心理不自在⑦、负面思

---

① 梵文是styāna，有“冷漠”“懒散”“闲混”之意，作者英译为mental stagnation（内心沉钝），此处采传统汉译佛典的用语“昏沉”。

② 梵文是pramāda，有“疏忽”“漫不经心”“昏醉”“疯狂”之意，作者英译为lack of foresight（缺乏先见之明），此处采传统汉译佛典的用语“放逸”。

③ 梵文是bhrānti-darśana，有“错误的见解”之意，作者英译为illusion about one's true state of mind，强调此妄见的认知对象为“心的真实状态”，因为“心”正是《瑜伽经》关注的核心。

④ 梵文为a-labdha-bhūmikatva，有“未到地”之意，即“无法坚持到底”。

⑤ 梵文为an-ava-sthitatva，无法维持安住，即“退转”。

⑥ 梵文为vikṣepa：有“分心”“散乱”之意，从偈颂1.30开始谈的障碍都是指“分心”“散乱”。

⑦ 梵文为 duṇka：这个梵文佛典传统中译为“苦”，这个苦可以是痛苦、忧伤或不安、不满足等。

考[①]、在各种体位中无法舒适放松[②]，无法自如地控制呼吸[③]。

任何一个征候各有后续的结果。对于如何驾驭这些干扰和征候，接下来的八段经文给了一些建议。无论对神是否有深刻的信仰，这些建议都非常有用。

1.32 तत्प्रतिषेधार्थमेकतत्त्वाभ्यासः ।

tatpratiṣedhārthamekatattvābhyāsaḥ

如果能选择适当的方法来保持心识的平稳，并加以练习，那么不管那撩拨是什么，障碍终将无法牢固生根。

1.33 मैत्रीकरुणामुदितोपेक्षाणां सुखदुःखपुण्यापुण्यविषयाणां भावनातश्चित्तप्रसादनम् ।

maitrīkaruṇāmuditopekṣāṇāṁ

sukhaduhkhapũṇyāpuṇyaviṣayāṇāṁ

bhāvanātaścittaprasādanam

日常生活中，我们看到周遭有人比我们快乐，也有人比我们不快乐。有些人也许做了值得赞赏的事，另一些人则惹出风波。对待这样的人和他们的行为，无论我们的惯常态度如何，若能为那些比我们快乐的人感到高兴，对比我们不快乐的人心怀慈悲，而为那些做出值得称赞的事的人感到喜悦，对于他人的过错，则不为所扰，我们的心就会极度平静。

---

① 梵文为daurmanasya：有“沮丧”“忧郁”“绝望”等义。

② 梵文为aṅgamejayatva：指“身体颤动”，因身体无法舒适地放松，就会摇摆不定或颤抖。

③ 梵文是śvāsa-praśvāsa：指“很用力呼吸”，这表示呼吸不均匀、不和缓。

1.34 प्रच्छर्दनविधारणाभ्यां वा प्राणस्य।

pracchardanavidhārṇābhyaṁ vā prāṇasya

在我们发现障碍或是干扰的征候时，练习包含深长吐气的呼吸运动也许会有帮助①。

无论如何，这样的技巧必须被正确教导和指引。

1.35 विषयवती वा प्रवृत्तिरुत्पन्ना मनसः स्थितिनिबन्धिनी।

viṣayavatī vā pravṛttirutpannā manasaḥ sthitinibandhinī

感官作用如视觉和听觉，可以提供讯息给心识，有广大深远的影响。感官能力是感知的门户，② 我们通常是他们的奴仆。但是，我们难道不能在自身审察出比我们的感官更强而有力之物吗？我们难道不能把感官磨得更敏锐，而任我们自在支配吗？③

规律地审察我们的感官作用，可以减低心识的扭曲。

1.36 विशोका वा ज्योतिष्मती।

viśokā vā jyotiṣmatī

生命的最大奥秘就在于生命本身。

如果审察生命是什么，以及什么东西让我们活着，可能会发现一些

① 梵文 pracchardana-vidhāraṇābhyaṁ 是个复合字，拆解为 pracchardana（吐气）和 vidhāraṇa（屏气），这一节经文指的就是呼吸控制法中的吐气和屏气歛息。

② 汉译佛典传统称这些感官为“根门”，五种感官就是“五门”（或称为“五根”，意为五种感官能力），指眼、耳、鼻、舌、身。五门直接经验对境则产生“五门识”（或“五根识”），心识无法像感官一样经验事物，而是以五门识的感官经验为基础，产生一连串的心理活动。

③ 因五门识是直接而非概念性的，无关过去和未来，作思量和判断的心则会受到过去的经验和想法所影响（见经文1.42），因此此处瑜伽修习主要锻炼的就是心识，相当于佛教禅修锻炼的对象——第六、第七或第八意识。

慰借来抚平心识的散乱。

深思比我们个体的自我更伟大的事物，能帮助我们正确地安置自身。

1.37 वीतरागविषयं वा चित्तम्।

vītarāgaviṣayaṁ vā cittam

面对难题时，降伏相似问题的人的忠告，可能会大有帮助。

这样的忠告可能是由在世的人直接传授，或者来自于对生者或逝者的研究。

1.38 स्वप्ननिद्राज्ञानालम्बनं वा।

svapnanidrājñānālambanaṁ vā

一旦认为自己懂很多，很可能对于自己所拥有的知识感到傲慢。结果或许会吹皱一池春水。事实上，即使最寻常的例行事件，我们未必也搞得清楚是怎么回事。

探究梦境和睡眠，以及我们处于这些状态下的经验，有助于澄清自身一些问题。

一晚好眠后，多么令人精神振奋啊！一夜恶梦后，又是多么扰人心神啊！

1.39 यथाभिमतध्यानाद्वा।

yathābhimatadhyānādvā

任何关注的探究，都可以平静心识。

有时候，探究最简单的对象，如婴儿第一声的哭号，可以帮助减缓心灵的扰动；有时候，复杂的探究如栽进数学假说中，也有所助益。不过，这样的探究不应该取代主要目标。主要目标仍是逐渐改变心识状态，从分心散乱到达专一的境界。

1.40 परमाणुपरममहत्त्वान्तोऽस्य वशीकारः ।

paramāṇuparamamahattvānto 'sya vaśīkāraḥ

发展这样的瑜伽境地，会带来怎样的结果呢？

当一个人到达这样的境地，没有任何事物能超越其理解。心识可以审视以及帮助理解最简单和最复杂的、无限和极微的、感官可感受到的与不可感受到的。

1.41 क्षीणवृत्तेरभिजातस्येव मणेर्ग्रहीतृग्रहणग्राह्येषु तत्स्थतदञ्जनता समापत्तिः ।

kṣīṇavṛtterabhijātasyevama ṇegrahītṛgrahaṇagrāhyeṣu

tatsthatadañjanatā samāpattiḥ

心念若是免于散乱，就能够让所有的心理过程投入探究的对象。一个人维持在这种状态时，整个人将逐渐全心全意专注于对象。那时，心念就像一颗无瑕的钻石，仅是映射出对象的外貌特征，而别无其他影像。

一开始时，除了睡眠外，所有的心念活动都要投入于理解对象。然而逐渐地，仅有那些为了正确、无瑕的理解而需要的心念活动保留下来。

1.42 तत्र शब्दार्थज्ञानविकल्पैः संकीर्णा सवितर्का समापत्तिः ।

tatra śabdāthajñānavikalpaiḥ saṅkīrṇā

savitarkā samāpattiḥ

无论如何，这不是自然发生的，而是逐步的进程。

最初，因为我们过去的经验和想法，我们对于对象的理解有所扭曲。每件被听到、读到或感觉到的东西，都被我们的感知所干扰。

其中的一些影响可能并不正确，另一些影响又可能不需要。

1.43 स्मृतिपरिशुद्धौ स्वरूपशून्येवार्थमात्रनिर्भासा निर्वितर्का।

smṛtipariśudhau svarūpaśūnyevārthamātranirbhāsā nirvitarkā

心识维持专注朝向对象时，过去的想法和记忆就会逐渐模糊、淡去。心识将如水晶般晶莹剔透，与对象合一。

此刻，没有自我感。这就是纯粹感知。

1.44 एतयैव सविचारा निर्विचारा च सूक्ष्मविषया व्याख्याता।

etayaiva savicārā nirvicārā ca sūkṣmaviṣayā vyākhyātā

不过，这个现象不局限在一定范围内。

任何类型的对象、任何层次的感知，无论是表面的、一般的，或者深入详尽和明确特定的感知，都可能有这样的过程。

1.45 सूक्ष्मविषयत्वं चालिङ्गपर्यवसानम्।

sūkṣmaviṣayatvaṁ cāliṅgaparyavasānam

心识除了不能理解内在认知的最源头之外，其所认知的对象范围是无限的。

1.46 ता एव सबीजः समाधिः।

tā eva sabījaḥ samādhiḥ

心识能够片面到达瑜伽境地吗？

所有导引心识全神贯注的过程，都涉及探究的对象。

这些过程也涉及准备、次第的进展和保持关注。缺乏关注，就会导致分心散乱；缺乏准备，将没有任何基础；缺乏次第的进展，人类系统可能会起而反抗。

1.47 निर्विचारवैशारद्येऽध्यात्मप्रसादः।

nirvicāravaiśāradye ’dhyātmaprasādaḥ

达到将心识全神贯注的能力后会产生什么样的结果？

那时，一个人将开始真实地认知自己。

当我们因为正确理解对象而更为丰富时，就开始了解生命真正的存有了。

1.48 ऋतंभरा तत्र प्रज्ञा।

ṛtaṁbharā tatra prajñā

那时，他所见到的，以及与他人分享的事物，都可以免于谬误。

1.49 श्रुतानुमानप्रज्ञाभ्यामन्यविषया विशेषार्थत्वात्।

śrutānumānaprajñābhyāmanyaviṣayā viśeṣārthatvāt

他的知识不再是基于记忆或推论，而是自然产生的、直接的，在层次上和强度上，都超越一般寻常的知识。

在这样的情境下，我们的心识就像一面澄澈、明净且完美的镜子，单纯地反映出我们所探究的对象。

1.50 तज्जः संस्कारोऽन्यसंस्कारप्रतिबन्धी।

tajjaḥ saṁskāro ’nyasaṁskārapratibandhī

当这种刚获得的心识特性逐渐增强，对其他基于错误认知的心念倾向[①]，就会有决定性的影响。[②]

1.51 तस्यापि निरोधे सर्वनिरोधान्निर्बीजः समाधिः ।

tasyāpi nirodhe sarvanirodhānnirbījaḥ samādhiḥ

最终，无可置疑地，心识达到一种没有任何印记（impression）[③]的境地，那是一种开放、澄澈明净、真诚透明的状态。[④]

这样的理解不是努力追求来的，而是必然的，没有任何事物可以阻止。

这是无上的瑜伽境地，无法以语言文字描述，仅有那些已经达此境地的人，才能够理解其本性。

① 这里的“心念倾向”，指的是梵文saṁskara，“行”，就是过去身、语、意的造作活动共同留下的心理记录，形成了我们的习气，成为现在和未来造作的潜在力量和作用。

② 梵文中的pratibandhin意为“止息”“暂停”。因此这里的决定性影响，是指停止业力习气的作用。

③ 因1.50提到saṁskara，“行”，这一段梵文则有nir-bija，意为“无种子”，也就是没有任何旧有的业力印痕，因此这里的impression，指的就是这种印记。

④ 这个境地称为无种子三摩地，是瑜伽的最高境地。

第二品
修持品

第二品名为修持品（Sādhanapāḥ），描述想要将心有效地、逐渐地从分心散乱的状态，改变成专注的状态所必备的特性，以及这些特性为何重要，和修习这些特性会带来怎样的结果。

2.1 तप:स्वाध्यायेश्वरप्रणिधानानि क्रियायोग:।

tapaḥsvādhyāyeśvarapaṇidhānāni kriyāyogaḥ

瑜伽锻炼必须减少身体上和心灵上的染污，[①] 也必须发展我们自我审察的能力，[②] 以及帮助我们理解：解析到最究竟，我们并非我们所作所为的主宰。[③]

如果瑜伽修习未帮助我们清除身体与心灵问题的征候和原因，就不能引导我们发现自己的内在存有，也不能引导我们理解行动的本性和特质。如此一来，将无法确定这样的修习是否有效用。因为瑜伽，我们越净化自己，就越了解需要再次有系统地检验我们的行动，以及不可以将

① 此处所谈的是tapas，修练，也就是行动瑜伽。

② 此处指的是svādhyayā，洞察自身，也就是知识瑜伽。

③ 此处指isvarapranidhana，就是臣服自身，交付予神，也就是虔敬瑜伽。

自身行动的结果视为理所当然。

2.2 समाधिभावनार्थः क्लेशतनूकरणार्थश्च।

samādhibhāvanārthaḥ kleśatanūkaranārthaśca

如此的修习确定能消除障碍[①]，以达到澄明纯净的感知。[②]

我们内在都固有澄明纯净的感知力，不过，似乎经常有一些障碍横亘其中，这些障碍是什么呢？

2.3 अविद्यास्मितारागद्वेषाभिनिवेशाः क्लेशाः।

avidyāsmitārāgadveṣābhiniveśāḥ kleśāḥ

这些障碍是错误认知、混淆的错误评价、过于依恋、莫名其妙的厌憎，以及局促不安。[③]

2.4 अविद्या क्षेत्रमुत्तरेषां प्रसुप्ततनुविच्छिन्नोदाराणाम्।

avidyā kṣetramuttareṣām prasuptatanuvicchinnodārāṇām

这节经文对上述障碍的彼此关系做了解释。

错误认知是所有其他障碍的源头。障碍未必同时出现，造成的冲击也各不相同。有时候，障碍模糊微弱到几乎无法察觉；另一些时候，则明显展露，而且深具支配性的影响力。

唯有当障碍完全显露，所产生的影响才众目昭彰，尽管对当事者本身来说，可能未必如此昭然若揭。

① 障碍是来自梵文的kleśa。

② 指的即第一品的三摩地境界。

③ 分别为本书之前提过的 avidyā（无明）、asmitā（自我意识）、ragā（执着）、dveṣa（拒斥）和abhiniveśa（忧虑感）。

2.5 अनित्याशुचिदुःखानात्मसु नित्यशुचिसुखात्मख्यातिरविद्या ।

anityāśucoduḥkhānātmasu

nityaśucisukhātmakhyātiravidyā

下面的经文描述上述所列的五种障碍：

错误认知，导致在理解感知对象的特性、起源和作用上出了差错。①

一度显现为大有助益的事物，结果却成了一个难以处理的问题；以为是愉悦源泉的东西，后来可能产生相反的效果；把愚人金②视为黄金；事物一定会改变，就如青春之美，却被认为可能永远持续下去；被评价为最重要的学习，经过一段时间之后，也许证明为无用的。

2.6 दृग्दर्शनशक्त्योरेकात्मतेवास्मिता ।

dṛgdarśanaśaktyorekātmatevāsmitā

当我们将心念活动当作最初的感知来源，就会发生错误的同一性认定。③

心念的态度和活动是无常的，会随着情绪、习性和周遭环境而改变。然而，我们经常认为它们是持续的、不变的感知源头。(见2.20)

2.7 सुखानुशयी रागः ।

sukhānuśayī rāgaḥ

过于依恋，是基于认定这样的执着有助于快乐的持久。

① 从梵文来看，错误认知，即无明（avidyā），也就是把无常视为常，把不净视为净，把苦视为乐，把非我视为真我。

② Fool's gold：黄铁矿或虚幻的摇钱树。

③ 这一节谈的是自我意识，也就是经2.3所谈的混淆的错误评价，也就是把非我（或无我）误认为我，我们将心念的活动等同于不变的"我"（持续的、不变的感知源头）。

某个事物满足了某个欲望，便提供了一时的快乐。由于这样的经验，拥有那些事物可能变得极端重要，甚至不可或缺，无论其代价为何。结果可能是未来的不幸，甚至是失去生命中重要的事物。

2.8 दुःखानुशयी द्वेषः ।

duḥkhānuśayī dveṣaḥ

莫名其妙的厌憎，通常是来自于过去与特定事物和情境联系在一起的痛苦经验。

这样的厌憎，即使在造成不愉快经验的情境已经改变或消失，仍然继续顽强地坚持下去。

2.9 स्वरसवाही विदुषोऽपि समारूढोऽभिनिवेशः ।

svarasavāhī viduṣo 'pi samārudḥo 'bhiniveśaḥ

局促不安，是一种与生俱来、对有什么将会发生的忧虑感。这样的忧虑感对愚昧之人或聪明、饱学之士都有影响。

这个征候可能有过去经验做为合理的基础，也可能是非理性的。即使当我们知道死期迫在眉睫时，也不会就此消失。这也许是最难以克服的障碍。

2.10 ते प्रतिप्रसवहेयाः सूक्ष्माः ।

te pratiprasavaheyāḥ sūkṣmāḥ

描绘完妨碍澄净感知的障碍后，帕坦伽利指出，热切渴望减少障碍的人应该持有怎样的态度。

障碍似乎没有现前的时候，保持警觉是重要的。

暂时的澄明性状态不应该与永久的状态混淆。障碍当下没现起，想当然耳，认为已从此解脱，可能是充满危险的。现在更重要的是小心保持警觉，与完全不具一丁点澄明性的状态相较，从澄明性的境地堕入迷惑的状态，其障碍更为艰巨。

2.11 ध्यानहेयास्तद्वृत्तयः।

dhyānaheyāstadvṛttayaḥ

当障碍再度出现，明显可见时，无论如何，要马上进入冥思[①]的境地，可以降低障碍的冲击，也能够不为障碍所掌控。

任何方法，只要有助于我们不为障碍所侵袭，都可以接受。例如：祈祷、和老师讨论，或者转移注意力皆可。帕坦伽利在第一品给我们建议了许多方法（1.23，1.30-39），下面会谈得更多。

2.12 क्लेशमूलः कर्माशयो दृष्टादृष्टजन्मवेदनीयः।

kleśamūlaḥ karmāśyo dṛṣṭādṛṣṭajanmavedanīyaḥ

我们为什么需要如此关注这些障碍呢?

我们的行为和行为的结果会受这些障碍影响。在行动的当下，引发的结果可能是明显可见的，也可能并不彰显。[②]

障碍是以心识和身体做为基地，我们所有的行为皆发源于身心。如果为障碍所掌控，行为一旦启动，肯定会造成令人不快的后果，因为这些障碍根本于错误认知。当我们误认了所见之物，从它获致的结论，必定也不正确。下一节经文将会进一步阐述。

① 此处的冥思，指的是dhyāna，传统汉译佛经音译为“禅那”，意译为“思维修”，玄奘法师译为“静虑”。陈义孝的佛学词典释为“住心一境而冥想妙理”。在印度不同的修行传统中，对此字词的界说也不同。粗略说，禅那和禅定（三摩地）的区别在于禅那的范围较窄，而禅定的范围较宽。

② 梵文karma，传统汉译佛典译为“业”，有“行动”，也有“行动的结果”之意，采取行动的当下，我们常常看不到行动所造成的结果。Karma-aśaya，业的受报，也就是行动的结果，根源在于这些障碍（kleśamūla）。

2.13 सति मूले तद्विपाको जात्यायुर्भोगाः ।

sati mūle tadvipāko jātyāyurbhogāḥ

只要障碍占了上风，就会在每一个面向上影响行动：在行动执行时、在行动持续进行时，以及在行动的结果上。

障碍可能会导致行动执行的错误。采取行动的过程中，障碍可能影响我们的心态，因而缩短或延长行动的时间长度[①]。最后，行动的结果反而可能加剧现有的问题，或者制造了新的问题。

2.14 ते ह्लादपरितापफलाः पुण्यापुण्यहेतुत्वात् ।

te hlādaparitāpaphalāḥ puṇyāpuṇyāhetutvāt

我们所有的行动都会导致某种问题吗？

行动的结果会带来痛苦或有所增益，在于构思或履行行动的时候，这些障碍是否现前。[②]

如果在某个行动起步和执行时，这些障碍处于不活跃的潜伏状态，就会有相当充分的澄明性，而意识到正确的心态和行动的方法，因此避开错误。如果障碍处于活跃的状态，无论如何，都不可能有足够的澄明性，结果或许就不如人意或导致痛苦。

2.15 परिणामतापसंस्कारदुःखैर्गुणवृत्तिविरोधाच्च दुःखमेव सर्वं विवेकिनः ।

pariṇāmatāpasaṁskāraduḥkhairguṇavṛttivirodhācca duḥkhameva sarvaṁ vivekinaḥ

令人不愉快或痛苦的结果，其原因为何？

① 此处的时间长度（time span），是梵文的 āyur，寿命。时间长度，狭义的诠释指的是长寿或短命；广义来看，指的是从事任何事情的顺遂或中途腰斩。

② 从梵文来看，愉快和痛苦，是源自于善行（puṇya）和恶行（apuṇya）的果报。

痛苦的结果，可能来自以下一个或多个对象或情境所造成的后果，如感知对象本身的改变、渴望再次经历享乐的体验，以及过去制约条件①的强烈影响。除此之外，个人自身的改变也是促成苦果的因素。

我们自身和感官对象或多或少持续不断改变。这些改变也许未被辨识出来。因此，即使达不到，我们仍有一种追求更多相同对象或情境的驱力。

如果习以为常的对象并未出现或情境并未发生，过去制约条件的结果就可能产生强烈的反动。此外，还得加上我们自身和周遭世界复杂的模式。因此，任何事物或处境都有导致痛苦或令人不愉悦结果的潜能。那么，我们能够怎么做呢？

2.16 हेयं दुःखमनागतम् ।

heyaṁ duḥkhamanāgatam

应该预见且避免掉可能产生的痛苦结果。

凡是有助预防或减少痛苦结果的行动，就应该去实践。帕坦伽利继续说明这种痛苦结果的原因，以及可以做些什么，自身才能发展预见、避免和减少痛苦的能力，或是接受痛苦的能力。简要地说，瑜伽修习的目的，就是借由增加我们的澄明度，来减弱对我们而言是痛苦的结果。我们必须学习这些方法，以遏止和克制经文2.3所列举的障碍。

2.17 द्रष्टृदृश्ययोः संयोगो हेयहेतुः ।

draṣṭṛdṛśyayoḥ saṁyogo heyahetuḥ

下文要说明导致痛苦结果的主要原因。

① 制约条件（conditioning）指的是“行”的作用，也就是下段解说中所谈到的潜能。

引发痛苦结果的原因，是没有能力分辨所感知者与能感知者。[1]

人自身中存在着一个能感知的“实存”（entity），这和所感知者，如心识、身体、感官和对象不同。但是，我们常常无法分辨出来。所感知者是倾向变化的，只不过我们无法辨认出这些变化。不过，即使没有辨识出这些差异，缺乏澄澈明净的理解，也会造成痛苦的结果。

2.18 प्रकाशक्रियास्थितिशीलं भूतेन्द्रियात्मकं भोगापवर्गार्थं दृश्यम् ।

prakāśakriyāsthitiśīlaṁ bhūtendriyātmakaṁ

bhogāpavargārthaṁ dṛśyam

所感知的对象和能感知者有何不同之处？下面的经文就此作了说明：

一切的所感知者，不仅包含外在事物，也涵括心识和感官。所感知者具有三种特质：沉重迟钝、活跃敏捷和澄澈明净。[2]：使能感知者受到所感知者的影响，或者提供方法以发现所感知者和能感知者的差异。

一切的所感知者，都具备展现上述三种特质的能力，不过在强度上和程度上有所不同。作用在我们身上的这些特质的本性，会在下几节经文作更深入的探究。

2.19 विशेषाविशेषलिङ्गमात्रालिङ्गानि गुणपर्वाणि ।

viśeṣāviśeṣaliṅgamātrāliṅgāni guṇaparvāṇi

一切的所感知者，因共享这三种特质而彼此相关。

---

① 能感知者，指的是draṣṭṛ，在瑜伽哲学中，指的是目证者，也就是见者、纯粹意识，或称为真我。但一般人常将感官所见所思，也就是所感知者、所见者，误认为能感知者。

② 梵文分别为prakāśa（光明、明亮）、kriyā（行动、活动）、sthiti（静止不动、惯性），相当于悦性、激性、惰性。

除此之外，它们还彼此影响。例如，我们所吃的食物，会影响心识的状态；心识的状态，则会影响我们对待身体和周遭环境的态度。

2.20 द्रष्टा दृशिमात्रः शुद्धोऽपि प्रत्ययानुपश्यः।

draṣṭā dṛśimātraḥ śuddho 'pi pratyayānupaśyaḥ

能感知者究竟为何物？

能感知者，不具变化的倾向；不过，它总是通过心识来感知。

因此，感知的质量就受到感知的器具，也就是心识状态的影响。感知到与否，感知是否正确，全仰赖心识状态。就如同一个物体的颜色，也因通过什么颜色的眼镜来观看而受影响。

2.21 तदर्थ एव दृश्यस्यात्मा।

tadartha eva dṛśyasyātmā

一切的所感知者，仅有一个目的：就是被感知。

所感知者以此方式服务于能感知者，而自身不具个体性。所感知者的目的，来自于为能感知者所感知。同样地，就如餐桌上的食物，是为了客人而存在的，而非因食物本身的缘故而存在。

2.22 कृतार्थं प्रति नष्टमप्यनष्टं तदन्यसाधारणत्वात्।

kṛtārthaṁ prati naṣṭamapyanaṣṭam
tadanyasādhāraṇatvāt

这意味着若没有能感知者，所感知的对象就不存在吗？

一切所感知的对象的存在与其显像，独立于个别能感知者的需要之外。所感知者的存在无关乎个体，而是为了提供不同个体的不同需求。

个体的需求，仅可能在特定的时刻被勾画出来，某些需求可能是周期性的循环或间歇性的断断续续。而且，就需求的程度和辩护的理由而言，某一位个体的需要，不可能比另一位个体的需求来得重要。一部车，可能车主用不上，但是车主的老婆却需要用到。此时此刻食物或许并非必要之物，然而几个小时之后，也许就不可或缺。如果没有客人大驾光临，桌上的食物就会因此消失吗？

2.23 स्वस्वामिशक्त्योः स्वरूपोपलब्धिहेतुः संयोगः ।

svasvāmiśaktyoḥ svarūpopalabdhihetuḥ saṁyogaḥ

除此之外，一切的所感知者，无论为何物，无论在某位特定个体身上可能产生怎样的作用，就仅有一个究竟的目的，那就是在所见的外在和能见的内在之间，理清彼此的区别。

无论事物多么令人痛苦或骚乱，都是由我们对它的反应来决定它的影响力。因此，借由分辨出能感知者和所感知者，能见者和所见者，就能够将对象置于正确的观点，确定是由我们决定所感知者的作用力及其加诸于我们的影响。

2.24 तस्य हेतुरविद्या ।

tasya heturavidyā

为什么澄明性偶尔不存在呢？

在辨别能感知者和所感知者时，澄明性之所以缺席，是由于错误认知的积聚。

2.25 तदभावात्संयोगाभावो हानं तद्दृशेः कैवल्यम् ।

tadabhāvātsaṁyogābhāvo hānaṁ taddṛśeḥ kaivalyam

错误认知减少时，澄明性就会相应增加。这就是解脱之道。

是的，这就是瑜伽修习的究竟目标。解脱，是障碍所引发的结果不会现前，而且避免掉那种会导致分心、散乱或混乱、搅动的行动。

2.26 विवेकख्यातिरविप्लवा हानोपायः ।

vivekakhyātiraviplavā hānopāyaḥ

如何能达到解脱呢？这真的可能吗？

根本上来说，方法必须导向发展澄明性，以便凸显所感知者变动的特性和能感知者不变的特性之间的区别。

这需要持续努力，最终一定可以减弱经文2.3所列举的障碍不断侵扰，而后完全消除它们的影响。一旦起步，瑜伽的地基就铺设了。

2.27 तस्य सप्तधा प्रान्तभूमिः प्रज्ञा ।

tasya saptadhā prāntabhūmiḥ prajñā

达到澄明性，是一个次第前进的过程。

第一步是辨认出我们心识的某些倾向，必须对制造痛苦的结果负责。这些心识倾向若不被截断，我们就可能落入永劫不复的境况。

2.28 योगाङ्गानुष्ठानादशुद्धिक्षये ज्ञानदीप्तिराविवेकख्यातेः ।

yogāṅgānuṣṭhānādaśuddhikṣaye

jñānadīptirāvivekakhyāteḥ

能做些什么来辨认和改正这些倾向？帕坦伽利提供了明确的方法，可减少错误认知之类的障碍积聚。只要减弱这些障碍，就可以逆转我们制造不快结果的倾向。

修习和探究瑜伽不同的构成部分，能逐渐降低障碍，例如错误认知（经文2.3）。感知的明灯将因此光辉闪耀，而能感知者和所感知者之间的区别，也会越来越明显。此时，可以毫无谬误地理解每一件事。

如果心识清除了遮蔽真实感知的障碍，在感知上就不会有任何错误或瑕疵，行动也不会导致令人悔不当初的结果。

帕坦伽利说明了瑜伽的构成部分：

2.29 यमनियमासनप्राणायामप्रत्याहारधारणाध्यानसमाध-योऽष्टावङ्गानि ।

yamaniyamāsanaprāṇāyāmapratyāhāra-

dhāraṇadhyānasamādhayo ' ṣṭavaṅgāni

瑜伽有八个构成部分[1]，分别是：

制戒，我们对环境的态度。

内制，我们对自身的态度。

体位法，身体运动的练习。

呼吸控制法，呼吸运动的练习。

制感，感官的收摄。

摄心，专注我们心识的能力。

禅那，与我们寻求理解的对象发展相互作用的能力。

三摩地，与所理解的对象完全合一。

八个构成部分所呈现的次序，是从外部关系到非常深刻且精微纯净的冥思状态。然而这个顺序未必就是修习的次第，实际上并没有一定的准则或确定的途径。无论如何，只要路径对某个人来说，是最适合到达经文1.2所描述的状态，就应该被遵循。那个人一旦有所进展，其他构成部分也会同时开展。

2.30 अहिंसासत्यास्तेयब्रह्मचर्यापरिग्रहा यमाः ।

ahiṁsāsatyāsteyabrahmacaryāparigrahā yamāḥ

下面经文将讨论瑜伽的八个分支。

制戒包含：

1. 顾及一切生物，尤其是那些比我们更无辜、更拮据或更凄惨的众

① 梵文为aṣṭa-vaṅga：八支瑜伽，又称“八部行法”或“八部功法”。

生。[1]

2. 通过言说、书写、姿态和行动，正确无误地沟通。[2]

3. 不垂涎，或是抗拒不属于我们的事物的欲求。[3]

4. 一切行为有所节制，合乎中庸之道。[4]

5. 不贪婪，或是只收受恰如其分的事物。[5]

如何表现这些品德，如何为之奋斗、努力，不可避免地取决于我们的社会和文化背景、宗教信仰，以及个性与潜能。不过，这些品德在个人身上所呈现的样貌，反映了障碍在我们心识上起了多大程度的作用。面对他人和我们如何反应环境，透露了心识状态和人格特质。光是敲门的声响，就能泄漏出访客的性格。

2.31 जातिदेशकालसमयानवच्छिन्नाः सार्वभौमा महाव्रतम् ।

jātideśakālasamayānavacchinnāḥ sārvabhaumā mahāvratam

如果在社会环境中毅然决然采用这些态度，而不管社会、文化、知识水平和个人的身份地位，毫不留下妥协折中的余地，那么，将每况愈下，走到无力回天的地步。

我们不可以抱持这样的态度着手改变。如果猛然采用这样的态度，可能无法支撑下去。我们总是可以找到不继续坚持下去的借口。相反地，如果尝试找出自己持有相反观点的理由，并隔离容许此种见解的障

① 指ahiṁsā（不害），有“不杀生”“非暴力”之意。

② 指satya（谛／实语／真实不虚），有“真理”“真实”“诚实”“美德”之意。

③ 指asteya（不偷盗）。

④ 指brahmacrya（梵行）。

⑤ 指aparigrah（不取），有“一介不取”“不占有”之意。

碍，我们的态度将会逐渐转变。到时，障碍让步，而我们面对他人和周遭环境的行为举止，也将变得更好。

2.32 शौचसंतोषतपःस्वाध्यायेश्वरप्रणिधानानि नियमाः।

śaucasaṁtoṣatapaḥsvādhyāyeśvara-praṇidhānāni niyamāḥ

在印度修行传统中，此字的内涵随着时代和宗教传统而有所不同。较早的时期，是指严格遵循吠陀经典的规范来行事，而人生四大阶段的第一阶段“梵行期”，则是弟子跟上师住在一起学习吠陀经典，并且保持独身禁欲。佛教和奥义书皆对此字的内涵重新诠释。

内制包含：

1. 纯净，或是保持我们的身体和周遭事物干净和整洁。①

2. 满足，或是对于所拥有的和没有拥有的事物，感到安适、充足。②

3. 经由保持正确的习惯，如睡眠、运动、营养、工作和消遣，去除我们生理和心识系统中的染污。③

4. 学习和研读，以及回顾和评估我们的进展之必要。④

5. 崇敬高等智慧⑤，或是与全知者的至尊主相比，接受我们自身的有限性。⑥

---

① 指śauca（清净），有“洁净”“净化”“纯洁无染”之意。

② 指saṁtoṣa（知足）。

③ 指tapas（修练）。

④ 指svādhyāyaa（洞察自身）。

⑤ “崇敬高等智慧”英文是higher intelligence，在此应是指神学上所言的“无形的智慧存有”（intelligent, incorporeal being），其中最高等的就是神，神就是至高无上的智慧（the Supreme Intelligence）。

⑥ 指īśvara-praṇidhānā（交付予神）。Iara有“主宰者”“至高神”之意，而pra-ṇi-dhānā则有“尊敬”“强烈的渴望”“祈祷”“深定”“冥想”等意。由此可以看出“交付予神”的心态和行动表现。

与对待他人和环境的态度一样，随着调整我们造成问题的错误和行动，可稳固这些首要事项，也能同时开展正确的态度。

2.33 वितर्कबाधने प्रतिपक्षभावनम् ।

vitarkabādhane pratipakṣabhāvanam

如何仔细审察和再次检验我们对待他人的态度呢？

这些态度一旦被质问，就自我反省另一种态度的可能结果，或许有所助益。[①]

这意味着我们必须找到一种方式，可能是在特定时间或特定情境下，理智检测不同态度的结果：谋定而后动，三思而后行！

2.34 वितर्का हिंसादयः कृतकारितानुमोदिता लोभक्रोध-मोहपूर्वका मृदुमध्याधिमात्रा दुःखाज्ञानानन्तफला इति प्रतिपक्षभावनम् ।

vitarkā himsādayaḥ kṛtakāritānumoditā

lobhakrodhamohapūrvakā mṛdumadhyādhimātrā

duḥkhājñānantaphalā iti pratipakṣabhāvana

帕坦伽利更进一步解释：

例如，若突然渴望做出恶劣的行为，或者怂恿或赞成残酷的举止，可以通过反思那个具有伤害性的结果，而遏止这股欲望。通常这样的行为，是较为低劣的冲动如愤怒、占有欲、站不住脚的判断等所造成的结果。[②]不论这些举动轻微或严重，在合适的氛围下反思，可克制我们以这种方式行动的想望。

① 这段经文重点在pratipakṣa（对治），这个梵文有“反向”“对立面”等意，在下一段经文，解释得更清楚，也就是思考另一种态度的可能结果，就可以达到“对治”的效果。

② 分别指krodha（瞋）、lobha（贪）、moha（痴）。

通常我们对待人们、关键时刻和理念想法的某些态度，并不是那么明朗可见。随后，急躁的一步，就可能让我们陷在并不想要的困境中。在这样的境遇下，任何可以转念一想的机会，都是值得留心的。毕竟，预防胜于治疗。

2.35 अहिंसाप्रतिष्ठायां तत्संनिधौ वैरत्यागः।

ahimsāpratiṣṭhāyāṁ tatsaṅnidhau vairatyāgaḥ

我们必须记得，这是因人而异的。我们之中的一些人，可能对于审察我们的动机和态度感到相当地自在。另一些人，可能觉得要反省这件事难度颇高。帕坦伽利在此指出：经文2.30和2.32所列的十种态度中的每一种态度的改善、进步的迹象。

当一个人越是体谅他人、越是深思熟虑，就越能因为他的在场，而在众人之中激发出友好的感觉。[①]

甚至那些平时和其他人相处并不友善的人，也会因为我们在场，展现出不同的面向而对人亲切。

2.36 सत्यप्रतिष्ठायां क्रियाफलाश्रयत्वम्।

satyapratiṣṭhāyāṁ kriyāphalāśrayatvam

一个人展现出高度诚信的沟通，他的行动就不会落空。[②]

能够心怀体贴、不伤害他人、不说谎，和以必要的反思而真诚正直地和人沟通，这需要处于非常纯净的状态才办得到。这样的人在他们的行动中，是不可能犯错的。

① 这一段经文在谈做到ahiṃsā（不害）时，周遭的人就不会怀有敌意。

② 这一段经文在谈satya（实语），梵文除了谈行动（kriyā），也谈结果（phala），两者都不会落空。

2.37 अस्तेयप्रतिष्ठायां सर्वरत्नोपस्थानम् ।

asteyapratiṣṭhāyāṁ sarvaratnopasthānam

一个人值得信任，是因为他不觊觎属于他人之物；自然地，他就会得到每一个人的信赖，而且每一件事都会与他分享，不管那件事多么地被珍惜。[①]

2.38 ब्रह्मचर्यप्रतिष्ठायां वीर्यलाभः ।

brahmacaryapratiṣṭhāyām vīryalābhaḥ

有所节制的中庸之道，在最颠峰的状态，就会产生个体最高的生命能量。[②]

如果我们在所有的事物发展中庸之道，就没有任何事物会被我们浪费。过量会带来问题，不足可能也不适当。

2.39 अपरिग्रहस्थैर्ये जन्मकथंतासंबोधः ।

aparigrahasthairye janmakathaṁtāsaṁbodhaḥ

一个人不贪婪是安全无虞的。他会有时间做深入的思考，他对自己就会有全面的了解。[③]

我们拥有越多，就需要越多来照料这些东西。时间和能量，耗费在取得更多的东西、保护这些东西以及担心这些东西，而不是奉献给生命的基本问题。对我们应该拥有的东西来说，极限在哪里？为了什么目的？为了谁？为了拥有多久？在我们有时间开始把这些问题好好深思之前，死亡就会降临。

① 指asteya（不偷盗）的作用。

② 指brahmacarya（梵行）的作用，不知节制，会消耗大量的生命能量，而有所节制则导致相反的结果。

③ 指aparigrah（不取）的作用。

2.40 शौचात्स्वाङ्गजुगुप्सा परैरसंसर्गः।

śaucātsvāṅgajugupsā parairasaṁsargaḥ

当净化修练被开展后，就会显露什么是需要持续维持的，什么是始终不变的清净。会衰败腐烂的，是外在的事物，而不会衰败腐烂的，则位于我们内在深处。①

因此，我们对于这些短暂且浅薄的外在事物过度在乎和贪恋的程度，就会降低。

2.41 सत्त्वशुद्धिसौमनस्यैकाग्र्येन्द्रियजयात्मदर्शनयोग्यत्वानि च।

sattvaśuddhisaumanasyaikāgryendriya-

jayātmadarśanayogyatvāni ca

除此之外，一个人不因感官作用而分心散乱，免于过去所积累的错误认知，而变得能够反思我们个人的自我意识在最深处那个同一的自性②，感知的源头就在其中。③

将外在事物视为最有价值并花费一切代价来捍卫，并非生命最重要的部分。还有许多值得往内去深究的。脏衣服可能让一人看起来丑头怪脸，不过这可以改观。然而如果这个染污是在内心深处，转变可能就没那么容易了。

2.42 संतोषादनुत्तमः सुखलाभः।

saṁtoṣādanuttamaḥ sukhalābhaḥ

① 指śauca（清净）。

② 在最深处那个同一的自性指 atman（阿特曼），不是我们个体独立不同的自我意识（selves），而是感知的源头——真我（the self）。

③ 还是在谈 śauca（清净），但谈得更内在，更深入核心。

不再有所求的结果，是完完全全的快乐。①

占有渴望对象得到的快乐，只是暂时的。我们需要发现新的事物，而且得到这些东西，以维持这种快乐。但是真正的知足，会带来彻底的快乐和无比的幸福，这是独一无二的。

2.43 कायेन्द्रियसिद्धिरशुद्धिक्षयात्तपसः ।

kāyendriyasiddhiraśuddhikṣayāttapasaḥ

去除染污，可以让身体更有效率地行使功能。②

身体和心识的疾病和障碍皆可以被抑制。

2.44 स्वाध्यायादिष्टदेवतासंप्रयोगः ।

svādhyāyādiṣṭadevatāsaṁprayogaḥ

研读、学习，当发展至最高的阶段，会使一个人和更高的力量紧密地联系在一起，③这让他能够理解最难懂费解的事物。④

我们的研读、学习效果越显著，就越能够了解自身的弱点和强处。我们学会让缺点不起作用，而让力量发挥到极限，那么，我们的理解力就没有任何局限。

2.45 समाधिसिद्धिरीश्वरप्रणिधानात् ।

samādhisiddhiriśvarapraṇidhānāt

虔敬神，有助于彻底理解任何所选择之对象的能力。⑤

① 指saṁtoṣa（知足）。

② 指tapas（修练），消除了不纯净（śuddhi），就会使身体（kaya）和感官（indriya）获得siddhi（悉地，成就，神通）。

③ 梵文iṣṭadevatā-saṁprayoga，意为可与所渴望的神祇交流、结合。

④ 这一段经文指svādhyāya（洞察自身）。

⑤ 指交付予神，可以使人达到三摩地的境界。

借由这样崇敬至高神，我们可以得到一种信心。因此，要将心专注于任何复杂难解的对象，都不是问题。

2.46 स्थिरसुखमासनम् ।

sthirasukham ā sanam

体位法和呼吸控制法，是瑜伽接下来的两个分支（见2.29），将在下面说明。这两个方法可以帮助我们正确且适当地理解和运用我们的身体和呼吸。与改变我们的态度不同，这些技巧相较之下容易上手。我们之中大部分的人，都可以借由这些方法来减弱通往瑜伽境地的障碍。在这里所给的指导是概要式的，因为要练习这两种方法，必须亲自跟随一个胜任的老师学习才行。

体位法必须具备警觉和放松的双重特质。

练习体位法，与身体运动有关。要做到恰到好处的练习，就一定是保持不绷紧的警觉，且不鲁钝、不沉重的放松。

2.47 प्रयत्नशैथिल्यानन्तसमापत्तिभ्याम् ।

prayatnaśaithilyānantasamāpattibhyām

这些特质可以通过认出和观察体位法练习的构成部分，也就是身体的反应和不同体位法的呼吸情形而获得。

一旦明了了，就可以逐步控制这些反应。

2.48 ततो द्वंद्वानभिघातः ।

tato dvaṅdvānabhighātaḥ

当这些原则被正确地遵循，体位法的锻炼将会帮助一个人忍受外在的影响，甚至将这个影响减至最低程度，这些作用于身体的外在影响，包括年龄、气候、饮食和工作等。

这是减低障碍，如错误认知等影响的第一步；因为身体就是心识的状态表露。像体位法这样的锻炼，会在身体的层次，开始矫正那些障碍所产生的伤害性结果。当身体健康开始发挥作用，就会帮助我们开启更深入理解自己的可能性。如果我们有背痛的问题，想要缓解这个疼痛的念头就会盘踞在我们的脑海。如果经由努力练习体位法，减弱了这个背痛，之后，我们就能够开始探索痛苦的原因。

2.49 तस्मिन्सतिश्वासप्रश्वासयोर्गतिविच्छेदः प्राणायामः ।

tasminsatiśvāspraśvāsayorgativicchedaḥ prāṇāyāmaḥ

经由体位法的锻炼，我们也能够理解呼吸如何运作。呼吸的模式是非常个人化的，会随着我们的心识状态或身体的变化而有所不同，而心识的状态或身体的变化又是内在和外在力量共同作用的结果。

呼吸控制法是以有意识地、刻意地调整呼吸，来取代无意识的呼吸模式。这只有在对体位法的锻炼有一定程度的熟练后才可能做到。

呼吸控制法通常以舒适的，但却笔直的坐姿进行练习。

2.50 बाह्याभ्यन्तरस्तम्भवृत्तिर्देशकालसंख्याभिः परिदृष्टो दीर्घसूक्ष्मः ।

bāḥyābhyantarastambhavṛttirrdeśakālasaṁkhyabhiḥ paridṛṣṭo dīrghasūkṣmaḥ

呼吸控制法的组成为何？

呼吸控制法涉及呼气、吸气和屏气的调节控管。通过调整呼气、吸气和屏气的长度，以及维持这样的调节一段时间，还要全心专注在这个过程，将可以控管这三种呼吸流程。这些呼吸的组成部分必须有一定的长度且保持一致。

呼吸控制法的锻炼有许多可能的组合，有许多技巧可以运用，不过关于相关技巧的细节说明，就超过这部经典要讨论的范围了。

2.51 बाह्याभ्यन्तरविषयाक्षेपी चतुर्थः ।

bāhyābhyantaraviṣayākṣepī caturthaḥ

在瑜伽境地中，一个完全不同的呼吸状态会出现。

那时，呼吸就超越了意识的层次。

要说得更明确是办不到的。

2.52 ततः क्षीयते प्रकाशावरणम् ।

tataḥ kṣīyate prakāśāvaraṇam

呼吸控制法的锻炼结果被指出来：

规律地练习呼吸控制法，可以减少那些阻止澄明感知的遮障。

2.53 धारणासु च योग्यता मनसः ।

dhāraṇāsu ca yogyatā manasaḥ

于是，心识[1]现在已经准备妥当，可以朝向所选择的目标，专注地修练。[2]

2.54 स्वविषयासंप्रयोगे चित्तस्य स्वरूपानुकार इवेन्द्रियाणां प्रत्याहारः ।

svaviṣayāsaṁprayoge cittasya svarūpānukāra

ivendriyāṇāṁ pratyāhātaḥ

感官的收摄，即“制感”[3]，这是瑜伽修习的第五个面向（见经文2.29），下面将做界说：

当心识能够保持在所选择的专注焦点，且感官也不管周遭其他不同

① 这个心识（mind）是梵文manas（意／意识）。

② 指可以进行摄心（dhāraṇā）的修练。

③ 梵文pratyāhāra。

的对象，而坚定不移地追随心识专注的对象，感官收摄就出现了。

2.55 ततः परमा वश्यतेन्द्रियाणाम् ।

tataḥ paramā vaśyatendriyāṇām

因此，感官便被驯服了。

感官并非分心散乱的原因，在专注于所选取的探究对象中，感官和心识彼此合作无间。因此，感官收摄的锻炼不能死守严苛的规范。当我们内在感知的遮障清净之后，感官收摄就会修练出来。

第三品
神通品

在神通品（Vibhūtipādaḥ）[①]中，帕坦伽利借由前两品所描述的不同修习方式，说明心识能力可以达到不分心散乱的境地。这样的心识，可以深入探索事物和概念，拥有无数的可能性。然后，个人的心中便会生起关于对象先前未曾知悉的某个向度的知识。然而，这样的知识本身，有可能是分心散乱的来源，使人无法达到最高的存有境界。最高的境地是免于任何种类、任何时刻的干扰。下面三段经文描述在经文2.29首次提到的瑜伽的第六、第七和第八支，而瑜伽的前五支已于第二品谈论过。

3.1 देशबन्धश्चित्तस्य धारणा ।

deśabandhaścittasya dhāraṇā

尽管个体周遭有许多其他能引起注意的对象，然而一旦心识对于所选取的对象能保持专注，就是达到能够摄心一处的状态。[②]

个人所选择的对象无关深具吸引力与否。对象可能是感官式的或

① 梵文vibhūti，有“神通”“自在力”“神威”“大能”之意。

② 这一节经文谈dhāraṇā（摄心）。

概念式的、简单的或复杂的、触摸得到的或无法碰触的，处在如鱼得水的环境中，或者是在得排除万难的境况中。如果心识已被分心散乱所淹没，或是受到如错误认知之类的障碍强烈影响，想要以摄心的修练来保持专注，是不可能的。

3.2 तत्र प्रत्ययैकतानता ध्यानम्।

tatra pratyayaikatānatā dhyānam

一旦专注力稳固了，就可以开展心识活动和所选对象之间的连结。

那么，心识活动就只会关涉到这个对象，而形成相续无间之流。①

一开始，我们的理解力受到错误认知、虚妄分别和记忆的影响。不过，当理解对象的过程增强之后，将刷新我们对于对象的理解，而且深化理解。

3.3 तदेवार्थमात्रनिर्भासं स्वरूपशून्यमिव समाधिः।

tadevārthamātranirbhāsaṁ svarūpaśūnyamiva samādhiḥ

末几，个体如此全神贯注在对象上，以至于除了对于对象的理解外，对他来说，没有任何事物是明显意识到的，个体仿佛已失去了对自身的认同。这就是完完全全地和理解的对象合一。②

当我们达到这样的状态，只有对象本身是明显意识到的，我们甚至没有察觉到我们和对象是截然不同、独立的存在，我们的心识活动和对象结合为一体，再没有其他事物了。

3.4 त्रयमेकत्र संयमः।

trayamekatra saṁyamaḥ

① 这一节经文谈dhyāna（禅那，静虑）。

② 这一节经文谈samādhi（三摩地）。

经文3.1，3.2，3.3所描述的三个修习过程，可以在不同时间分别运用在不同的对象上，也可以专注在同一个对象而持续一段时间。

当这些过程持续进行且仅仅集中于同一对象，就叫做等制。

3.5 तज्जयात्प्रज्ञालोकः।

tajjayātprajñālokaḥ

这个持续且唯一对象的等制修习，会引发什么结果？

针对所选取的对象修习等制，会对对象产生全面理解的知识。[1]

3.6 तस्य भूमिषु विनियोगः।

tasya bhūmiṣu viniyogaḥ

修习等制的过程中，可以选取任何事物作为专心一意的对象吗？我们挑选的基本原则为何呢？

等制的修习必须次第开发。

选择修习等制的对象，必须根据我们做这类探索的潜能应有的领会，来决定其合适与否。我们应该从较不复杂的对象着手练习，并运用不同的方式来探究。然后，就会有较大的机会顺利发展。这表示在选取对象上，了解我们甚多的老师，是大有助益的。

3.7 त्रयमन्तरङ्गं पूर्वेभ्यः।

trayamantaraṅgaṁ pūrvebhyaḥ

要在等制修习或其他的锻炼上，明确指出对某个人来说什么是容易的，是不可能做到的。帕坦伽利谈到相对的概念，万事万物在相对。

相较于瑜伽的前五支（经文2.29），后三支（经文3.1，3.2，3.3）

① 指般若智慧（prajñā）。

比较难以理解。

瑜伽前五支是我们对待周遭环境的态度（制戒）、面对我们自己的态度（内制）、身体运动的练习（体位法）、呼吸运动的修习（呼吸控制法）和感官的收摄（制感）。这些锻炼和后三支相比起来，是容易领略而且入手门槛较低。后三支是专心一志的能力（摄心）、完美发展与寻求理解的对象互动往来的能力（禅那）、彻彻底底和理解的对象合而为一（三摩地）。

3.8 तदपि बहिरङ्गं निर्बीजस्य ।

tadapi bahiraṅgaṁ nirbījasya

一旦开发了心智能力，就能够经由持续不断的锻炼，纯化心识，调适心识，使其足以胜任专心一意的修习，使专注修练的过程变得更容易上手，毫无困难。

相较于专注于一个对象的状态（三摩地），心识没有任何的印记，也没有任何事物超越其认知范围的状态（无种子三摩地），是更难以理解的。

经文1.5对于这个瑜伽的最高境地已说过。在这个境地，心识是纯然清澈的，完全没有任何阻力来妨碍探索，而且免于任何过去的印记。

经文3.7和3.8的要旨是：在我们个人的层次上，等制仅是一种可能。在选择探究的目标上，并没有人人皆同的普遍性次第进展。对所有人来说，并非任何时刻都处于相同的层次。这是等制的相对面向，因为等制是立基于每个人和单一个体各自的心智能力和需求。换句话说，有些人已经具备高度发展的能力，这个能力使其能够从一个较他人更高的层次起手等制的修练。人类解剖学的专家不需要花太多心力研读，就可以明白一匹马的脊柱；但是，一个金融专家可能就得从基础解剖学开始学起。

3.9 व्युत्थाननिरोधसंस्कारयोरभिभवप्रादुर्भावौ निरोधक्षणचित्तान्वयो निरोधपरिणामः।

vyutthānanirdhasaṁsakārayorabhibhavaprādurbhāvau

nirodhakṣaṇacittānvayo nirodhapariṇāmaḥ

如何让习惯于一种运作方式的心识转变呢？帕坦伽利以我们所感知的每一件事物皆易于更改作为说明，解答了这个问题。不仅如此，每件事物都能以所选择的方式来调整。

心识基于两种截然不同的倾向，能够有两种状态，就是分心散乱和专心一志。然而，在任何时刻，只有一种状态占上风，而这个状态会影响个人的行为举止、态度看法和表达方式。

当专心一志取得优势，我们的姿势是安详的，呼吸是轻柔的，我们是如此专注，以至于完全聚焦在对象上，对于周遭毫无察觉。相反地，处于分心散乱的状态时，我们的仪态毫不平静，呼吸紊乱不堪，我们的态度几乎没有任何迹象显示自己有能力专注。

3.10 तस्य प्रशान्तवाहिता संस्कारात्।

tasya praśāntavāhitā saṁskārāt

我们能开发专注的状态吗？

借由持续不断的修练，心识就能够长时间保持在专注的状态。

如果不尝试维持住这个状态，分心散乱的状态就会取而代之。

3.11 सर्वार्थतैकाग्रतयोः क्षयोदयौ चित्तस्य समाधिपरिणामः।

sarvārthataikāgratayoḥ kṣayodayau cittasya

samādhipariṇāmaḥ

甚至分心散乱的特质也能够变更和修正。心识可以是混乱的，可以是昏沉的，也可以不受干扰，或者相当容易骚动不安。这些变化取决于我们过去的倾向，以及如何对此作出反应。另外，还有一个中间的状态。

在全神贯注的可能和另一个可吸引注意力的对象的状态间，心识轮替不已地变动。

先前的局面和这个局势并不相同。前者的状况是，心识在两个极端的相反状态之间轮替，在这个状况中，两个轮替的状态之间差异少得多。因此，就有更大的机会回到固定探究的专注上，而不会浪费太多时间，也没有心识在分心散乱的状态所产生的持久影响。[①]

3.12 ततः पुनः शान्तोदितौ तुल्यप्रत्ययौ चित्तस्यैकाग्रता-परिणामः ।

tataḥ punaḥ śāntoditau tulyapratyayau cittasyaikāgratāpariṇāmaḥ

更进一步的锻炼：

心识达到与对象的联系一致且持续的境地，[②]分心散乱就停止出现。

那时，我们和对象的关系将不再受到其他心识倾向的扰乱，肯定对于对象有完完整整的理解。

3.13 एतेन भूतेन्द्रियेषु धर्मलक्षणावस्थापरिणामा व्याख्याताः ।

etena bhūtendriyeṣu dharmalakṣaṇāvasthāpariṇāmā vyākhyātāḥ

因此，我们的心识可以有不同的特性，这些特性也易于改变。心识、感官和感官的对象，共享三种基本的特性：沉重迟钝、活跃敏捷和

① 这一节经文说明经过修练的心识，专注和散乱之间的差别会逐渐减少，也就是越来越不会被散乱心带着胡乱跑，而能马上察觉分心，在下一刻回到专注的状态。

② 指ekāgratā（心一境性）。

澄澈明净。[①] 某种程度上，在我们的心识中，绝大多数的改变都是可能的，这是由于三种特性处于持续流动变化的状态。三种特性如何转换、何时转换，以及如何组合在一起，而产生心识不同的特性，则是一道复杂难解的课题。

无论如何，当心识有不同的状态（与在个人身上生起不同的态度、可能性和行为模式相符合）这一个观点被接受后，也可以说，这样的改变可以发生在所有的感知对象[②]以及感官身上。这些转变可以在不同的层次上发生，也受到外在力量，如时间或我们的理解力所影响。

时间可以将娇嫩的花变成干涸的花瓣；铁匠能将一小块金子改造成精致的垂饰；炼金师则可以再次将这个垂饰转化，成为保存腐蚀性液体的贮存瓶。在物体身上，这些特性可能在某个时刻明显可辨，但也不会彻头彻尾皆如此。不过，如果所有的潜能，例如像黄金一样，都被知悉的话，那么许多产品就可被制造，即使产品有相当不同的性能。身体和感官同样也是如此。艺术家的手工技能和汽车技工是相当不同的，哲学家的论证也不同于生意人的推理。[③]

3.14 शान्तोदिताव्यपदेश्यधर्मानुपाती धर्मी ।

śāntoditāvyapadeśydharmānupātī dharmī

所有这些不同的特性一定以某种形式储存在某处。

物质[④]包含所有的特性，而视其所采取的特定形式，与那个形式相吻合的特性就会彰显出来。然而，不论形式为何，展示的特性为何，都

---

① 可参考经文2.18。

② 感知对象是指bhūtas（五大元素）所组成的万事万物。

③ 这一节经文用譬喻来解释：潜能，指的是梵文的dharma（本性）；不同的产品则是lakṣaṇa（相，特征），产品的性能和功用则相当于avasthā（状态）。

④ 译自英文substance，梵文在此为dharmin（具有“法”者或具“特性”者），意为“具有所有的dharma（特性）”。

存在一个根基，其中包含了所有的特性。有一些已经在过去出现，一些则在当前显明，另有一些将会在未来露出头来。

经文3.9到3.14的含意是，我们所感知到的一切是事实而非虚构，只不过这些事实容易变化。这两条法则，就是所谓的“实在论”和“转变论”，是帕坦伽利的教法基础。

3.15 क्रमान्यत्वं परिणामान्यत्वे हेतुः ।

kramānyatvaṁ pariṇāmanyatve hetuḥ

我们可以影响物质特性的转变吗?

借由转换改变的次序或系列，可以被调整成不同模式的特性。

转变有一定顺序，不过可以变更。一条沿着山谷流动的河川，可以经由地沟涵洞而转向。一旦具有领会这个可能性的洞见，就可以产生不同模式的变化。

3.16 परिणामत्रयसंयमादतीतानागतज्ञानम् ।

pariṇāmatrayasaṁyamādatītānāgatajñānam

等制，在某种程度上，是改变我们的心识潜能，从对于对象不完整、错误的理解，或是一无所知，转变成完全透彻的了知。潜能开发之后，个人就能够选取任何对象，针对它发展深刻的知识。对象可以是感官知觉范围内的外在事物，或是概念，如改变、时间、交流等。下面的经文，将会说明这样的知识，是从不同的等制中产生的。无论是有志于运用高度发展的心识，来获致特定宇宙万物的深奥知识，或者关注焦点在于真正的解脱，都是我们个人的选择。真正的解脱不只是专门知识或技术，而是一种境地，在其中，我们一切行动不会再引发懊悔和遗憾。帕坦伽利将在别处对等制的误用提出告诫。

通过等制修习专心一志的第一个例子是：

在改变过程中的等制修习，如何能够借由时间和其他因素的影响，开发出关于过去和未来的知识？

发生在对象和感官上，还有心识上的改变，已在经文3.9到3.14说明过。如果深入探究此概念，就能够预见在特定的处境可能发生什么事，以及过去发生过什么事。天文学就是一个典型的例子。

3.17 शब्दार्थप्रत्ययानामितरेतराध्यासात्संकरस्तत्प्रवि-भागसंयमात्सर्वभूतरुतज्ञानम् ।

śabdārthapratyayānāmitaretarādhyāsāts-aṅkarastatpravibhāgasaṁyam atsarvabhūtarutajñānam

帕坦伽利接下来以沟通过程来讨论等制修习。不同的象征和语言之所以存在，是为了和其他人联系。而象征和语言会因使用、妄用和错误诠释而受到影响。语言可用来解释体验过、正经历的和可能经验的事物。对象本身就是一个独立的存在物。我们观看对象的能力，依附于我们的关注重心和潜能。记忆和虚妄分别也会影响我们的认知。因此，对我们来说，不论多么努力，做出不正确沟通的机会仍然很大。

在语言、信念和对象彼此之间的互动中修练等制，意味着去审察对象与众不同的特征、描述对象的方法，以及描述者的心识所受到的信念和其文化的影响。通过这样的修练，我们能够不顾语言、文化和其他的屏障，发现正确且有效的沟通方式。

3.18 संस्कारसाक्षात्करणात्पूर्वजातिज्ञानम् ।

saṁskārasākṣātkaraṇātpūrvajātijñānam

在人类所有的活动范畴中，有发展个人习惯和倾向的潜能，其中有一些习气较其他的明显。

在个人的倾向和习惯中修练等制，将引导人通向习气的源头，之后他就能获得关于自身过去的深刻知识。

我们将获悉自己的行为举止和个人脾性如何发展而成，以及过去有什么样的事件影响我们的态度、喜好和厌恶。我们会知晓习气有多大程度和遗传、文化传统以及社会要求等有关。当根源被了解后，就能够再次审察自己的生活方式，活得更好。

3.19 प्रत्ययस्य परचित्तज्ञानम् ।

pratyayasya paracittajñānam

每一个心识活动，都会产生明显的身体作用。例如，睡觉与饥肠辘辘时，我们的身体特征、体态和呼吸各不相同。

在个人心识改变生起时修练等制，必然在个人身上发展出正确观察他人心识状态的能力。

我们因而能看到他人心识状态的发展。身体的表达、呼吸比和其他迹象，会透露出他人的骚乱、困惑、怀疑、恐惧等。

3.20 न च तत्सालम्बनं तस्याविषयीभूतत्वात् ।

na ca tatsālambanaṁ tasyāviṣayībhūtatvāt

然而，我们能够因此看到心识状态的起源吗?

不能。一个人心识状态的原因，超过另一人可观察的范围。

这是因为不同的对象在不同的个体身上，制造出不同的反应。我们的观察领域只限制在表征，无法延展至原因。

3.21 कायरूपसंयमात्तद्ग्राह्यशक्तिस्तम्भे चक्षुःप्रकाशासंप्रयोगेऽन्तर्धानम् ।

kāyarūpasaṁyamāttadgrāhyaśaktistambhe

cakṣuḥprakāśāsaṁprayoge 'ntardhānam

人体的特征由于有别于周遭环境，因此明显可辨。同样地，位于黑色墙面的一片白色补丁，也是显而易见，但是一块黑色的补丁就不具如此的区别度。

在身体的特征，以及影响身体特征的种种因素之间修练等制，提供一个人和周遭环境相融一体的方法，以这样的方式，人的形式样貌就隐约难辨了。

这与变色蜥蜴和其他野生动物的伪装保护色原则相似。因此，一个盯梢的老手会把他的身形融入周遭的环境中，然而无论其身形多么不可辨视，借由发展出一种敏锐的觉察力，察觉出将他和周遭环境区别开来的特征，再通过仔细辨认、移动和形塑出他的身形，而将环境的影响减少至最低。

3.22 सोपक्रमं निरुपक्रमं च कर्म तत्संयमादपरान्तज्ञानमरिष्टेभ्यो वा।

sapokramaṁ nirupakramaṁ ca karma tatsaṁyamadaparāntajñānamariṣṭebbyo vā

我们的行动受到行动意图、行动者的心识状态、所掌握的澄明性和环境的影响。

行动的结果或许立即可见，也可能延迟发生。在行动中修练等制，能够让一个人有能力去预知未来行动进程，甚至是自身生命的终结。

3.23 मैत्र्यादिषु बलानि।

maitryādiṣu balāni

等制修习有助于探索不同的特质，如友爱、慈悲、知足等。因此，一个人可以学会如何强化所选取的特质。

同样地，特定的身体或心识的技巧也可学到手。

3.24 बलेषु हस्तिबलादीनि।

baleṣu hastibalādīni

例如，以一头大象的体力为对象修练等制，能够给予一个人大象的体能。

当然，这并非意味能够得到大象般的力量，而是获得相当于人类体型极限的力量。

3.25 प्रवृत्त्यालोकन्यासात्सूक्ष्मव्यवहितविप्रकृष्टज्ञानम् ।

pravṛttyālokanyāsātsūkṣmavyavahitaviprakṛṣṭajñānam

在生命能量上专心一意，并通过等制的修持保住这个专注，可以产生观察精妙细微之处的能力，[①]了解什么障碍阻挡了深刻的观察。

若少了这种神妙的能力，我们的观察力无疑是相当有限的。

3.26 भुवनज्ञानं सूर्ये संयमात् ।

bhuvanajñānaṁ sūrye saṁyamāt

等制的修习，也能够聚焦在宇宙上面。几个例子如下：

以太阳为对象修练等制，可以给予我们行星系统和宇宙特定区域的浩瀚知识。

3.27 चन्द्रे ताराव्यूहज्ञानम् ।

candre tārāvyūhajñānam

以月亮为对象修练等制，可以给予我们不同时段天体所在位置的透彻知识。

观察月亮圆缺变化的不同阶段、月蚀和其运行的轨道，将引领我们遍游整个天际，如此，一切可见的恒星和其星群皆涵盖在内。

---

① 梵文为sūkṣma（精微）、vyavahita（隐藏的）、viprakṛṣṭa（远距的）的jñāna（智）。

3.28 ध्रुवे तद्गतिज्ञानम् ।

dhruve tadgatijñānam

对我们地球人来说，每个星球似乎都环绕着北极星运行，因此以北极星为对象修练等制，给予我们关于天体相对运行的知识。

3.29 नाभिचक्रे कायव्यूहज्ञानम् ।

nābhicakre kāyavyūhajñānam

甚至身体的不同部位也可以做为等制的对象。

以肚脐为对象修练等制，可以给予我们关于身体不同器官和其配置结构的知识。[①]

因为肚脐位于腹部中间，周围有许多重要的器官，而且也位于女性的子宫上，是身体接受维持生命的必需能量的渠道，因而被视为某种身体能量的所在。

3.30 कण्ठकूपे क्षुत्पिपासानिवृत्तिः ।

kaṇṭhakūpe kṣutpipāsānivṛttiḥ

运用喉咙[②]做为修练等制的探究所在，可以让我们对饥渴有所领悟，这使得一个人可以控制极端的征候。

就如肚脐一样，喉咙是一个重要的部位，我们对特定食物的胃口，以及饥饿和口渴，都在这里被感觉到。

3.31 कूर्मनाड्यां स्थैर्यम् ।

kūrmanāḍyāṁ sthairyam

---

① 从梵文nābhi-cakra（脐轮）来看，这一段经文是指脐轮的修练。脐轮位于肚脐相对位置的脊椎上，但一般修习时观想的位置是肚脐眼。

② 梵文是kaṇṭha-kūpa（喉咙的凹洞），相当于咽喉的位置，也就是喉轮的所在。

在胸腔部位[1]修练等制，探究此处在不同的身体和心识状态下感受到的感觉，可以让我们在处于异常高压下，仍然能继续保持平稳和安详。

许多压力和焦虑的症状都在胸部被感觉到。身体的姿势会受心识状态的影响，例如驼背可能是缺乏自信的结果。

3.32 मूर्धज्योतिषि सिद्धदर्शनम्।

mūrdhajyotiṣi siddhadarśanam

在高度智慧的源头[2]修练等制，可发展出非凡的超能力。[3]

通过这个修练，我们可以从神圣的力量接受支持和收到更崇高的异象。

3.33 प्रातिभाद्वा सर्वम्।

prātibhādvā sarvam

一切事物皆悉了知。[4]每一次的尝试，都会生起令人耳目一新且自然不造作的理解。

3.34 हृदये चित्तसंवित्।

hṛdaye cittasaṁvit

心脏被看做是心识的所在。

① 梵文为 kūrma-nāḍi（龟脉），作者对龟脉的诠释和一般中文的瑜伽书籍不同（认为龟脉位于喉部），认为龟脉在胸部。识比丘（Vijñānabikṣu）也持此种见解，主张此处之所以称为龟脉，就是因为心轮和汇集的神经形成的心莲，就如乌龟的形状一样。

② 梵文是mūrdha-jyoti，有“头顶上的光”之意，指“顶轮”。

③ 梵文为siddha-darśana，意为“修行已有所成就或完美的洞见”。

④ 梵文为prātibha，意为“直观”“预见”。此节经文在谈“可获得由直观或预见而来的一切知识”。

在心脏部位修练等制，无疑将会揭露心识的特性。

唯有处于安静和宁谧时，才有可能达成。如果湖面波涛汹涌，是不可能看清楚湖水的颜色的。

3.35 सत्त्वपुरुषयोरत्यन्तासंकीर्णयोः प्रत्ययाविशेषो भोगः परार्थत्वात्स्वार्थसंयमात्पुरुषज्ञानम् ।

sattvapuruṣayoratyantāsaṅkīṇayoḥ

pratyayāviśeṣobhogaḥ

parārthatvātsvārthasaṁyamātpuruṣajñānam

心识是易于改变的，而能感知者则非如此。心识和能感知者是相近的，但是又具有截然不同的特性。当心识将注意力指向外在，机械式地朝向对象行动，不是感到愉悦满足，就是引来痛苦。然而，人若在合适的时间开始探究联系能感知者和感知活动之间的同一本性，心识就会切断与外在对象的联系，而形成对能感知者的理解。

暴露于外在刺激的影响下，心识只是一个机械式的器械。结果可能令人不尽愉快。尽管有起支配力量的能感知者存在，这样的事仍会发生。眼睛状况再佳，只要眼镜起雾，眼前的对象就会朦胧不清。根据经文2.1，通过等制的探究和瑜伽的修练，我们就能够深入观察心识活动的机制。心识会逐渐升到不和外在客体发生关联的层次。在这个寂静无声的时刻，对于感知源头的理解是了了分明的。

3.36 ततः प्रातिभश्रावणवेदनादर्शास्वादवार्ता जायन्ते ।

tataḥ prātibhaśrāvaṇavedanādarśāsvādavārtā jāyante

像这样的时刻，重要性何在呢?

在那时，人就开始获得感知的超能力。[①]

3.37 ते समाधावुपसर्गा व्युत्थाने सिद्धयः।

te samādhāvupasargā vyutthāne siddhayaḥ

不过，心识就像双面刃一样。通过等制的修习而获得的特殊能力，可能会产生解脱的错觉，而不是到达免于错误的最高境地。

对于可能回复到分心散乱的人来说，借由等制的修习而拥有这样的超感能力是值得的。然而，对于专一寻求持续的瑜伽境地[②]的人来说，修习等制的结果可能会在他们身上引发障碍。

不应该把修练之道沿途的附带利益和最终的目标相混淆。不论我们在旅途中的经验是多么愉悦满足，都不能替代所决定的目的地。那就像在攀登白雪皑皑的顶峰途中，竟为了观赏美丽的天鹅在湖边扎营，而把原来的目的地永远遗忘了。

帕坦伽利对等制的修习提出警告后，继续谈论这个修习的其他可能性。

3.38 बन्धकारणशैथिल्यात्प्रचारसंवेदनाच्च चित्तस्य परशरीरावेशः।

bandhakāranaśaithilyātpracārasaṁvedanācca cittasya paraśarīrāveśaḥ

心识尽管对个体来说截然不同，但都是经验的贮藏室。除此之外，心识的功能还受限于所属的个体。因此，心识变成了一座孤堡，顽强地抗拒所有的进入者。

① 指听觉（śavaṇa）、触觉（vedana）、视觉（ādarśa）、味觉（āsvāda）、嗅觉（vārta）等超能力。

② 三摩地。

深入探索把心识捆绑在个体身上的僵固处境的成因，以及审察各种松解这种执拗的方法，对个体来说，就极有可能超越自身的局限。

心识必须能够辨识出是往昔行动的结果妨碍了澄明的感知。有系统地修练等制和其他的训练，心识活动的范围将可扩展至影响他人的程度。一位上师若想要转化鲁钝或困惑的弟子，一定得具备这样的能力。

3.39 उदानजयाज्जलपङ्ककण्टकादिष्वसङ्ग उत्क्रान्तिश्च ।

udānajayājjalapaṅkakaṇṭakādiṣvasaṅga utkrāntiśca

身体上的痛楚和心识紧密相连结。在游戏中玩得浑然忘我的小孩，根本不知饥饿为何物。不过，稍后却可能为了吃食而吵翻天。疼痛之类的感受在身体上的显现，通过流遍全身的生命能量和心识联系在一起。生命能量借由某些种类的修练如等制来导引，而运用不同的转化方法则能产生不同的功效。

生命能量将感受传递至心识，掌控住这样的生命能量，就可能掌控外在的刺激，例如可以忍受任何温度的水或恼人的棘刺，或是在不稳固的表面上行走，甚至还有如气球一般的轻盈感觉。[①]

冷、热、尖刺，所有感觉都是相对的效应。北极地区的夏天，对习惯于热带气温的人来说，可能还是像冬天一样严寒；过惯北极天气的人，可能会认为热带地区的冬天，热到令人受不了。印度的农夫走在稻田中，或许就像纽约客走在混凝土人行道上一样自在。

3.40 समानजयाज्ज्वलनम् ।

samānajayājjvalanam

气，这样的生命能量有不同的角色，不同的活动区域。例如，平行

① 这一节指的是精通上行气导引的结果。

气负责消化作用，其基地位于肚脐的部位。

借由掌控平行气，一个人能够经验到“热盛”（excessive heat）的感觉。

消化作用发生在食物进入胃部，胃液开始处理食物的时候。如果促进平行气的功能，热的感觉会增加。建议使用强调吸气之后屏气的呼吸控制法，也可以考虑运用其他技巧。

3.41 श्रोत्राकाशयोः संबन्धसंयमाद्दिव्यं श्रोत्रम् ।

śrotrākāśayoḥ saṁbandhasaṁyamāddivyaṁ śrotram

我们知道声音是经由空间传导。

以听觉和虚空①之间的关系为对象修练等制，可以发展超越寻常的听力。②

3.42 कायाकाशयोः संबन्धसंयमाल्लघुतूलसमापत्तेश्चाकाशगमनम् ।

kāyākāśayoḥ saṁbandhasaṁyamāllaghu-tūlasamāpatteścākāśagamanam

人类长久以来对于有形的对象和虚空之间的关系感到兴趣。为什么鸟会飞，而石头却往下掉呢?

通过以身体和虚空之间的关系为对象修练等制，审察对象之所以带有像棉絮一般飘浮的性质，就可以获致在虚空中四处游走的知识。

再一次提醒，这并不意味我们可以学会让身体飘浮在空中的方法，而是获得飘浮意指何物这样的领会。相同地，棉花种子的性质无法使其

① 空间和虚空，都是指五大元素的“空”（ākāśa）。

② 梵文 divya 是“与神相关的”“如神一般的”“超自然的”，因此这个超越寻常的听力是如神一般的听力。

飘浮，然而同样的种子转变成棉絮时，就很容易随风飘扬。

3.43 बहिरकल्पिता वृत्तिर्महाविदेहा ततः प्रकाशावरणक्षयः ।

bahirakalpitā vṛttirmahāvidehā tataḥ prakāśāvaraṇakṣayaḥ

心识通过记忆、虚妄分别和其他的特性如沉重迟钝等，影响着我们的感知。

然而，同样的心识，也能转变成不再对感知的对象染上任何色彩的心识状态。这样的状态发生时，我们对于对象的感知便正确无误。更甚者，甚至还能全然调伏心识，不再感知任何对象，不管那个对象多么吸引人或是多么蛊惑人。

观察这些现象，并发展出心识不再混淆感知的境况，就会生起超寻常的感官能力，探测他人的心识。除此之外，遮蔽正确感知的云雾，将减到最少。

如此的发展，仅有次第进展才有可能。所谓遮蔽的云雾，就是经文2.3所描述的障碍。

3.44 स्थूलस्वरूपसूक्ष्मान्वयार्थवत्त्वसंयमाद्भूतजयः ।

sthūlasvarūpasūkṣmānvayārthavattvasaṁyamādbhūta-jayaḥ

对物质的源头[①]所有的形式、表象和用途作等制的修持，可以开发对这些元素的掌控力。

物质是由不同却相互关联的元素所组成。每一个元素都是不同的存在。这些元素组成了身体和身体外部的事物，其本身特性也起了变

① 指五大元素。

化。这些元素形成我们所认知的对象的基础，如果忽略元素的本性，我们就有麻烦了。

3.45 ततोऽणिमादिप्रादुर्भावः कायसंपत्तद्धर्मानभिघातश्च ।

tato 'ṇimādiprādurbhāvaḥ kāyasaṁpattaddharmānabhighātaśca

因此，一个人能掌控这些元素时，就不会再受其干扰。身体将臻至完美的状态，也可能引发超能力。

这些能力包括将我们的身体变成超厚重、超轻盈等。

3.46 रूपलावण्यबलवज्रसंहननत्वानि कायसंपत् ।

rūpalāvaṇyabalavajrasaṁhananatvāni kāyasaṁpat

身体的完美，意味着美好的容貌、对他人具有吸引力、身体结实和非比寻常的体能。

3.47 ग्रहणस्वरूपास्मितान्वयार्थवत्त्वसंयमादिन्द्रियजयः ।

grahaṇasvarūpāsmitānvayārthavattvasaṁyamādindriy-ajayaḥ

要掌控感官，可以通过对下面的对象作等制的修练：能观察各自对象的各种感官能力；对象如何被理解；个体如何认同对象；对象、感官、心识和能感知者之间如何相互关联；这样的感知活动产生了什么结果。

感官、对象和心识必须相互连结，观察活动才能具体成形。这个观察之所以可能，是因为能感知者和心识的力量，以及感官注意到对象。除此之外，心识、感官和对象所具有的三种特性，以不同的组成（如沉重迟钝、活跃敏捷和澄澈明净）协助感知活动，也影响着感知活动。

3.48 ततो मनोजवित्वं विकरणभावः प्रधानजयश्च।

tato manojavitvaṁ vikaraṇabhāvaḥ pradhānajayaśca

到时，感知的反应将会迅如心识一般。感官将能敏锐地感知，而个体将有能力影响这些元素的特性。

借由修练这样的等制，元素所经历的变化即可随心所欲掌控在手。我们获取必备的知识去支配这样的改变，就如同化学家能将海水转换为组成的化学物质一样。

3.49 सत्त्वपुरुषान्यताख्यातिमात्रस्य सर्वभावाधिष्ठातृत्वं सर्वज्ञातृत्वं च।

sattvapuruṣānyatākhyātimātrasya

sarvabhāvādhiṣṭhātṛtvam sarvajñātṛtvaṁ ca

一旦能够明晰能感知者和心识之间的差异，心识所有的不同状态和影响其状态的因素，就可以被明了。那时，心识会变成完美的器具，可以对任何必要认识的对象作出无瑕的感知。

3.50 तद्वैराग्यादपि दोषबीजक्षये कैवल्यम्।

tadvairāgyādapi doṣabījakṣaye kaivalyam

通过等制的修练而获得的超能力，切不可作为最终目标。

事实上，唯有摒弃希求获得超寻常知识的渴望，完全克制住障碍的根源[1]，瑜伽的最终目标——解脱，才可能达到。

---

① 指种子（bīja）

3.51 स्थान्युपनिमन्त्रणे सङ्गस्मयाकरणं पुनरनिष्टप्रसङ्गात् ।

sthānyupanimantraṇe saṅgasmayākaraṇaṁ punaraniṣṭaprasaṅgāt

务必抑制下面的诱惑：通过等制的修练而获得知识，导致一个人领受令人敬重的身份地位。否则，一个人将被引至不愉悦的后果，而这些后果和瑜伽之道上的所有障碍没有差别。

这些障碍包括混淆的价值观。当看重高超的学习，甚于使我们免于痛苦结果的永恒解脱时，失足堕落是必然的。

3.52 क्षणतत्क्रमयोः संयमाद्विवेकजं ज्ञानम् ।

jātilakṣaṇadeśairanyatānavacchedāttulyayostataḥ pratipattiḥ

对时间与时间的先后顺序作等制的修练，[①] 将引生绝对的澄明性。

澄明性，是能够清楚明辨一个对象和另一个对象之间的差异，毫无遮障看清每一个对象的能力。时间是相对的，在某个时刻和另一时刻的比较中才存在。实际上，时间的单位代表着变化。变化，则是一个特性被另一个特性给取代。时间和变化之间的连结，是修持这个等制所需要审查的。

3.53 जातिलक्षणदेशैरन्यतानवच्छेदात्तुल्ययोस्ततः प्रतिपत्तिः ।

jātilakṣaṇadeśairanyatānavacchedāttulyayostataḥ pratipattiḥ

这样的澄明性，使得明辨对象这件事成为可能，甚至在差异并非那

① 时间，梵文为 kṣaṇa（刹那），是印度描述最短时间的语词。这一节经文是指对相续的每一个刹那作等制的修持。

么清楚可辨时，依然可以做出区别。不应该因为表面上的相似，就阻碍了一个人对所选取的对象作出清晰明确的感知。

3.54 तारकं सर्वविषयं सर्वथाविषयमक्रमं चेति विवेकजं ज्ञानम् ।

tārakaṁ sarvaviṣayaṁ sarvathāviṣayamakramaṁ ceti vivekajaṁ jñānam

此外，如此的澄明性，不会将任何对象、任何特定的境况，或者任何的时刻排除在外。这不是依序逻辑推理的结果。这是当下直接的、任运自然的，而且是完完全全、彻彻底底的。

3.55 सत्त्वपुरुषयोः शुद्धिसाम्ये कैवल्यम् ।

sattvapuruṣayoḥ śuddisāmye kaivalyam

何谓解脱呢?

当心识和能感知者全然相同时，就是解脱。

一丝一毫也不少。那时，心识再也没有其自身的颜色和面貌特征。

第四品
解脱品

在《瑜伽经》的最后一品“解脱品”（Kailayapādaḥ），帕坦伽利为心识高度纯净的人，阐述了各种可行的方法。心识基本上是一个服事者，而非主宰者。如果心识被允许扮演主宰者的角色，无论个人的成就多了不得，终究会带来问题，平静安详对那个人来说，将遥不可及。

4.1 जन्मौषधिमन्त्रतपःसमाधिजाः सिद्धयः।

janmauṣadhimantratapaḥsamādhijāḥ siddhayaḥ

卓越非凡的心识能力，可以借由以下的方法获致：基因遗传、服用吠陀经典所规定的药草、持咒、严峻的苦行，以及经由心识维持在其对象上而丝毫不分心散乱（三摩地）。

有些人生来就具有超感官能力。吠陀经典描述通过各式各样的仪式，服用按照指定方式而准备的药草，可以改变一个人的性格；由具格上师适当地传授不同种类的梵咒，可以带来正向的改变；古代经典记录了那些经受严厉苦行的修行者所获得的大成就。最后，对心识从分心散乱的状态，逐步转变到维持专注的状态的人来说，还有一些可行的方法。这些方法已在第三品和其他章节充分提过，在可供选择的诸多方法中，是否有哪一个特别被偏好运用，将在经文4.4、4.6、4.7和4.8审察一番。

4.2 जात्यन्तरपरिणामः प्रकृत्यापूरात्।

jātyantarapariṇāmaḥ prakṛtyāpūrāt

心识转变是如何能够导致卓越和超能力的展现的？

从一组特征转变到另一组特征，基本上是调整物质的基本特性。[1]

我们所感知的一切，包括心识，都有三种特性：沉重迟钝、活跃敏捷和澄澈明净。在不同时刻生起不同特征，是由于这三种特性形成不同的组合所造成。每一种可能的特征，都是这三种特性的组合。在心识特征上的诸多转变之一，就是引发帕坦伽利在经文4.1所谈的超能力。

4.3 निमित्तमप्रयोजकं प्रकृतीनां वरणभेदस्तु ततः क्षेत्रिकवत्।

nimittamaprayojakaṁ prakṛtīnām varaṇbhedastu tataḥ kṣetrikavat

我们如何能够在物质或心识的特征上做转变？通过深刻的理解力吗？

这样的理解力仅能除去阻挡某种艰巨任务的障碍，其角色不过是像农夫凿开堤坝，让水流入需要灌溉的耕地一样。

这个深刻的理解力，能够感知基本特质产生不同特征时的角色。例如，农夫若知道他的耕地和农作物的需求，就能够调整水流而达到最好的收成。另一方面，一个无知的新手着手农事，尽管土壤、水源、气候和设备俱佳，还是可能收成惨淡。

① 这儿的物质是指prakṛti。

4.4 निर्माणचित्तान्यस्मितामात्रात् ।

nirmāṇacittānyasmitāmātrāt

对具有超能力的人来说，有着怎样的可能性？

拥有非凡的心识能力，个体就能够影响其他众生的心识状态。

4.5 प्रवृत्तिभेदे प्रयोजकं चित्तमेकमनेकेषाम् ।

pravṛttibhede prayojakaṁ cittamekamanekeṣām

这些影响是始终一致还是变化无常的呢？

这些影响随着接收者的状态而有所不同。

这个人的接受程度如何，他具有什么样的能力，缺乏什么样的能力，这些决定了影响另一个人的结果。同样的雨，可以纾解饱受干旱煎熬的农夫之苦，可以让一位母亲担忧小孩没有合适的地方躲雨，对汪洋大海来说，则丝毫不受影响。

4.6 तत्र ध्यानजमनाशयम् ।

tatra dhyānajamanaśāyam

影响另一个人的最终结果，完全取决于接收者的状态吗？

作用于另一个人身上的影响，若是来自一个心识处于禅那状态的人，就不会增加焦虑或其他的障碍。事实上，障碍还会被减弱。

已经次第除去障碍而达到禅那状态的人（见2.3），对人类苦难的因缘不会盲目不见，他们很清楚鞋子哪里夹脚。

4.7 कर्माशुक्लाकृष्णं योगिनस्त्रिविधमितरेषाम् ।

karmāsuklākṛṣṇaṁ yoginastrividhamitareṣām

除此之外，他们的行动，不具任何动机；然而，其他也具有超能力的人的行动，则多少带着某种动机。

在经文4.1中，帕坦伽利列出达至卓越、非凡的心识状态的不同方法。仅有已经以正确的方式达到瑜伽境地，以及借由这些方法达到澄澈明净和不执着的最高境地的人，才能超越动机。他们自然而然且明确地影响他人，因此能够帮助他人去仿效他们活生生的典范。其他人或许也呈现为瑜伽状态，不过澄明性和不执着的程度较不完全，也较不持续。除此之外，他们可能没有察觉到遵循他们建议的人之局限所在。

4.8 ततस्तद्विपाकानुगुणानामेवाभिव्यक्तिर्वासनानाम् ।

tatastadvipākānuguṇānāmevābhivyaktirvāsanānām

怎么会存在这些差异呢？

由于心识倾向以五种障碍，如错误认知等来行动，这样的倾向未被清除，就会在未来浮现，而产生令人不悦的结果。

唯有前几品中描述的修练方法可以减低障碍，或使五种障碍失去作用，保证终结倾向。基因遗传、服用药草和其他的方法，都无法像那些修练一样有效。

4.9 जातिदेशकालव्यवहितानामप्यानन्तर्यं स्मृतिसंस्कार-योरेकरूपत्वात् ।

ātdeśakālavyavahitānāmapyānantaryaṁ

smṛtisamkārayorekarūpatvāt

除此之外，记忆和潜藏的印记是紧密相连的。即使是在相似的行动之间，有时间、空间或前后脉络的间隔，这个联系仍然维持着。

印记和记忆之间的联系，对我们大部分的行动和其后果，起了甚巨的促成作用。

4.10 तासामनादित्वं चाशिषो नित्यत्वात् ।

tāsāmanāditvaṁ cāśiṣo nityatvāt

造成我们行动产生令人不悦的后果的印记，其起源为何？

所有的时代，所有的人，都对永生有强烈的渴望。因此，印记不能归因于任何时刻。

在一切众生中，永生的欲望是众多奇怪却经常存在的事况之一。甚至在那些每天面临死亡威胁的人身上，还是存有这样不合逻辑的念头。就是这个欲望，在我们所有众生身上激发自我保护的本能。

4.11 हेतुफलाश्रयालम्बनैः संगृहीतत्वादेषामभावे तदभावः।

hetuphalāśrayālāmbanaiḥ saṅgrhītatvādeṣāmabhāve tadabhāvaḥ

难道没有丝毫希望能够终结这些令人不快的印记所造成的效应吗?

这些倾向之所以能继续支撑和维持下来，是由于错误认知、外在的刺激、执着于行动的成果，以及心识有助长过度活动的特性。一旦减少这些促成因素，就能自动使这些印记无法作用。

通过有纪律的、次第进展的修练，有各式各样的方法可以减少和消除这些提供自我防护的障碍，前面的章节已经说明过。有许多可以运用的方法，当然也包括神的助力。对那些无法赞赏神的人来说，前面三品也提到许多其他可行性。也可以反过来这么说，免于五种障碍的印记，是依次由明辨的心识所支撑和维持的。

4.12 अतीतानागतं स्वरूपतोऽस्त्यध्वभेदाद्धर्माणाम्।

atītānāgataṁ svarūpato'styadhvabhedāddharmāṇām

不论是未来将浮现的，或过去已显现过的，基本上都处于蛰伏的状态。然而过去已显现过的，不会就此永远消失不见。

已显现过的和可能浮现的，两者根据的基础[1]始终存在，它们是否会明显表现出来，依赖变化的方向而定。

帕坦伽利再次强调没有任何事物会彻底断灭。在变化的流程中，被取而代之的，还继续存在，只是维持休眠的状态。

4.13 ते व्यक्तसूक्ष्मा गुणात्मानः।

te vyaktasūkṣmā guṇātmānaḥ

某一个特征是否会显现出来，要看三种特性组成的转变。

这些特性是沉重迟钝、活跃敏捷和澄澈明净。这三种基本特性构成万事万物，而万事万物所有显著的特征，全是三种基本特性不同的组合（见2.18）。

4.14 परिणामैकत्वाद्वस्तुतत्त्वम्।

pariṇāmaikatvādvastutattvam

经过一段时间后的某一时刻的事物特征，事实上，是这三种特性的一个单一变化。

变化本身是一个持续不断的过程，奠基于许多因素。借由了知这三种的可能组成，以及何种因素影响这些组成，可以在对象和心识上作出所需要的改变。经文4.3已经举出许多可能的例子，食物和环境则是另外的例证。

4.15 वस्तुसाम्ये चित्तभेदात्तयोर्विभक्तः पन्थाः।

vastusāmye cittabhedāttayorvibhaktaḥ panthāḥ

然而，显现在某位观察者面前的特征，就是真正的特征吗？

① 中译“根据的基础”，梵文为dharma，英译为“substance”，若将此字译成“本质”，恐有区解之虞，因此中译者译成“根据的基础”。

一个对象，会因为观察者不同的心识状态，而显现出不同的特征。

这个原则，适用于同一观察者在不同时刻所具有的不同心识状态，以及不同的观察者在同一时刻所具有的不同心识状态。因此，印度神庙，对虔诚的信众来说，是礼拜神的地方；对观光客来说，是富于艺术表现的历史遗迹；对乞丐来说，则是绝佳的募捐之处；对无神论者来说，甚至是一个可以揶揄奚落的所在。

4.16 न चैकचित्ततन्त्रं चेद्वस्तु तदप्रमाणकं तदा किं स्यात्।

na caikacittatantraṁ cedvastu tadapramāṇakaṁ tadā kiṁ syāt

难道不会引发对任何对象有共同的实相这回事的怀疑吗？难道一个对象仅仅是一个人的虚妄分别，而没有不受个人虚妄分别影响的实际情况吗？

如果一个对象的的确确是某一特定个体的心识的设想，那么，这个对象存在吗？

帕坦伽利提出反诘的问题。答案再明显不过。[①] 一个对象的存在，不可能完全依赖任何一个人的观察。河川不会因为没有人观看，就因此停止流动。

4.17 तदुपरागापेक्षित्वाच्चित्तस्य वस्तु ज्ञाताज्ञातम्।

taduparāgāpekṣitvāccittasya vastu jñātājñātam

感知一个对象，究竟依赖什么？

① 这个答案对哲学家来说，并非那么理所当然，有不少哲学家就如此追问下去，得出一套对世界作出诠释的主张，那就是“观念主义”（Idealism，或唯心论）或是“独我论”（Solipsism）。

一个对象是否被感知，在于对象是否接触得到，[①]以及个人的动机。[②]对象一定存在，一定是可观察的，且可以给予观察者动机，并能激发其欲望去一窥究竟的。

4.18 सदा ज्ञाताश्चित्तवृत्तयस्तत्प्रभोः पुरुषस्यापरिणामित्वात् ।

sadā jñātāścittavṛttayastatprabhoḥ puruṣasyāpariṇāmitvāt

是什么东西在看、在理解？心识吗？

能感知者[③]是永不变易的，是心识的主宰，对于心识活动总是一清二楚。

少了能感知者的能力，心识就无法运作。心识会变化，能感知者则如如不动。心识具有沉重迟钝的特性，能感知者却非如此。因此，所有的心识活动都在能感知者的观察之中。

4.19 न तत्स्वाभासं दृश्यत्वात् ।

na tatsvābhāsaṁ dṛśyatvāt

除此之外，心识只是所感知者之一，自身并没有本具的能力感知。[④]

心识通过其活动被观看，就像外在的对象、身体和感官通过其活动被观看。心识真正的存在是仰赖于能感知者。

4.20 एकसमये चोभयानवधारणम् ।

ekasamaye cobhayānavadhāraṇam

① 梵文为uparāga，有“染色”“影响”之意，作者将其诠释为“可接触到”，也就是指可以见到、听到、闻到、品尝到、碰触到和思维得到的。

② 梵文apekṣitva，有“期待”“渴望”之意。

③ 指纯粹意识。

④ 梵文原意是：心识是所见者（dṛśya），本身不发光（na svābhāsa）。

让我们假设心识能够身兼两种角色来运作，一为所观察的对象的编造者，另一个则是观察者。

预设心识能够扮演双重角色这样的期望，是难以坚守的，因为心识不可能同时编造对象，而又能够看清楚它所编造的对象。[①]

一个独立于观察者而存在的对象，可以被感知。然而，心识创造出一个对象，同时又能观察那个对象，这样的构想站不住脚。另一个独立于心识且能够感知的作用力量，是绝对必要的。

4.21 चित्तान्तरदृश्ये बुद्धिबुद्धेरतिप्रसङ्गः स्मृतिसंकरश्च।

cittāntaradṛśye buddhibuddheratiprasaṅgaḥ smṛtisaṅkaraśca

如果我们断言下面的概念为真实：前后相续的心识，转瞬即灭地存在，这样的心识创造出意象，然后依次辨识和观察这些意象；那么，具有一系列刹那存在的心识的个体，可能会失序，难以保持记忆的前后一致性。[②]

经文4.20和4.21所暗示的，就是一定有一个独立的感知来源。心识当然能够影响对于对象的感知。对象是独立的存在，无关于感知的来源。如果我们坚持刹那存在、瞬间即灭的心识是感知的源头、媒介和感知的对象，就得面对下面的难题：如何能理解一个人记得过去所看过的、可以分享他所见过的；以及如何调合这样的事实：某一个人所观看到的对象，未必以相同的方式为另一个人所观看到。

① 这一节经文有个前提，也就是对象是独立存在，然而心识会虚妄分别，编造对象，因此是无法同时真正观察、感知对象的。

② 这一节经文涉及个人同一性（personal identity）的论断，主张前后相续的心识之流，其实是刹那生灭，因此要维持完整且一致的个人认同，就需有另一个不变、永存的能感知者为感知的真正源头。

4.22 चितेरप्रतिसंक्रमायास्तदाकारापत्तौ स्वबुद्धिसंवेदनम् ।

citerapratisaṅkramāyāstadākārāpattau

svabuddhisaṁvedanam

心识的角色仅限于辅助观看外在对象吗？

当心识不和外在对象联接在一起时，就不会将外在的显现关联至能感知者，而是关注能感知者本身的存在。

当外在的刺激和推断事理的好奇心不存在，心识上的印记就不会和这些对象产生关联。那时，心识完全接触能感知者，与其同一。那么，认识能感知者就成为可能。这样的认识不是来自心识，而是和经文3.55所提到的解脱概念有关，亦即认为造成沉睡的沉重迟钝不起任何作用。

4.23 द्रष्टृदृश्योपरक्तं चित्तं सर्वार्थम् ।

draṣṭṛdṛśyoparaktaṁ cittaṁ sarvārtham

因此，心识服务于双重目的：一是将外在事物呈显给能感知者，而服务于能感知者；二是心识为其自身的觉悟，也关注能感知者，或将能感知者呈显给自身。

4.24 तदसंख्येयवासनाभिश्चित्रमपि परार्थं संहत्यकारित्वात् ।

tadasaṇkhyeyavāsanābhiścitramapi parārthaṁ

saṁhatyakāritvāt

更进一步重申心识在各方面服务于能感知者的角色：

即使心识已经积聚了各式各样的印记，毫无例外地，始终任凭能感知者运用。这是因为没有能感知者的力量，心识就无法作用。

心识没有自身的目的，无法靠自己的力量独立行动。（见经文2.21）

4.25 विशेषदर्शिन आत्मभावभावनानिवृत्तिः।

viśeadarśina ātmabhāvabhāvanānivṛttiḥ

帕坦伽利在此间接表示，能够达到澄澈明净的最高境界的人，其特性为：

具有超凡澄明性的人，已经解除了想知悉能感知者本性的渴望。

一个人不好奇能感知者、心识的特性，以及“我置身何处？我将成为什么？”等问题，是因为他已经感受到本身的自性。如此之人，已经达到不为障碍所扰的境界，因为障碍的产物之一，就是“我是谁”这类的问题。

4.26 तदा विवेकनिम्नं कैवल्यप्राग्भारं चित्तम्।

tadā vivekanimnaṁ kaivalyaprāgbhāraṁ cittam

而且，他们的澄明性引领他们到其唯一关注之处：到达和保持解脱之境。

4.27 तच्छिद्रेषु प्रत्ययान्तराणि संस्कारेभ्यः।

tacchidreṣu pratyayāntarāṇi saṁskārebhyaḥ

此时此刻，如此之人不会退转吗？

从这个目标分心散乱的可能性未必没有，骚动不安的过去印记可能会浮显出来。

因为我们的行动受到如此印记的影响，退转，即使非常不可能，还是有机会出现。

4.28 हानमेषां क्लेशवदुक्तम्।

hānameṇām kleśavaduktam

甚至是微不足道的错误，也绝不姑息，因为这些微乎其微的错误，和五大障碍一样有害。

即使处于如此纯净的存在状态，仍必须从一位可以看透我们的上师身上获得协助。在第一品（见1.30）中，退转被认为是进展的妨碍之一，严重程度和疾病与怀疑一样。

4.29 प्रसंख्यानेऽप्यकुसीदस्य सर्वथा विवेकख्यातेर्धर्ममेघः समाधिः ।

prasaṅkhyāne 'pyakusIdasya sarvathā

vivekakhyāterdharmameghaḥ samādhiḥ

我们跨越最后的障碍就会生起充满澄澈明净的心识状态，随时关注着一切事物，就好像一场纯粹澄明性之雨。[①]

生活圆满如意，净相绝不会模糊黯淡，超能力也绝不会误用。

4.30 ततः क्लेशकर्मनिवृत्तिः ।

tataḥ kleśakarmanivṛttiḥ

这个境界，的的确确是解除了基于五种障碍的行动。

然而，这不是没有行动的生命，而是完全不具过失或自私自利的生活。

4.31 तदा सर्वावरणमलापेतस्य ज्ञानस्यानन्त्याज्ज्ञेयमल्पम् ।

tadā sarvāraṇamalāpetasya

jñānasyānantyājjñeyamalpam

当心识不再受到妨碍感知的云雾所遮蔽，所有一切皆了知，也就没有任何需要明了的事物。

太阳照耀，一切都是那么明朗，不再需要人工照明。

① 梵文为 dharma-meghaḥ samādhiḥ，意为“法云定”，特征为 akusIda（不取利、无所得）、sarvathā viveka-khyāti（长住的明辨智）。

4.32 ततः कृतार्थानां परिणामक्रमसमाप्तिर्गुणानाम् ।

tataḥ kṛtārthānāṁ pariṇāmakramasamāptirguṇānām

通过我们所掌握的这个最高潜能，这三种特性会终止遵循苦恼和欣慰交替的顺序。

通过我们所掌握的最高理解力，感知的对象就在我们的控制中。由这三种特性所组成的对象，将不再变化，我们就能够影响这些对象来服事我们目前的需要，而不会产生或招惹出令人后悔的行动。在心识、感官和身体上的变化，都不会再滋生风波。

4.33 क्षणप्रतियोगी परिणामापरान्तनिर्ग्राह्यः क्रमः ।

kṣaṇapratiyogī pariṇāmāparāntanirgrāhyaḥ kramaḥ

何谓顺序呢？

顺序，是一个特征被接续在后的特征所取代。这是和刹那相联系的。特征的取代也是刹那的基础。

刹那，是时间的基本单位，顺序则和其相关联。对象特征上的改变，是它们的共同基础。顺序受到改变的影响，因此，时间基本上是相对的，原因就在于时间是改变不可或缺的要素。改变的次序，是在一个接着一个的特征上的变动状态。（见3.15和3.52）。

经文4.32中提到的改变，此刻在感知对象上生起，而且遵循着与过去不一样的顺序。过去，是难以预料和可能会懊悔不已的；现在，个人可以统率变化。

4.34 पुरुषार्थशून्यानां गुणानां प्रतिप्रसवः कैवल्यं स्वरूपप्रतिष्ठा वा चितिशक्तिरिति ।

puruṣārthaśunyānāṁ guṇānāṁ pratiprasavaḥ
kaivalyaṁ svarūpapratiṣṭhā vā citiśaktiriti

瑜伽最后的境界为何？

达到生命的最高的目的时，三种基本特性就不会在心识上激起反应。这就是解脱。换句话说，能感知者不再受到心识所染。

无论在有所行动或无行动中，都是平静的；不管负起责任或拒绝履行，都没有任何法律或道德的束缚感。这三种特性不再结合在一起干扰个体。个体全然意识到自身纯粹的澄明状态，而且终其一生保持最高境界的澄明性。那时，心识就是能感知者这位主宰者忠诚的服事者。

瑜伽祈请精要

百岁的克瑞斯那玛查亚

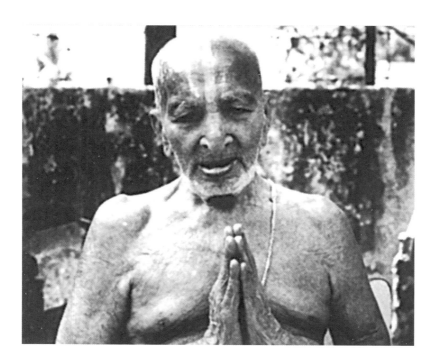

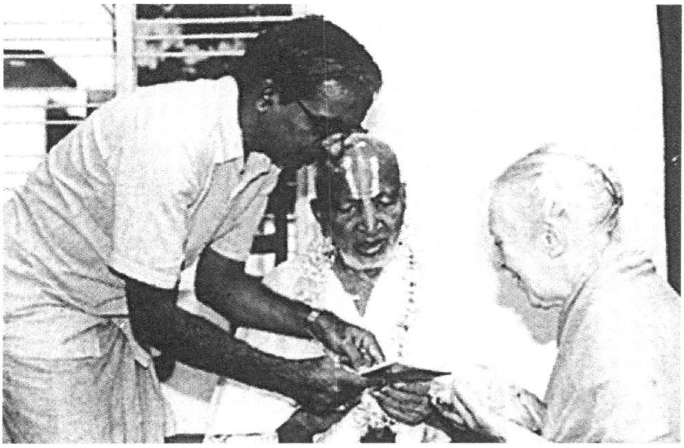

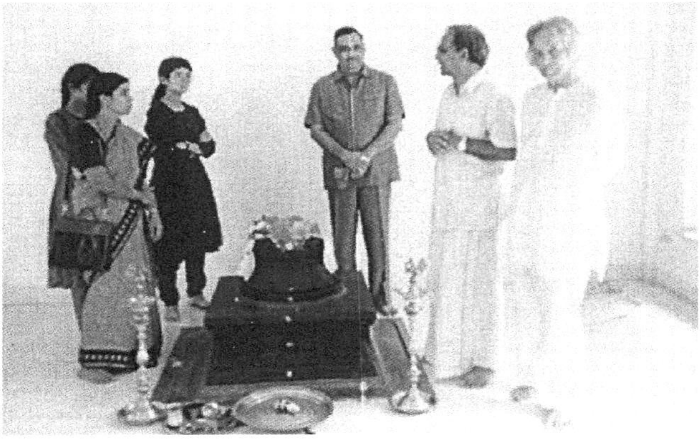

（上）1988年，克瑞斯那玛查亚和英蒂拉·德菲，摄于奎师的百岁大寿庆典
（下）克里希那穆提、德斯卡查尔和其朋友们，摄于德斯卡查尔的住所，有座纪念克瑞斯那玛查亚的小圣殿（ṣannadhi）[①]，名为“在场”（the Present）[②]

① 英文书可能有误，应该是梵文的samādhi，此字有“圣人的圣殿或坟冢”之意。
② 此圣殿名为“the Present”，可做多重诠释，如“当下”“存在”“在场”，“当下”和“在场”都是瑜伽的精神，“在场”则多了一个可能，意味着克瑞斯那玛查亚永远与他们同“在”。

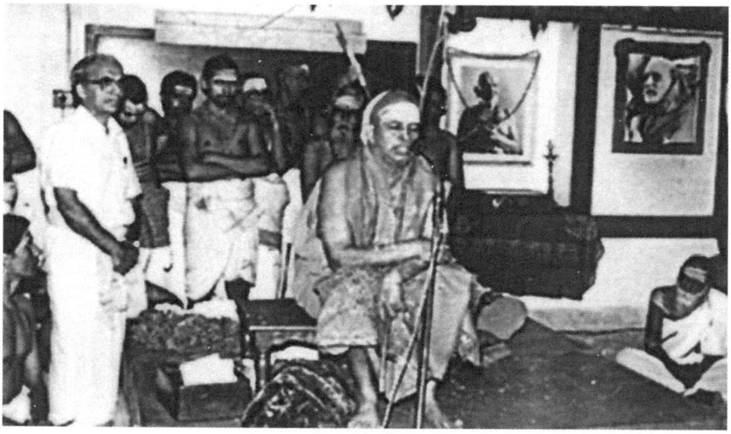

德斯卡查尔和瑜伽师香卡拉阿闍梨尊者（His Holiness Shankaracharya Jayendra Sarawathi Swami）及其随众，摄于1993年他们拜访克瑞斯那玛查亚瑜伽中心

在克瑞斯那玛查亚百年的岁月中，通过瑜伽为人类尽了一份心力，而且以涵盖大范围印度传统的多种语言，写下了为数众多的作品。其中有些手稿幸运保存至今。

《瑜伽祈请精要》（Yogāñjalisāram）[①]正是这些珍贵的手稿之一。瑜伽教法的精要以偈颂（śloka）或者称为“韵体”，优美地呈现出来。通过这些偈颂，我们对克瑞斯那玛查亚整体的教导就能够有一个概要的看法。对他来说，瑜伽不仅是体位法的姿势，更是涵盖人类生活的每一个面向。瑜伽是解决身体、心理和灵性上的问题之方法，最终可以引导我们走向体证上主。克瑞斯那玛查亚相信，在身体和灵性变得虚弱时，除了更高的力量之外，没有任何事物可以插手帮忙。由于这样的态度，他借由向更高的力量表达尊敬和感谢，着手书写这些偈颂。[②]

① 此复合词可解析为yoga-añjali-sāram，有“合十”“顶礼”表恭敬之义，或“祝祷”“奠酒”之义；añjali sāra有“概要”“真义”“精粹”之义。因此，yoga-añjali-sāram意为“顶礼瑜伽之真义”或“瑜伽祝祷之精要”。

② 中译以英译为依据，因此采取散文诗的方式翻译。

第一颂

gnu gopālam smara turagāsyam
bhaja guruvaryam mandamate
śuṣke rakte kṣīne dehe
nahi nahi rakṣati Kaliyuga śikṣā
昏昏欲睡之心啊！
赞颂尊主奎师那和知识之神，[①]
祈请尊贵的上师，
因为，当身体逐渐地衰弱、枯竭，当今的教育也无法将你救赎。

第二颂

piba yogāñjalisāram nityam
viśa yogāsanamamṛtam geham
sthāpaya vāyum prāṣāyāmāt
hṛdaye sudṛḍham sadayam satatam
经常反思《瑜伽祈请精要》的启示，
当你练习体位法时，凝思于永恒——
通过呼吸控制法调整你的呼吸，
冥想那永住于心间的慈悲。

① 可能是指象头神甘尼许（Ganesh），他也是印度教徒眼中的幸运之神、成功之神。他的象头象征真我，身体象征“幻”（maya），也就是人类尘世的存在。象头代表智慧，而躯体则代表宇宙的神圣声音 om。若是表智慧女神，则是辩才天女（Sarasvatī 或 Saraswati），她不仅拥有一切圆满的知识，也有究竟实相的体验。她的持物中有一本书，即《吠陀圣典》，代表普遍、永恒、神圣和真实的知识，也代表着她对知识和圣典的圆满掌握。她主要和白色相关，表示真实知识的纯粹。

第三颂

rakṣa prathamam cakṣuḥ śrotram

nāsām jihvām tadanu tvān ca

hṛdayam tundam nābhim yonim

tatastu rakṣet sakaklam gātram

照管你的眼、耳，接着是鼻、舌，心、胃、肚脐、子宫——如此，直到身体的每一方寸。

第四颂

māsvapa māsvapa kalye samaye

mā kuru lāpam piśunaih puruṣaiḥ

samsmara nityam harimabjākṣam

stuhi savitāram suvarṇavarṇam

不于白昼沉睡，不与邪恶交涉，忆念神的莲花之眼，[①] 唱颂金色太阳的赞歌啊。

第五颂

dṛṣṭvā smṛtvā spṛṣṭvā viṣayam

moham mā kuru manasi manuṣya

jñātvā sarvam bāhyamanityam

niścinu nityam pṛthagātmānam

知悉万事万物皆流转，莫让他们的接触遮蔽了你，坚决、再坚决地

① 莲花在印度文化中被视为神、神性和恩典的象征。此处的神是哈利神（Hari），也就是毗湿奴或奎师那[又名“黑天”，在《薄伽梵往世书》（Bhagavata Purana）中，黑天是毗湿奴在人世的第八个化身]的另一个称呼，梵文hari若是指颜色，就是太阳那样的金黄色。因此“金色太阳的赞歌”，就是称颂哈利神的赞歌。

觉知真我是永恒不变的。

第六颂

jñāte tatve kaste mohaḥ

citte śuddhe kvabhavedrogaḥ

baddhe prāṇe kvavāsti maraṇam

tasmādyogaḥ śaraṇam bharaṇam

将自身交付予瑜伽，因为当实相已被了知，哪里还有对立冲突呢？当心识已澄澈清明，哪里还有痼疾呢？当呼吸已掌握在手，哪里还有死灭呢？

第七颂

nādigranthiṣu jananam labhdvā

māmse kośe vṛddhim gatvā

sandhiṣu līlānaṭanam kṛtvā

rogo yogānnaśyati hā hā

在气脉汇合处生起，在根轮[1]增长而力量在不同的交会处舞动[2]——恶疾就因瑜伽而消除。

第八颂

nṛtyati yogī hṛdaye dhṛtvā

sundaravapuṣam lakṣmīkantam

---

① 梵文为kośa，多义，有“男性或女性的外阴”之意，前一句又是谈气脉的汇合处，因此应是指脊根轮（mūlādhāra-chakra，又名“座轮”“海底轮”“力源轮”）。

② 由文脉来推敲，译者选择将muscles译成“力量”，将joint译成“交会处”，意指脉轮和锁的各个所在。

jagadādhāram paramātmānam
nandati nandati nandatyeva

于心间观想上主的相好身严，他的妃侣是吉祥天女，上主支撑着宇宙，瑜伽士狂喜地起舞，沉浸于这个净相[①]中。

第九颂

yenā, dhītā śrautī vāṇī
naivakadācit sukṛtāsandhyā
sa tu vasudhā jīvanabhāgyam
dharmam nindati nindatyeva

凡是既不吟诵吠陀经典也不崇祭太阳的人，会为这个神圣的世界带来祸害，因为他们不尊敬圣法。

第十颂

rāgo bhogo yogastyāgaḥ
cātvārste puruṣārthā hi
bālastaruṇo vṛddho jīrṇaḥ
catv ā rast ā n bahamanyante

人在少不更事时，渴望着欲求的对象，当青春正年少，就快活行乐去，一旦迈入中年，则寻求瑜伽修练，等迟暮来临，便逐渐超脱这一切。

第十一颂

ātmika daihika mānasa bhedāt

① 净相，vision，佛教通常译成“净相”，基督教则译成“异象”，因瑜伽传统和佛教禅修传统的密切关系，因此本书一律采“净相”。

trividham vihitam yogābhyasanam

sakalam yacchati vāñchita suphalam

nahi nahi yogābhyasanam viphalam

修习瑜伽有身体的、心灵的和真我的修练——总是硕果累累，瑜伽如此地给了每一个人，通过他所追求的修练。

第十二颂

aṣṭāṅgākhyam yogābhyasanam

muktim bhuktim pradadātyanaghām

yadi guru padavīmanugatamathavā

cittam bhagavatpadayorlagnam

遵循上师的教导，冥想上主的双足。

始终如一地修练八支瑜伽，证悟大乐或解脱，就如你所决定的那样。

第十三颂

tava vā mama vā sadānusaraṇāt

namanāmananāt prasanna cittaḥ

bhagavān vāñchitamakhilam datvā

kinte bhūyaḥ priyamiti hasatikinte bh.ya. priyamiti hasati

你的上主或是我的上主，一点也无所谓，重要的是：谦卑地冥想。

上主一高兴，就赐予你所追求的，幸运的话，还会赐予你更多。

第十四颂

kaste bhrātā kā vā bhāryā

kaste mitraḥ ko’yam putraḥ

vitte naṣṭe jīrṇe gatre

dravani sarve vidiśo dhikdhik

领悟这世界是变化无常的，当身体虚弱无力，财富也一去不复返时——没有兄弟、朋友、妻子或子息——形同陌路的世界，不是吗？

第十五颂

yāvadvittām tāvad bandhuḥ

yāvaddānam tāvatkīrtiḥ

vitte lupte bandhurdūre

kīrtiḥ kva syātpaśya vicitram

财富带来朋友、慷慨、名号和声望，然而，当财富散去，朋友也随之远去，这个名号和声望到哪里了呢？这是世界的不可思议啊。

第十六颂

rāgo rogotpattau bījam

bhogo rogaprasaraṇa bījam

yogo rogacchedakabījam

yāhi sudūram rāgāthbogāt

渴欲是病痛的源头，当欲望满足了，疾病就开始蔓延，通过瑜伽拒却欲求的餍足。

第十七颂

tyaja dhikkāram mātāpitroh

kuru nyakkāram piśune manuje

bhaja satkāram bhāvuka boddhari

vasa sadgoṣṭhivasatau satatam

尊敬双亲，远离恶行，寻求的总是善友良朋，且虔信地礼拜上主啊。

第十八颂

mā kuru ṛṇamapyalpam heyam

mā vasa ripuparivāre satatam

mākṣipa rogajvalane gātram

mā vismara māramaṇam hṛdaye

绝不负债，绝不驻留邻近敌人之处，绝不因疾病而让身体深陷网罗，绝不忘记上主和其伴侣常住于心间。

第十九颂

jnānaratovā karmaratovā

bhaktiratovā sarve lokaḥ

sthitvā yoge nahi nahi labhate

kāmapi siddham paśya vicitram

你可以追随行动、知识或虔信，但如果瑜伽不被遵循，这些道路将一无所成。这是瑜伽的不可思议。

第二十颂

ādau pādau tadanu ca janghe

paścāduru nābhim hṛdayam

dhyātvā bāhū sundaravapuṣam

sumukham lokaya gokulanātham

冥想奎师那上主，开始于他的双足，接着往上移向身躯和心脏部位，此刻冥想他优美的双臂，然后与他的完美身相安住在一起。

第二十一颂

nityābhyasanāt niścalabuddhiḥ

satatādhyayanāt medhāsphūrtiḥ

śuddhāt dhyānāt abhīṣṭasiddhiḥ

santata japataḥ svarūpasiddhiḥ

瑜伽修练使心识不起波动，唱诵上主祈祷文生起能量与智慧。冥想引发奇迹，凭借着梵咒的持诵成就自身。

第二十二颂

dyumaṇerudayāt prāgevāsana

sandhyāpūjana vidhayaḥ kāryāḥ

yāme yāme prāṇāyāmān

daśa daśa kuryāt āyuvṛddhyai

在拂晓之前醒来，然后面朝东方顶礼膜拜太阳[1]。一而再，再而三地熟练呼吸控制法，那么，你将可享有健康。

第二十三颂

paramita bhojī sucarita yājī

dhvastaśarīrakleśo yogī

susthiracitto bhagavati viṣṇau

ihaiva labhate śāntim paramā

行体位法修练，饮食节制有度，以一颗安稳的心，礼敬上主啊——此时此刻，平静满溢。

第二十四颂

① 此两句偈颂，是指破晓前做拜日式。拜日式最理想的练习时间是在日出之时，最好的地点是室外，对初升的太阳做拜日式一系列的动作。

ādāvāsanapunarāvṛtteḥ
ādyāvṛttherbhagavaccaraṇau
guruvaracarṇau praṇamya paścāt
samadṛkprāṇaḥ samārabheta

一日之始，就以礼拜至上神和上师的双足作为序曲。接着操练体位法和呼吸控制法，忆念上师的言教。

第二十五颂

yāvān dīrghaḥraukṣyo vāyuḥ
prayāti bāhyam sūkṣmastadanu
tāvānantaḥ praviśati novā
matvā manasā samīkuruṣva

专心一志地磨练呼吸控制法。届时，呼吸既深长又平稳，心识就适合冥想了。

第二十六颂

vada vada satyam vacanam madhuram
lokaya lokam snehasupūrṇam
mārjaya doṣān dehaprabhavān
ārjaya vidyāvinayadhanā

清除掉你身体的染污，让你的言语真实且悦耳，对世界感到友好，虚怀若谷地追寻财富与知识。

第二十七颂

āsanakaraṇāttarasam sarasam
prāṇāyāmat prabalam prāṇam
dharaṇasuddham kuru mastiṣkam

dhyānāt śuddham ćittam nityam

体位法会使身体轻盈。呼吸控制法强化生命力。摄心精炼出领悟力。冥想则净化心识。

第二十八颂

kṛte jñānā mārgaḥ trite karma mārgraḥ

dvayam dvāpare supraśastam phalāya

kalau yoga mārgaḥ sadā

supraśastassubhuktauvimuktau

在黄金时代[①]，道路是知识；在白银时代，道路是行动；在铜器时代，道路是知识与行动；在铁器时代，引生大乐和解脱的道路是瑜伽。

第二十九颂

munirbhunkṣva bhojyam sadā deva śeṣam

mitam sātvikamcārdhakālesupakvam

smaran devanātham kuruṣvārdha pūrṇam

svakukṣim tataḥ svacchatoyam pibecca

食物首先必须奉献给上主，然后静静地享用。在正确的时间食用悦性食物——新鲜且完全煮熟，忆念神。食要半饱。以饮用纯净的水画下句点。

① 根据印度的宇宙观，世界周期循环不已，可分为四个时期：黄金时代（Krita Yuga，梵文为kṛta yuga或satya yuga）、白银时代（Treta Yuga，梵文为trita yuga，又称“人类年代”）、铜器时代（梵文dvāparaYuga）、铁器时代（Kali Yuga，亦称“纷乱世代”“黑暗世代”“罪恶末世”，相当于佛教所说的堕落、腐败的“五浊恶世”“末法时期”）。

第三十颂

pranama prāṇam prathamam yoge

bhajare prāṇam bhaktyā parayā

prāṇāyāmam kuru tatpaścāt

dhyātvā praṇavam pareśa sadanam

第一步，礼拜呼吸于修习呼吸控制法时，吟诵神圣梵音，于上主之居所，那么，呼吸无疑已调伏。

第三十一颂

mākuru mākuru yogatyāgam

mā mā bhakṣaya tāmasamannam

prāṇam bandhaya nitamānnityam

bhaja bhaja bhagavatpādadvandvam

绝不舍弃瑜伽修练，绝不吃难以消化、无益健康的食物，总是修习正确的呼吸控制法，一遍又一遍地祈求上主的双足。

第三十二颂

bandhaya vāyum nandaya jīvam

dhāraya cittam dahare parame

iti tirumala kṛṣṇo yogī

pradiśati vācam sandeśākhyam

调节呼吸，愉悦地于心间将心和上主联系，这是瑜伽士克瑞斯那玛查亚教导的要义。

【附录1】
本书提到的原典

《瑜伽经》(The Yoga Sūtra)

这是瑜伽最根本的经典，收录于本书的第三卷，可以溯至2世纪到3世纪末之间。全经一百九十五颂，都是短句的箴言，共分为四品。第一品名为三摩地品，给了我们瑜伽著名的定义[①]，以及描述我们在瑜伽境界和非瑜伽境界中的心识状态。第二品是修持品，说明瑜伽的修练方式。第三品神通品，讨论修练瑜伽可以达至的结果，以及这些神变可能引发的危险。第四品解脱品，关注瑜伽可以带来的解脱。

从古早开始，形形色色的学者就已为《瑜伽经》写下论注，其中有五部论典在当今来说非常重要。第一部可溯至5世纪，由毗耶娑[②]所著的《瑜伽释论》，如今已有数不清的英文版本可供阅读。(对于这部论典，也有不少的注疏。)第二部是《注解》(Vivrana)，这是商羯罗

① 原书注：Yoga citta ṛtti nirodahaḥ。瑜伽为指引心念朝向某一对象并维持心的专注方向而不散乱的能力。

② Vyasa，若将此字重音标出，则为Vyāsa，音译为"毗耶娑"，有"编纂者"之义，因此本书确实的作者可能不详。另一译名为"广博仙人"，则为知名的神话人物，四部《吠陀》和《往世书》的编撰完成都归在其名下，印度最伟大的史诗《摩诃婆罗多》据说也是由广博仙人口述出来的。

大师（Shankaracharya）对于毗耶娑的《瑜伽释论》所写的注疏。第三部则是于9世纪由筏遮须帕提・弥室罗[①]写成的，书名为《真理明辩》（Tattvaiśāradi），这部书也是讨论毗耶娑之论典的著作。第四部是《王者之光》[②]，大约于10世纪由菩闍提婆[③]所写成。菩闍提婆是一位大王，也写过音乐和舞蹈方面的重要著作。第五部知名的论典，内容也包含了对毗耶娑的《瑜伽释论》的评论，于16世纪由识比丘（Vijñānabikṣu）写成，书名为《瑜伽评注》（Yogavārttika）。

《瑜伽祭言》（Yoga Yājñavalkya）[④]

这部经典可回溯至2世纪到4世纪之间，是谈论呼吸控制法和体位法的概念最古老的经典，特别的是还谈到军荼利。和其他许多经典不同，这部经典所提到的修练方法，并不局限于特定的种姓阶级或社会团体。相反地，在本书中，祭言（Yājñavalkya）向他的妻子噶琪（Gargi）以及围聚在身旁为数不多的圣者，解释瑜伽的修习。在第十二品和最后一品，作者谈到军荼利在瑜伽的净化过程中的角色时，就仅向他的妻子一人宣说。祭言引领她进入瑜伽的"秘密"，也因此这一品名为"密义品"（Rahasya）。瑜伽被定义为个人种子（jivātma，命我）和最高的力量（parātma，胜我）的连结。

和《瑜伽经》一样，《瑜伽祭言》也谈论了八支瑜伽，将瑜伽修习的道路描述成这八支瑜伽的进展。然而，其中有一些分支，这部经典所

① Vacaspati Mishra：若将此字重音标出，则转写为 Vācaspati Miśra。若采意译，则名为"声主会"。

② Rājamārtaṇda：rāja为"王"，mārtaṇda为"太阳神"，因此书名为《王者之光》。此著作又名《菩闍提婆评注》。

③ Bhojadeva：可意译为"乐受天"。

④ Yājña：意为"和祭献相关的事物"。

理解的方式，稍微异于帕坦伽利的《瑜伽经》所描述的方式。关于哈达瑜伽，本部经典和后来那斯瑜伽师（Nath yogis）所传承的作品不同，并未提到六种净化瑜伽（shatkarma）这类特殊的瑜伽净化修练。《瑜伽祭言》有一个重要的版本，是由师利普拉巴德（Śrī Prabhad C. Divanji）所著。[①]

《瑜伽密义》（Yoga Rahasya）

有一本经典，我们尚未见到写本，却屡次被提到，故而在此指出实有此书，这本书就是那塔牟尼的《瑜伽密义》。那塔牟尼是9世纪南印度的圣者，就如其他许多的老师一样，他也没有沿袭出家的僧院传统，而是完全过着在家生活。他的作品借由口述传承下来，原本应该是由十二品所构成。克瑞斯那玛查亚将这些篇章口传给他的儿子、也是弟子的德斯卡查尔，我们因此得闻其中的四品。

对那塔牟尼来说，瑜伽的意义和目标是虔信神或更高的力量。在这部经典中，那塔牟尼对于八支瑜伽给了简要的教导，其中有些部分符合帕坦伽利的教法，强调瑜伽的修练要针对修行者的个别需要量身设计。这部经典指出老师的绝对必要性，而且一再强调。那塔牟尼将众多的体位法和呼吸控制的技巧解释得很精要，还特别关注以瑜伽来治疗病痛。

那塔牟尼在《瑜伽密义》中，以不少的偈颂阐述瑜伽对孕妇的意义和孕妇如何修练。就如《瑜伽祭言》，他坚持瑜伽对女人来说不仅有意义而且值得修习。婆罗门教义是将女人排除在所有灵修之外，因此他将自己置于和婆罗门教义对立的处境。

① 原书注：Journal of the Bombay Branch of Royal Asiatic Society, reprint, monograph no.3, 1954.

《薄伽梵歌》(Bhagavad Gitā)

《薄伽梵歌》(又名《尊主颂》)是印度最神圣的经典，是大史诗《摩诃婆罗多》(Mahābhārata)的第六卷《毗湿摩卷》(the Bhiṣma Parva)[①]，这卷长诗也是一部瑜伽的论著。在两家皇族的大战中，黑天神在阿周那的战车上现身，这部经典就是英雄阿周那和黑天神之间进行的对话，谈论瑜伽的最高原则：行动(karma)的哲学、明辨的体现、知识和虔信神。

《哈达瑜伽之光》(Hatha Yoga Pradipikā)

这部经典是由瑜伽士斯瓦特玛拉玛(Yogi Svatmarama)所著，可推溯至15世纪。这本书尽管偶尔有相互矛盾之处，但对于哈达瑜伽来说，是最重要也是易于理解的一部原典。本书以四个篇章依序呈现哈达瑜伽的技巧：体位法、呼吸控制法、身印法和声音法(外在和内在之声)。

除了这五部经典外，本书还提到另两本书：《伽兰闼本集》(Gheraṇda Samhitā)和《湿婆本集》(Śiva Samhitā)。就如《哈达瑜伽之光》一样，这两部经典都着墨在瑜伽的技巧。

① Bhiṣma：发可怖之誓且坚持到底的人。恒河女神之子，本名天誓。于俱卢战场第十天受伤而放下职责等死。

【附录2】
人人适用的四套练习

练习体位法，应该要依据个人的需求来规划。以下的系列练习，是经过精心且体贴的安排，且遵循次第进程的原则；循序进展的锻炼，将带给我们身体、呼吸和心灵的平衡。这几套的练习，对于先前毫无任何瑜伽经验的生手来说，也许并不合适。不论你的背景为何，在设计最适合个人的瑜伽修习时，有位胜任的老师能在一旁协助你是很重要的。这四套系列可以做为规划瑜伽修习的范例，然而依照个人需求所做的变化组合则是无限的。

在练习不同的体位法之间，为了确保心跳和呼吸可以回复到一般常态，一定要穿插适当的休息体式。在开始练习呼吸控制法之前，和在完成呼吸控制法的练习时，也应该有适当的休息。

在下面几套的练习中，标明“X 次呼吸”，就是表示静态的体位法练习；反之，若标明“Y 遍”，则是指动态的练习。切记：呼吸是检测体位法的量尺。在练习每一个体式时，都应该努力去保持身体动作和呼吸之间的联系。在吸气和呼气之间，可以安排适当的中止，但是不要影响到吸气或呼气的长度。当你的练习有所进展，就可以增加屏气的时间。尽管要尽力维持呼吸和身体的连结，然而每一个体式要持续多少次的呼吸，得依照个人的能力来练习，不要过于勉强、费力。一个练习的安排设计，应该要让你感到更舒适，且能带给你更多平静和能量。

练习呼吸控制法时，逐步在每一次的呼吸循环中拉长屏气，毫无勉强地达到最长的屏气后，再逐渐缩短屏气的时间，以完成呼吸控制法的练习。同样地，吸气或呼气的长度也可以逐渐地拉长和缩短，有无配合屏气皆可。再提醒一次，这些安排的变化，取决于个人的需求和能力。而很重要的一点是，得在胜任的老师指导下，才能练习呼吸控制法。

练习1

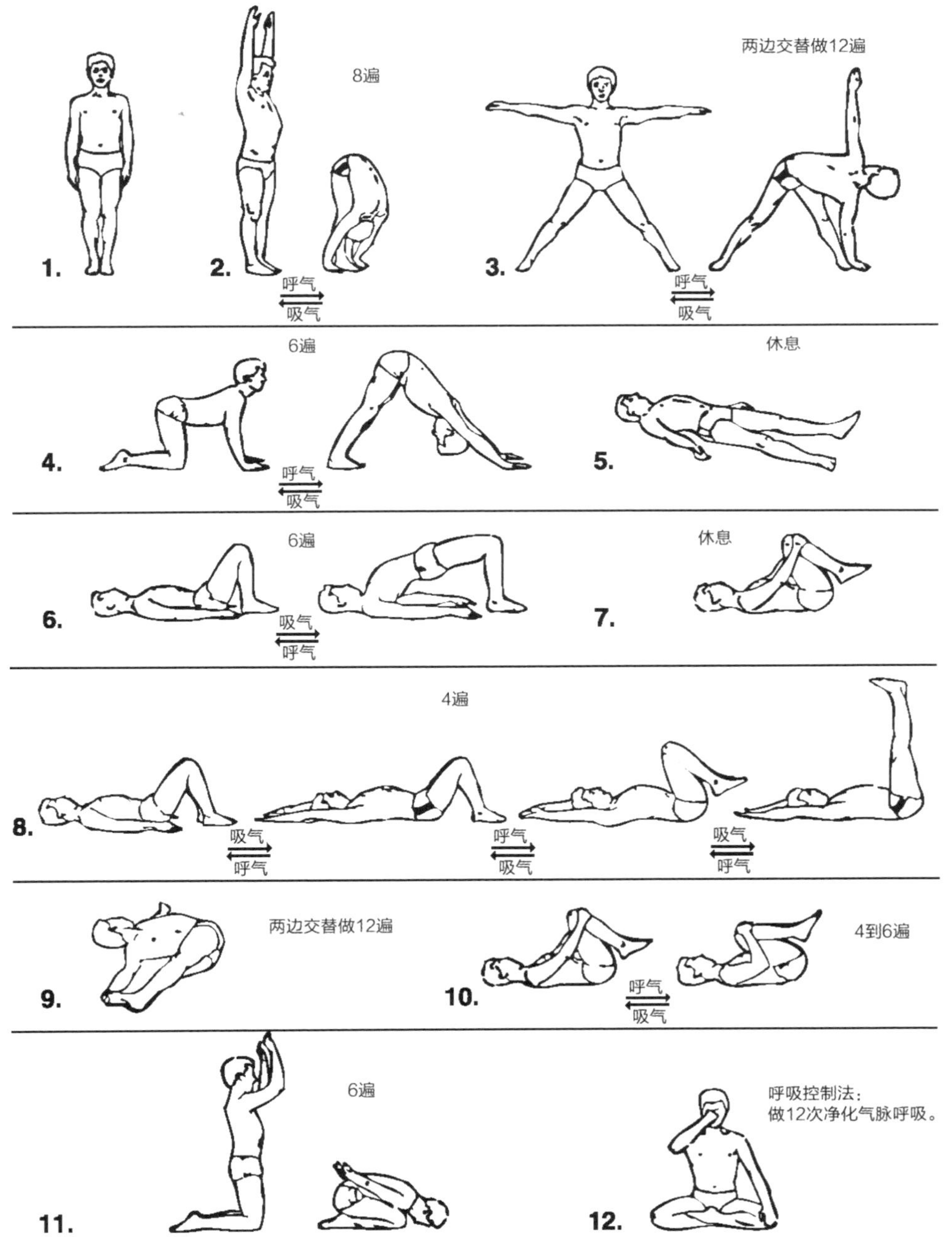
1.
2.
8遍
呼气
吸气
3.
两边交替做12遍
呼气
吸气
4.
6遍
呼气
吸气
5.
休息
6.
6遍
吸气
呼气
7.
休息
8.
4遍
吸气
呼气
呼气
吸气
吸气
呼气
9.
两边交替做12遍
10.
呼气
吸气
4到6遍
11.
6遍
12.
呼吸控制法：
做12次净化气脉呼吸。

练习2

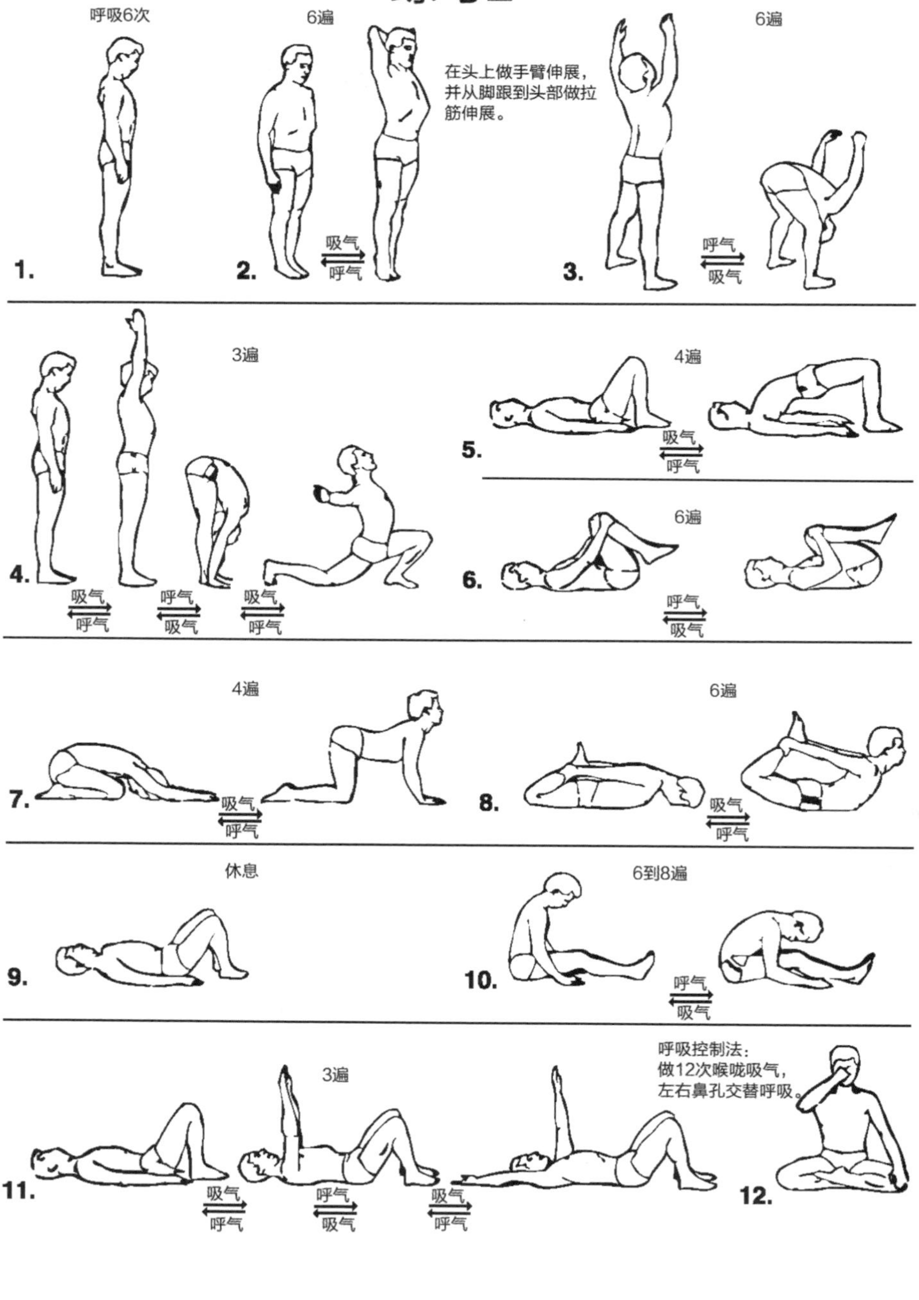

1.
呼吸6次
2.
6遍
在头上做手臂伸展，
并从脚跟到头部做拉
筋伸展。
吸气
呼气
3.
6遍
呼气
吸气
4.
3遍
吸气
呼气
呼气
吸气
吸气
呼气
5.
4遍
吸气
呼气
6.
6遍
呼气
吸气
7.
4遍
吸气
呼气
8.
6遍
吸气
呼气
9.
休息
10.
6到8遍
呼气
吸气
11.
3遍
吸气
呼气
呼气
吸气
吸气
呼气
12.
呼吸控制法：
做12次喉咙吸气，
左右鼻孔交替呼吸。

练习3

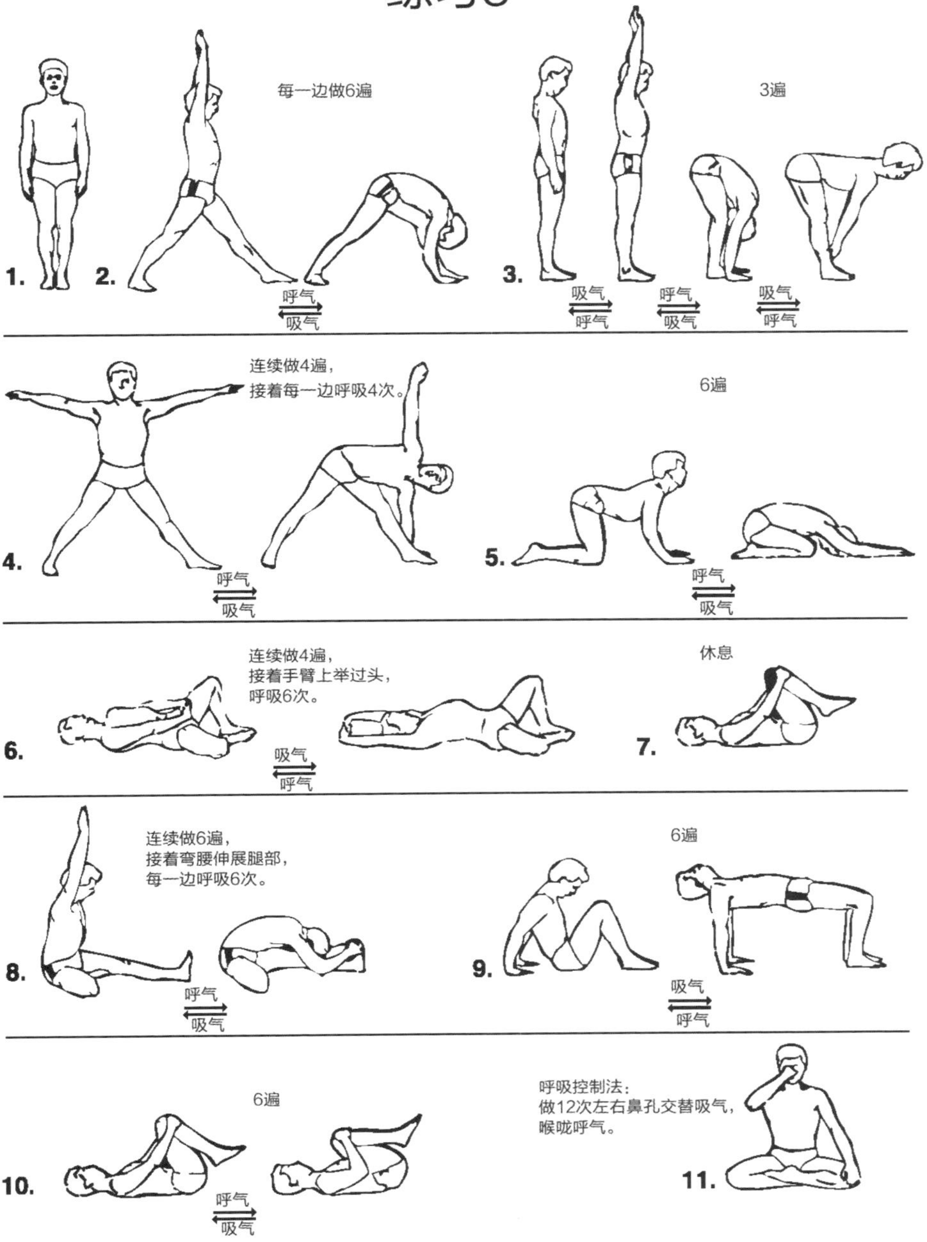

1.
2.
每一边做6遍
呼气
吸气
3.
3遍
吸气
呼气
呼气
吸气
吸气
呼气
4.
连续做4遍，
接着每一边呼吸4次。
呼气
吸气
5.
6遍
呼气
吸气
6.
连续做4遍，
接着手臂上举过头，
呼吸6次。
吸气
呼气
7.
休息
8.
连续做6遍，
接着弯腰伸展腿部，
每一边呼吸6次。
呼气
吸气
9.
6遍
吸气
呼气
10.
6遍
呼气
吸气
11.
呼吸控制法：
做12次左右鼻孔交替吸气，
喉咙呼气。

练习4

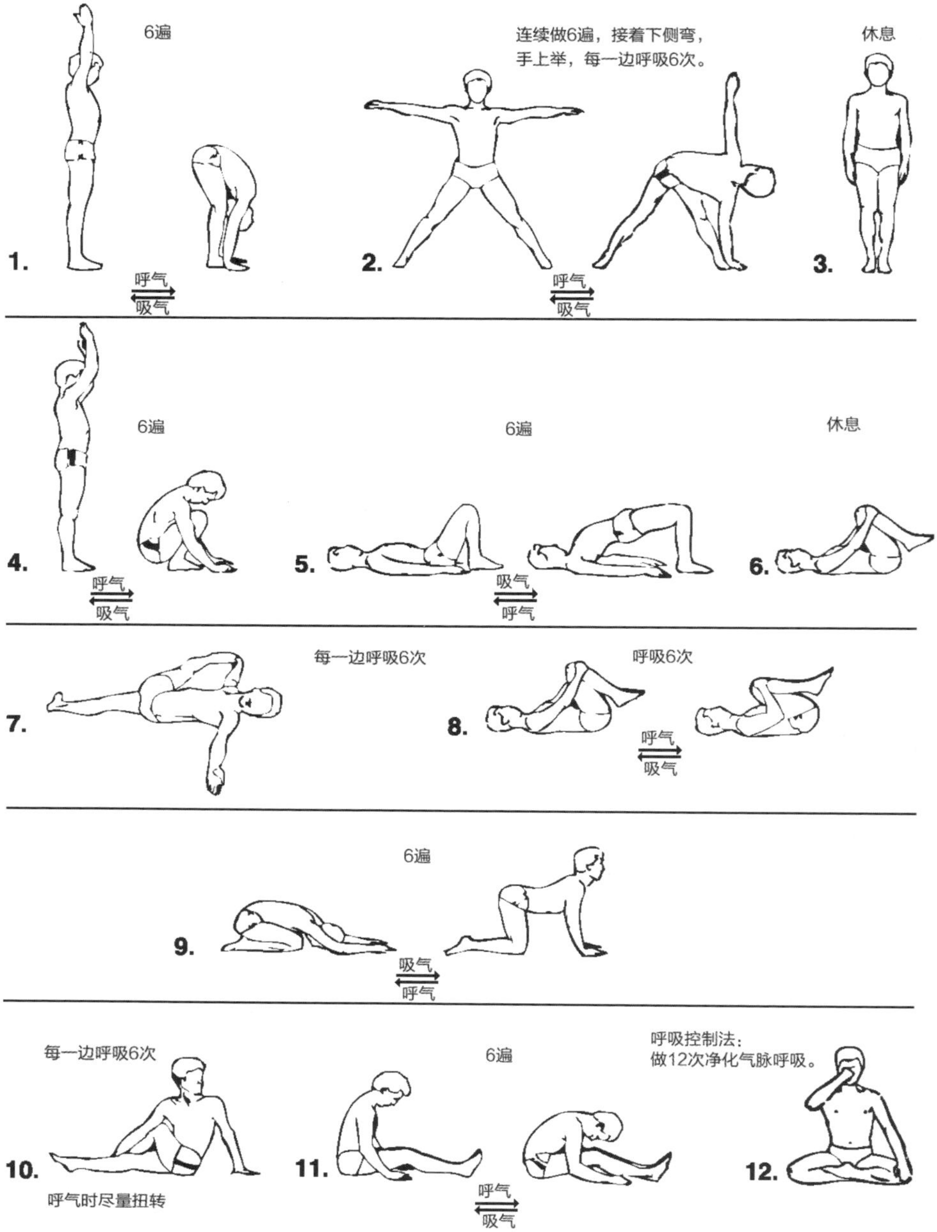
6遍
连续做6遍，接着下侧弯，
手上举，每一边呼吸6次。
休息
1.
呼气
吸气
2.
呼气
吸气
3.
6遍
6遍
休息
4.
呼气
吸气
5.
吸气
呼气
6.
每一边呼吸6次
呼吸6次
7.
8.
呼气
吸气
6遍
9.
吸气
呼气
每一边呼吸6次
6遍
呼吸控制法：
做12次净化气脉呼吸。
10.
11.
12.
呼气时尽量扭转
呼气
吸气